主编

戴炯捷　王冲

健康从抗衰老开始

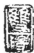

上海科学技术文献出版社
Shanghai Scientific and Technological Literature Press

图书在版编目（CIP）数据

健康从抗衰老开始 / 戴炯捷，王冲主编 . —上海：
上海科学技术文献出版社，2023
ISBN 978-7-5439-8790-6

Ⅰ．①健… Ⅱ．①戴…②王… Ⅲ．①抗衰老—
基本知识 Ⅳ．① R339.34

中国国家版本馆 CIP 数据核字（2023）第 036119 号

责任编辑：付婷婷
封面设计：袁　力

健康从抗衰老开始

JIANKANG CONG KANGSHUAILAO KAISHI

戴炯捷　王　冲　主编

出版发行：上海科学技术文献出版社
地　　址：上海市长乐路 746 号
邮政编码：200040
经　　销：全国新华书店
印　　刷：常熟市人民印刷有限公司
开　　本：720mm×1000mm　1/16
印　　张：21.5
插　　页：12
字　　数：329 000
版　　次：2023 年 4 月第 1 版　2023 年 4 月第 1 次印刷
书　　号：ISBN 978-7-5439-8790-6
定　　价：88.00 元

http://www.sstlp.com

前言
PREFACE

在过去的 30 年里,科学家们对衰老特别感兴趣。由于新的技术突破,我们能够对这一现象进行更深入的研究。研究表明,衰老在某种程度上受到人类固有的遗传因素和生物过程的影响。

为了减缓这一自然过程并延长人类的预期寿命,第一步是了解衰老的原因:它如何影响生物体,以及哪些不同的因素决定了预期寿命。

研究发现,衰老有 7 个主要原因:基因组损伤、表观遗传因素、端粒缩短、未折叠蛋白反应、线粒体功能障碍、免疫细胞衰老和干细胞耗竭。

衰老的生理方面包括,导致衰老的基本生物学因素和总体健康状况。随着年龄增加,死亡的概率增大。例如,年轻人可能会从肺炎中迅速康复,而老年人可能会因肺炎而死亡。

生理学家发现,许多心脏、肾脏、大脑或肺等器官在一生中会逐渐衰退。衰退的部分原因是来自这些器官的细胞,从而导致个体的储备能力下降。此外,老年人体内的细胞可能不如年轻人体内的细胞表现得那么好。某些细胞酶的活性可能较低,因此可能需要更多时间来进行化学反应,最终细胞可能会死亡。

前面提到的 7 个原因,主要是在研究领域,但是在日常保养和预防方面,衰老有两个直接原因:营养不足、毒素增加。这两个原因都可以通过检测和干预而实现抗衰老。

营养不足导致的衰老是"隐性的"。维生素和矿物质是一组多样化的物质,在体内发挥着巨大的作用。与蛋白质、糖类和脂肪相比,身体需要非常少量的这些营养素才能保持良好的工作状态,但吃得太少或太多都会对身体造成损害。

今天,很少有人患有严重的维生素或矿物质缺乏症,例如,佝偻病和糙皮病。相反,我们更有可能摄入过多的某些矿物质,而摄入的其他矿物质和维生素却不够。事实上,"终身饮食"指南的目标之一是确保您获得足够数量的这些营养素,作为您日常饮食模式的一部分。维生素和矿物质的轻微缺乏或过量与许多慢性疾病有着密切联系。

除了营养不足的问题,另一个更严重的原因是毒素增加。每年有超过40亿磅的化合物被释放到环境中。我们在日常生活中接触到许多这些环境毒素。

即使是像染发这样看似无害的事情,也会对您的健康造成破坏性影响。美国南加州大学的研究人员发现,经常染发的女性患膀胱癌的可能性是不染发女性的3倍!染发剂中的化学物质也会损害生殖系统和中枢神经系统。

有许多关于重大疾病的新闻报道,例如,接触各种化学物质会导致癌症等。而且铅中毒非常普遍,以致于孩子们通常在他们1岁的时候接受检测,作为例行年度检查的一部分。很明显,化学物质的毒性水平会对人体健康产生破坏性影响。

对于营养不足、毒素增加这两个衰老的原因,除了改善生活方式和营养补充剂干预,现代医学有越来越多的抗衰老方法予以实现,像肝胆排毒、肽、血液净化、干细胞、免疫细胞,都是近些年来欧美的主流抗衰老方法。但是因为专业性强,需要抗衰老专业人士根据具体情况选择,以利于达到最大的效果。

本书详细地介绍了抗衰老最新研究成果,以及不同器官出现衰老的表现和相关疾病,对于希望抗衰老的人群,提供了最新的科学的生活方式和营养补充剂干预建议,同时也介绍了欧美最新的抗衰老技术,为实现健康长寿提供了一个全新的科学视角。

目录
CONTENTS

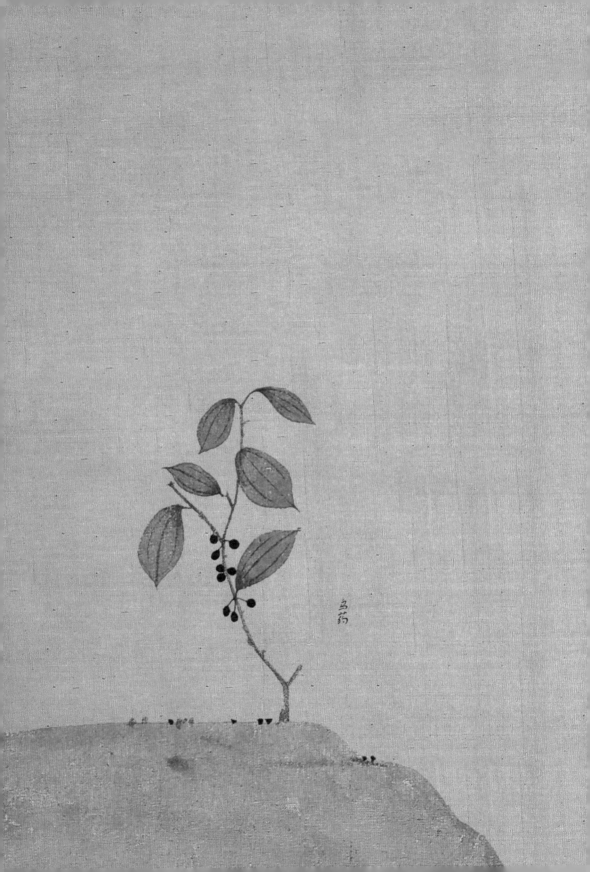

烏藥

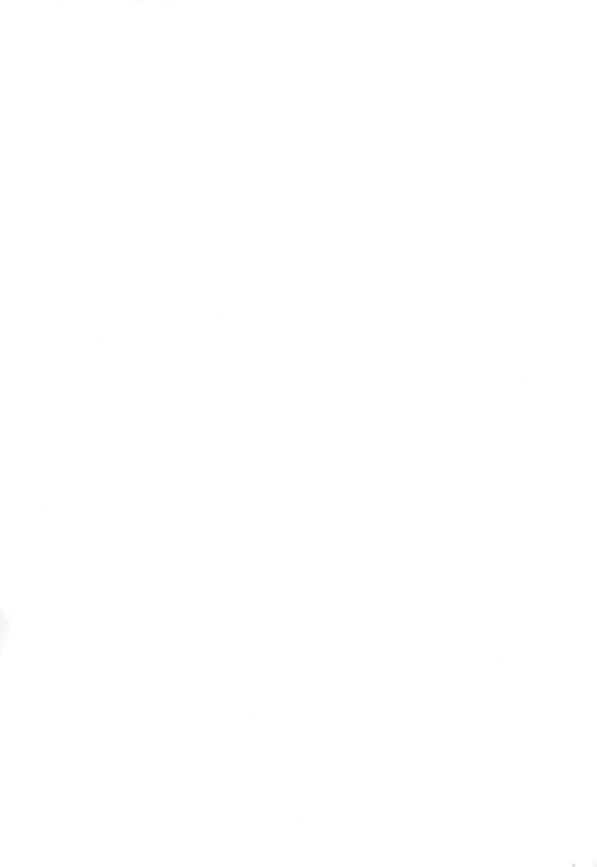

第一章

衰老是疾病的开始

第一节 为什么会衰老

在生物学层面上,衰老是由于各种分子和细胞损伤随着时间的推移而累积的影响。这导致身体和精神能力逐渐下降,疾病风险增加,最终导致死亡。但这些变化并非不可避免。所以一些70岁的人身体健康,但有些70岁的人身体虚弱,需要他人的大力帮助。

根据世界卫生组织(WHO)的说法,"健康是一种身体、精神和社会适应的完整状态,而不仅仅是没有疾病或虚弱。"

一、与衰老相关的常见健康状况

(一)身体健康问题

(1)慢性疾病,如:糖尿病、高血压、尿失禁、骨关节炎、视力和听力受损以及癌症。

(2)心脏疾病。

(3)骨折。

(4)肌肉骨骼系统疾病,如:关节炎、行走障碍、运动困难或缺乏运动。

(5)营养不良(消瘦或肥胖)。

(6)呼吸道疾病,如:流感、肺炎。

(7)神经系统疾病,如:卒中、帕金森病。

(8)胃肠道问题,如:味觉弱、胃肠消化和吸收食物的能力低、便秘。

(9)口腔和牙齿问题,如:牙齿脱落。

（二）心理问题

（1）精神问题，如：抑郁症、谵妄。

（2）睡眠障碍。

（三）社会问题

（1）孤独。

（2）工作效率低。

二、衰老的原因

在过去的 30 年里，科学家们对衰老特别感兴趣。由于新的技术突破，我们能够对这一现象进行更深入的研究。研究表明，衰老在某种程度上受到人类固有的遗传因素和生物过程的影响。

为了减缓这一自然过程并延长我们的预期寿命，第一步是了解衰老的原因：它如何影响生物体，以及哪些不同的因素决定了预期寿命。

据现在的研究发现，衰老有 7 个主要原因是：基因组损伤、表观遗传因素、端粒缩短、未折叠蛋白反应、线粒体功能障碍、免疫细胞衰老和干细胞耗竭。了解这些过程如何影响我们的细胞和器官，以及会产生什么后果，有助于认识衰老。

（一）DNA 损伤和修复：衰老的一个原因

基因组是一个人或一个物种的遗传信息的总和。信息主要存储在细胞核中，基因组是构建整个生物体的图谱。它包含让我们的细胞构建和维持我们身体的所有信息，这些信息以 DNA 形式存储。DNA 的每一部分都代表了个体（基因）的一个特定特征。人类基因组包含 25 000～30 000 个基因。包含在细胞核中的 DNA 包裹在称为组蛋白的蛋白质周围。组蛋白和 DNA 的组合构成了染色体。染色体包含我们所有的遗传信息，并随着每次细胞分裂而复制，以便将信息传递给新创建的子细胞。

在整个生命过程中，我们的细胞会分裂很多次。在老年人中，可以观察到遗传突变。这些遗传突变主要发生在 DNA 复制过程中，会影响重要的基因，或导致基因转录问题。如果细胞没有通过细胞凋亡（细胞死亡）或衰老（细胞功能退化）被消除，这些突变会导致细胞发生故障并影响组织器官。

最近的研究表明，DNA 修复系统可能在衰老过程中发挥作用。有一个控制系统来修复在复制过程中被损伤的 DNA。如果 DNA 损伤太严重，同时修复系统又出现故障，就可诱导细胞凋亡（细胞死亡）。随着年龄的增长，死亡细胞的数量和衰老细胞的数量增加，这就可以解释了器官的退化。

（二）端粒缩短：与预期寿命和衰老有关

染色体位于细胞核中，携带遗传物质。它们的末端有一个称为端粒的区域，该区域不包含遗传信息。研究表明，端粒的长度随着年龄的增长而缓慢缩短，并且与年龄相关疾病的风险增加有关，例如，肺纤维化、退行性疾病等。

1. 端粒缩短的机制

在细胞周期（细胞生命中的所有步骤）期间，细胞分裂并复制其 DNA，以便将遗传信息传递给新创建的细胞。在复制过程中，端粒随着每次细胞分裂逐渐缩短。端粒酶可以避免端粒缩短，但是随着年龄的增长，端粒酶逐渐减少，它对端粒的保护作用就会减弱。

2. 端粒缩短对衰老的影响

端粒对 DNA 有保护作用。哈佛大学的一项研究对年老体弱的老鼠进行基因改造，在激活负责产生端粒酶的基因后老鼠恢复了活力，受损组织甚至再生。

另一项研究是针对皮肤细胞进行的。在开始老化过程之前，培养的细胞在其一生中可以分裂 40～60 次。通过对它们进行基因改造以激活端粒酶的产生，这些相同的细胞可以分裂 300 次。这两个实验都显示了端粒在细胞预期寿命中的重要性。

端粒缩短可以看作是一个生物钟，它在时间一到就激活细胞衰老。这种机制限制了我们细胞的预期寿命，这就是为什么它是当前所有衰老研究的核心。

（三）衰老的表观遗传学

表观遗传学是对管理基因库表达的机制研究。遗传学是关于基因的，而表观遗传学是关于这些基因的使用。该领域显示基因的表达如何根据环境而变化（激活或未激活）。器官表现出这种变异性：每个细胞具有相似的遗传信息但功能不同，这表明基因表达的差异取决于环境。理解这种现象的一种方法是观察蜜蜂，一只幼虫可以成为蜂王或工蜂，这取决于它如何进食。这是表观遗传现象的一个很好的例子，一个信息可以表达为两个截然不同的结果。这个领域对于理解衰老非常有趣，因为它描述了细胞活动随时间和基因表达的演变。

表观遗传改变的研究是衰老过程的核心。它描述了细胞活动随时间的变化。基因甲基化和组蛋白修饰是基因组表达变化的原因，染色质重塑影响基因组稳定性。这些变化与年龄相关的疾病有关，如癌症、动脉粥样硬化和阿尔茨海默病。

（四）未折叠的蛋白质反应：衰老的一个原因

蛋白质在许多细胞机制中起着重要作用。它们是我们身体的基石，并构成我们的细胞。在体内，它们可以充当抗体或激素，并在我们的细胞之间传递信息。

氨基酸是生命的基石，它们构成蛋白质。每个氨基酸赋予蛋白质特定的化学性质，其功能取决于它在序列中的位置。

蛋白质主要是由于它们的形状而起作用，这使它们能够被识别并执行它们的功能。蛋白质折叠使它们能够形成有效的形状。这是一个物理过程，通过该过程，蛋白质通过进入正确的形状而发挥功能。每种蛋白质都有特定的未折叠形状（线性氨基酸链），但是它没有功能。每种氨基酸的化学特性将每种蛋白质塑造成允许其在细胞内执行其功能的形状。

研究表明，许多与年龄相关的疾病，尤其是神经退行性疾病（阿尔茨海默病、帕金森病等）都是由于细胞内未折叠蛋白的堆积，导致其发生故障。

为了防止未折叠或部分折叠的蛋白质的积累，细胞核和线粒体进行通信以破坏有缺陷的蛋白质。交流会随着衰老而降低，这会导致细胞中无功能的蛋白质堆积。

蛋白质的功能障碍是衰老的主要原因之一，因为它们在我们的身体中发挥着重要作用（通讯、抗体、激素等）。

（五）线粒体功能障碍和衰老

线粒体是细胞中的细胞器（细胞的组成部分：细胞核、线粒体等）。它们维持细胞呼吸和 ATP 生成——一种对人体所有机制至关重要的能量来源。它们是一切生物的动力源泉；它们的功能至关重要，功能失调的线粒体会导致细胞死亡。

线粒体是唯一具有自身 DNA（称为 mtDNA）的细胞器。对一生中线粒体功能演变的研究表明，线粒体功能障碍是衰老的可靠指标。这些研究表明，即使 mtDNA 没有发生显著变化，线粒体功能障碍也会发生，这表明与年龄相关的线粒体功能障碍不是由 mtDNA 突变引发的，而是由一种或多种其他因素引发的。

氧化应激是由我们细胞中许多元素的氧化（氧相关的电子损失）引起的。自由基是负责氧化的分子，来自我们呼吸的空气中所含的氧气。氧化应激长期以来一直被研究为线粒体功能障碍的潜在原因。老化长期归因于氧化物质（自由基）引起的磨损。由于线粒体在我们细胞中的重要作用（细胞呼吸、ATP 产生等），线粒体功能障碍是衰老的主要原因。

（六）免疫细胞衰老和老化

当细胞老化且其功能下降时，就会发生细胞衰老。在生命的各个阶段都可以看到衰老细胞。它们可能是由 DNA 修饰（参见基因组损伤）、癌症引起的。随着年龄的增长，衰老细胞会在某些组织中积累并导致异质性。

就限制癌细胞增殖而言，对抗衰老是有效的。死亡细胞被破坏（吞噬作用），这需要有效的免疫系统。然而，随着年龄的增长，免疫系统会随着衰老细胞数量的增加而作用下降，从而导致衰老细胞在某些组织中积累。

因此，这种机制在青年时期是有益的。它可以保护身体免受癌细胞增殖的影响，但依靠有效的免疫系统来消除衰老细胞。随着衰老，由于缺乏干细胞更新和效率较低的免疫系统，衰老细胞会积聚。

（七）干细胞耗竭：衰老的原因

干细胞是未分化的细胞，不属于特定的器官，可以通过细胞分化产生特化的细胞。该机制允许干细胞发展特定于一种细胞的特征。

干细胞允许器官中的细胞更新，它们储存在体内并在需要时使用。一些细胞会定期老化和死亡，然后再生新的细胞。一个红细胞平均生存时间可持续 120 天。一些器官没有干细胞，因此在受损时无法再生（心脏、胰腺）。

干细胞数量下降之外，还会发生 DNA 突变并引发某些细胞的细胞死亡，或修改遗传信息以及增加抵抗力和复制速度,从而导致缺陷(或癌前)细胞的增加。

干细胞耗尽是衰老的主要原因之一,因为它会阻止细胞更新并导致器官老化。了解干细胞的工作原理对于未来的再生医学至关重要。

这7个导致衰老的原因可能会导致身体功能的改变。其中一些是有益机制的核心,随着年龄的增长而变得有害,就像细胞衰老和DNA修复系统的情况一样。这些机制可以防止癌症发展,但随着它们的活动变得过于强烈或出现故障,身体的退化会加速。

第二节　衰老就是器官功能衰退

衰老,是人体生物学功能和适应代谢应激能力下降的结果。衰老在成年后就开始了,并且与婴儿期、儿童期和青春期一样是人类生活的一部分。老年学(衰老的研究)主要关注个体达到成熟和死亡之间发生的变化。老年学研究的目标是确定影响这些变化的因素。应用这些知识可以降低一些通常与衰老相关的残疾的严重程度。

衰老的生理方面包括,导致衰老的基本生物学因素和总体健康状况。随着年龄增加,死亡的概率增大。例如,年轻人可能会从肺炎中迅速康复,而老年人可能会死亡。

生理学家发现,许多心脏、肾脏、大脑或肺等器官在一生中会逐渐衰退。衰退的部分原因是来自这些器官的细胞,从而导致个体的储备能力下降。此外,老年人体内的细胞可能不如年轻人体内的细胞表现得那么好。

身体衰老的表现主要有以下方面。

一、心血管系统

心脏疾病是65岁以后死亡的最大单一原因。因此,随着年龄的增长,心脏变得更容易患心血管疾病。即使没有可检测到的疾病,心脏也会随着年龄的增长而发生有害的变化。结构变化包括肌肉纤维逐渐丧失,脂肪和结缔组织萎缩。不溶性颗粒物质逐渐积累（心肌纤维中的脂褐素或"年龄色素"），这些由蛋白质和脂肪组成的颗粒在 20 岁时首次出现并逐渐增加,因此到 80 岁时它们可能占据肌肉纤维体积的 5%～10%。

随着年龄的增长,心脏的表现也逐渐下降。心脏泵出的血液量在 20 岁至 90 岁之间减少了约 50%。年龄的影响存在显著的个体差异。例如,一些 80 岁的人的心脏功能可能与 40 岁的普通人一样好。

二、消化系统

牙齿缺失在老年人很常见,这更可能是长期不重视的结果,而不是衰老本身的结果。牙齿脱落和口腔疾病的发病率随着年龄的增长而增加。

虽然胃酸分泌以及其他消化酶会随着年龄的增长而减少,但整个过程老年人的消化功能没有明显受损。糖类、蛋白质、维生素和矿物质从胃和肠吸收,无论是老年人还是年轻人。一些调查表明脂肪的消化吸收会有轻微降低。在老年人中,营养物质缺乏最容易出现在蛋白质、钙、铁、维生素 A 和硫胺素（也称为维生素 B_1）的摄入中。

三、神经系统

大脑结构的变化因正常老化并不明显。但是确实随着年龄的增长,大脑中的神经元（神经细胞）有轻微的损失。

神经元对缺氧极为敏感。因此,神经元丢失以及在衰老大脑中观察到的其他异常可能不是由衰老本身引起的,而是由动脉硬化等疾病引起的,这种疾病通过减少血液供应减少了大脑区域的可用氧气。遗传和环境因素,例如,接触某些化学物质、吸烟或缺乏运动,也可能导致老年人的记忆障碍和认知能力下降。例如,认知能力下降和腰围增加、晚年肥胖、大脑皮质变薄有关;大脑皮质主要由神经元细胞组成,其退化与记忆和认知障碍有关。

四、视力

视力老化会导致改变眼睛观看近处和远处物体的焦点的能力降低（老花眼）。这种视力变化主要发生在 10～55 岁,与眼睛晶状体硬度逐渐增加有关。

五、听力

对于日常生活中常见的频率音调,听力不会随着年龄的增长而发生太大变化。然而,在 50 岁以上,感知更高频率音调的能力逐渐下降。很少有 65 岁以上的人能听到频率为 10 000 赫兹的音调。这种高频感知的丧失会干扰老人的听力,但通常并不代表对个人日常生活的严重限制。听力习惯和智力水平在决定理解语音的能力方面起着重要作用,因此在纯音阈值和感知语音能力的测量之间往往存在差异。

六、其他感觉障碍

70 岁以后,其他感觉器官的敏感性可能会下降。味觉敏感性降低与老年人舌头的萎缩和味蕾丧失有关。衰老对感官的气味影响尚未被精确确定,因为这种感觉极难定量评估;此外,吸烟和接触职业气味和空气中的有毒物质会影响对气味的敏感性。

在受控的实验室条件下很难定量评估对疼痛的敏感性。有证据表明它在 70 岁后会略有降低。老年人的反应普遍减慢。反射变得稍微迟缓,神经冲动的传导速度稍微减慢。与年轻人相比,老年人需要更多的时间来对光的出现做出反应。

七、皮肤

皮肤的主要变化是随着年龄增加逐渐失去弹性。尽管这种基本变化会起作用,但其他因素,例如暴露于天气和家族特征,也会导致皱纹的产生和与衰老相关的色素沉着。皮肤能够紧绷是由于弹性蛋白和胶原蛋白。对皮肤微小结构的研究表明,随着年龄的增长弹性蛋白逐渐减少。此外,胶原纤维显示出增加交联,极大地限制了胶原网络的弹性。

八、内分泌系统

由于激素在许多生理系统调节中的重要性,内分泌系统的损伤历来被认为是衰老的重要决定因素。

甲状腺通过分泌的甲状腺激素,调节所有身体细胞的活动水平。当甲状腺素分泌减少时,所有代谢过程都会降低,基础代谢也会下降。由于基础代谢随着年龄的增长而下降,因此将衰老归因于甲状腺功能的下降似乎是合理的,同时身体各组织对甲状腺素的利用都有所减少。

由于衰老与适应压力的能力下降有关,而且肾上腺皮质起着调节作用,在 50 岁之后,肾上腺皮质分泌激素的水平会降低。

脑垂体通常被称为身体最主要的腺体,因为它产生的激素会刺激其他内分泌腺的活动,如肾上腺、甲状腺和卵巢。因此,人们一度认为,与衰老相关的这些腺体的功能下降是由于缺乏来自垂体的适当刺激。

胰腺分泌胰岛素,这是一种调节体内糖分和其他营养物质利用的激素。当胰腺不能产生足够量的胰岛素时,会发生糖尿病。衰老的一个特征是从血液中去除多余糖分的速度降低。正常的年轻人,即使血糖水平略有上升,胰腺也会释放更多的胰岛素。而老年人,胰腺的敏感性降低,因此需要更高水平的血糖来刺激它起作用。

众所周知,男性和女性性激素的分泌会随着年龄的增长而减少。女性性激素分泌在更年期显著下降。男性雄激素分泌在 50～90 岁逐渐下降。

男性和女性的性活动在 20～60 岁逐渐减少。男性性交频率从 20 岁的平均每周 4 次下降到 60 岁的每周 1 次。很少有系统研究 60 岁以上个体的性行为,但临床报告表明,至少有一些男性在 90 岁时仍保持性活跃。

九、骨骼系统

随着年龄的增长,骨骼逐渐失去钙质。结果,它们变得更脆弱、更容易碎裂,即使是轻微的跌倒都有可能骨折。老年人骨折的愈合也比年轻人慢。

骨质疏松是一种以骨骼中钙和矿物质流失为特征的疾病,也会随着年龄的增长而增加。它在更年期后的女性中比男性更常见,尤其是在脊柱中。关节的活动性随着年龄的增长而减弱,关节炎的发病率增加。

十、呼吸系统

肺活量或最大吸气后可以从肺部排出的空气总量随着年龄的增长而减

少,肺部可以容纳的空气总量也是如此。相反,不能从肺部排出的空气量增加。随着年龄的增长,弹性蛋白和胶原蛋白的交联会降低肺的弹性。

肺气肿,即肺部因空气异常膨胀,是一种在45～65岁之间发病率最高的肺部疾病。在美国,肺气肿的死亡率在20世纪中叶急剧上升,并且一直居高不下。导致支气管炎的主要因素是吸烟。肺气肿和支气管炎的体征和症状的组合被称为慢性阻塞性肺病(COPD),这是一种进行性呼吸系统疾病。

吸烟者的肺功能测量值明显低于同龄的非吸烟者。平均而言,吸烟者的值与10～15岁的非吸烟者的值大致相等。然而,有证据表明,当吸烟者戒烟后,肺功能的测量值会在1～2年内接近不吸烟者的测量值,即使是50～60岁的重度吸烟者也是如此。

十一、肾

肾脏从血液中分离体内的代谢废物并形成尿液。在这个过程中,许多物质在尿液中积累的浓度高于血液中的浓度。随着年龄的增长,肾脏的浓缩能力下降,因此需要更多的水来排泄相同数量的废物。

肾功能的降低,部分是由于流向肾脏的血流量逐渐减少。另外,肾脏浓缩能力降低的原因是一些肾单位、肾脏功能成分的丧失以及细胞酶活性的降低。

十二、生理调控机制

一些生理特征,例如,调节血液酸度或血糖水平的机制,足以在休息条件下维持正常水平,即使是非常老的人也是如此。然而,当正常水平发生变化时,老年人需要比年轻人更多的时间来恢复正常水平。

老年人进行肌肉锻炼的能力逐渐减弱。肌肉力量会减弱,尽管在整个成年生活中继续使用的肌肉的强度下降幅度小于未使用的肌肉。因此,肌肉力量下降的一部分可能是失用性萎缩。

十三、衰老的心理方面

衰老最突出的心理特征是短期记忆和认知障碍,导致思维和反应迟缓。

虽然这些特征可能作为衰老过程的一部分自然发展,但研究表明,长期的生活方式因素(例如饮食、锻炼和睡眠习惯)对疾病起着关键作用。例如,有氧运动可以刺激大脑和身体的血液循环和氧气输送,与改善老年人的认知能力有关。相比之下,慢性病、抑郁症和睡眠问题会对认知产生负面影响。例如,抑郁症与大脑中突触(神经元连接)密度降低以及老年人记忆力和思维能力受损有关。同样,睡眠不足和睡眠过多都会影响记忆力;在老年人中,每晚睡眠超过 9小时会增加患阿尔茨海默病的风险。

第三节　人体衰老时间表

研究显示大脑、肺脏在 20 岁就开始衰老,眼睛和心脏的衰老年龄则为 40岁。以下就是人体一些器官的衰老退化时间表。

一、头发：30 岁开始脱落

男性通常到 30 多岁开始脱发。头发从头皮表层下面的小囊,也就是毛囊里长出来。一根头发通常从一个毛囊里长 3 年左右,然后脱落,再长出一根新的头发来。不过,由于男性 32 岁左右睾丸激素水平的改变影响了这一周期,导致毛囊收缩,每一根新头发都比先前的那根细,最后,剩下的全是小得多的毛囊和细细的短桩,没有从表皮长出来。

多数人到 35 岁左右会长出一些白头发。年轻的时候,我们的头发被毛囊中叫作黑素细胞的细胞产生的色素染黑了。随着年龄的增长,黑素细胞活跃性逐渐降低,产生的色素也随之减少,头发颜色褪去,长出来的就是白头发。

二、大脑：20 岁开始衰老

随着我们年龄越来越大,大脑中神经细胞(神经元)的数量逐步减少。我们降生时神经细胞的数量达到 1 000 亿个左右,但从 20 岁开始逐年下降。到了 40 岁,神经细胞的数量开始以每天 1 万个的速度递减,从而对记忆力、协调性及大脑功能造成影响。英国伦敦帝国学院健康照护健保信托机构顾问、神经学家沃基特克·拉克威茨（Wojtek Rakowicz）表示，尽管神经细胞的作用至关重要，但事实上大脑细胞之间缝隙的功能退化对人体造成的冲击最大。

我们无一例外会认为，白发和皱纹是衰老的早期迹象，实际上，人体一些部位在我们外表变老之前功能就开始退化。大脑细胞末端之间的这些微小缝隙被称为突触。突触的职责是在细胞数量随我们年龄变得越来越少的情况下，保证信息在细胞之间正常流动。

三、肺：从 20 岁开始衰老

肺活量从 20 岁开始缓慢下降，到了 40 岁，一些人就出现气喘吁吁的状况。部分原因是控制呼吸的肌肉和胸腔变得僵硬起来，使得肺的运转更困难，同时还意味着呼气之后一些空气会残留在肺里——导致气喘吁吁。30 岁时，普通男性每次呼吸会吸入 946 毫升（约合 2 品脱）空气，而到了 70 岁，这一数字降至 473 毫升（约合 1 品脱）。

四、肠：从 55 岁开始衰老

健康的肠可以在有害和"友好"细菌之间起到良好的平衡作用。巴兹和伦敦医学院（Barts And The London medical school）免疫学教授汤姆·麦克唐纳（Tom MacDonald）表示，肠内友好细菌的数量在我们步入 55 岁后开始大幅减少，这一幕尤其会在大肠内上演。结果，人体消化功能下降，肠道疾病风险增大。随着我们年龄增大，胃、肝、胰腺、小肠的消化液流动开始下降，发生便秘的概率便会增大。

五、乳房：从 35 岁开始衰老

女性到了 35 岁，乳房的组织和脂肪开始丧失，大小和丰满度因此下降。从 40 岁起，女性乳房开始下垂，乳晕（乳头周围区域）急剧收缩。尽管随着年龄增长，乳腺癌发生的概率增大，但是同乳房的物理变化毫无关联。曼彻斯特圣玛丽医院乳腺癌专家加雷斯·埃文斯（Gareth Evans）表示，人体细胞随年龄增大受损的可能性更大，如此一来，控制细胞生长的基因可能发生变异，进而引发癌症。

六、声音：从 65 岁开始衰老

随着年龄的增长，我们的声音会变得轻声细气，且越来越沙哑。这是因为喉咙里的软组织弱化，影响声音的音调、响亮程度和质量。这时，女人的声音变得越来越沙哑，音调越来越低，而男人的声音越来越弱，音调越来越高。

七、听力：在 55 岁左右开始老化

英国皇家聋人协会的资料显示，半数以上 60 多岁的人会因为老化导致听力受损。这叫老年性耳聋，是因"毛发细胞"的缺失导致，内耳的毛发感官细胞可接受声振动，并将声振动传给大脑。

八、皮肤：25 岁左右开始老化

据英国布拉德福国民保健信托（Bradford NHS Trust）的皮肤科顾问医生安德鲁·莱特博士介绍，随着生成胶原蛋白（充当构建皮肤的支柱）的速度减缓，加上能够让皮肤迅速弹回去的弹性蛋白弹性减小，甚至发生断裂，皮肤在你 25 岁左右开始自然衰老。

死皮细胞不会很快脱落，生成的新皮细胞的量可能会略微减少。从而带来细纹和薄而透明的皮肤，即使最初的迹象可能到我们 35 岁左右才出现（除非因为抽烟或阳光损害加快皮肤老化）。

九、味觉和嗅觉：60 岁开始退化

我们一生中最初舌头上分布有大约 10 000 个味蕾。到老了之后这个数量可能要减半。过了 60 岁，我们的味觉和嗅觉逐渐衰退，部分是正常衰老过程的结果。它可能会因为诸如鼻息肉或窦洞之类的问题而加快速度。它也可能是长年吸烟累积起来的结果。

十、眼睛：从 40 岁开始衰老

随着视力下降，眼镜成了众多年过四旬中年人的标志性特征——一般是

远视,影响我们近看物体的能力。英国南安普顿大学眼科学教授安德鲁·罗特里(Andrew Lotery)表示,随着年龄的增长,眼部肌肉变得越来越无力,眼睛的聚焦能力开始下降。

十一、心脏:从 40 岁开始老化

随着我们的身体日益变老,心脏向全身输送血液的效率也开始降低,这是因为血管逐渐失去弹性,动脉也可能变硬或者变得阻塞,造成这些变化的原因是脂肪在冠状动脉堆积形成——食用过多饱和脂肪。之后输送到心脏的血液减少,引起心绞痛。45 岁以上的男性和 55 岁以上的女性心脏病发作的概率较大。英国一家制药公司的一项新研究发现,英国人心脏平均年龄比他们的实际年龄大 5 岁,可能与他们的肥胖和缺乏锻炼有关。

十二、肾: 50 岁开始老化

肾过滤量从 50 岁开始减少,肾过滤可将血流中的废物过滤掉,肾过滤量减少的后果是,人失去了夜间憋尿功能,需要多次跑卫生间。75 岁老年人的肾过滤量是 30 岁青壮年人的一半。

十三、膀胱:从 65 岁开始衰老

65 岁时,我们更有可能丧失对膀胱的控制。此时,膀胱会忽然间收缩,即便尿液尚未充满膀胱。女性更易遭受膀胱问题,步入更年期,雌激素水平下降使得尿道组织变得更薄、更无力,膀胱的支撑功能因此下降。人到中年,膀胱容量一般只是年轻人的一半左右——如果说 30 岁时膀胱能容纳两杯尿液,那么 70 岁时只能容纳一杯。这会引起上厕所的次数更为频繁,尤其是肌肉的伸缩性下降,使得膀胱中的尿液不能彻底排空,反过来导致尿道感染。

十四、前列腺:50 岁开始老化

伦敦前列腺中心主任罗杰·吉比教授称,前列腺常随年龄而增大,引发的问题包括小便次数的增加。这就是良性前列腺增生,困扰着半数 50 岁以上的

男子,但是,40 岁以下男子很少患前列腺增生。前列腺吸收大量睾丸激素会加快前列腺细胞的生长,引起前列腺增生。正常的前列腺大小有如一粒胡桃,但是,增生的前列腺有一个橘子那么大。

十五、肝脏: 70 岁开始老化

肝脏似乎是体内唯一能挑战老化进程的器官。英国莱斯特皇家医院的肝外科顾问医生大卫·劳埃德解释说:"肝细胞的再生能力非常强大。"他称手术切除一块肝后,3 个月之内它就会长成一个完整的肝。如果捐赠人不饮酒不吸毒,并且没有患过传染病,那么一个 70 岁老年人的肝也可以移植给 20 岁的年轻人。

十六、骨骼: 35 岁开始老化

英国利物浦安特里大学医院风湿病学教授罗伯特·穆兹解释说:"在我们的一生中,老化骨骼总是被破骨细胞破坏,由造骨细胞代替,这个过程叫骨转换。"儿童骨骼生长速度很快,只需 2 年就可完全再生。成年人的骨骼完全再生需要 10 年。25 岁前,骨密度一直在增加。但是,35 岁骨质开始流失,进入自然老化过程。绝经后女性的骨质流失更快,可能会导致骨质疏松。骨骼大小和密度的缩减可能会导致身高降低。椎骨中间的骨骼会萎缩或者碎裂。80 岁的时候我们的身高会降低 2 英寸(约 5 厘米)。

十七、牙齿: 40 岁开始老化

我们变老的时候,我们唾液的分泌量会减少。唾液可冲走细菌,唾液减少,我们的牙齿和牙龈更易腐烂。牙周的牙龈组织流失后,牙龈会萎缩,这是 40 岁以上成年人常见的状况。

十八、肌肉: 30 岁开始老化

肌肉一直在生长,衰竭;再生长,再衰竭。年轻人这一过程的平衡性保持得很好。但是,30 岁以后,肌肉衰竭速度大于生长速度。过了 40 岁,人们的肌肉开始以每年 0.5%~2% 的速度减少。经常锻炼可能有助于预防肌肉老化。

十九、生育能力：35 岁开始衰退

由于卵巢中卵的数量和质量开始下降，女性的生育能力到 35 岁以后开始衰退。子宫内膜可能会变薄，使得受精卵难以着床，也造成了一种抵抗精子的环境。男性的生育能力也在这个年龄开始下降。40 岁以后结婚的男性由于精子的质量下降使其配偶流产的可能性更大。

第四节　衰老的早期表现

随着年纪增长，大多数人都希望能看起来年轻，减少岁月在自己身上留下痕迹。但衰老是人体自然的生理过程，身体的器官功能也会随着年龄增加逐渐衰退。衰老的现象除了明显的脸部老化，像是出现皱纹、眼睑下垂等，在身体上也有一些明显的改变，以下就来看看人体开始衰老之后有什么征兆。如果已经有这些现象发生，就要好好地保养身体，维持良好的作息、饮食均衡及规律运动，这样有助延缓老化！

身体开始衰老的 8 种早期征兆如下。

一、出现频尿与便秘

因为肠道肌肉无力加上肠道神经老化，在人体老化之后肠道蠕动减少，就容易有便秘、排便困难的状况。此外，人在变老后，特别是男性，因为前列腺肥大的问题，造成膀胱容量被压缩而变少，且调控尿液的激素分泌变少，导致排尿频繁，尤其夜间起来上厕所的次数变多。

二、五官感受力衰退

在 65 岁之后，人体的五感（视觉、听觉、触觉、嗅觉、味觉）也会逐渐出现显著的衰退。例如牙齿不好、无法食用坚硬的食物，需要佩戴义齿（假牙）；或是唾液分泌变少，难以吞咽食物，需要改吃软质食物；听力开始减退，听不清别人

说的话,需要佩戴助听器;无法明确感到冷热,对于炎热或是寒冷的反应都很迟钝;慢慢闻不到味道;如果目标物体不够大,即使戴上老花眼镜也看不清楚等。

三、睡眠习惯改变

人到一定年纪之后会开始出现睡眠行为的改变,包括难以入睡,睡眠时间比以前少(通常是起得较早),晚上容易醒,白天又精神不济、昏昏沉沉,而经常在坐着看电视或用完正餐后就开始昏昏欲睡或打盹。

四、皮肤变差

随着年龄的增长,人的皮肤逐渐开始萎缩,防御功能也跟着下降,再加上紫外线与环境污染的累积伤害、身体内部器官病变、营养较差、活动力减退,造成老人的皮肤问题,最明显的就是在脸部、颈部与手臂、手背出现皱纹,肌肤不再滋润亮泽,甚至因为血液循环变差、皮脂分泌下降、造成皮肤过度干燥而发痒。

五、身体柔软度与平衡性变差

从过去能够弯腰触地、踢腿蹲下起身,逐渐变成连摸到脚踝或小腿都有点困难,单脚站立就会摇摇晃晃不稳定,甚至发生摔倒或跌坐的状况,而如果想要穿鞋与穿袜,没法直接站立着穿好,而必须坐着或靠墙才能完成,某种程度代表关节已经逐步退化,使得活动范围受限,平衡感与柔软度都愈变愈差。

六、牙缝愈来愈大

一般而言,健康的口腔,在牙齿间的缝隙会被牙龈充满,但随着年纪变大,牙龈组织和齿槽骨会有逐渐萎缩的现象,牙龈渐渐消失,造成牙缝愈来愈大,有人则会觉得是牙齿使用愈来愈久,进而导致咀嚼力量变弱,接下来就是因为牙龈萎缩而造成的牙根松动与掉齿。

七、肌肉量变少

有些老年人会逐渐出现肌肉量变少,肌力与运动机能同时出现低落的状态,也就是"肌少症"(sarcopenia),人体骨骼肌肉会随着年龄增长而减少,在 70 岁后人体是以每 10 年减少 15% 的速度加速流失。而如果再加上营养不足、慢性疾病,则会加速肌肉流失。老年人出现肌少症会有几个特征:第一个是体重减轻,例如在 6 个月内体重减轻 5%;第二个是行动吃力,像是从座椅起身变得困难,例如需要撑扶才能起身;爬楼梯出现困难,爬了三两阶就需要休息;第三个是握力下降,取物困难,拿不动重物,也无法拧干毛巾。

八、大脑功能变差

成年人到一定年龄,大脑会不再产生新的脑细胞。这意味着,死去的脑细胞不会被新的代替,我们可用的脑细胞变少了,再加上身体血液循环变差,导致大脑供血不足,而逐渐出现短期记忆衰退或丧失、反应力变慢的状况。例如出现常用物件放错地方、想不出合适的用词、记不得刚才看过的东西、走到某处却忘记来做什么,或是叫错某人的名字。而失智症(特别是阿尔茨海默病)的主要特征就是短期记忆力的丧失与认知衰退,可能会带来突发性的记忆或专注力缺失,以及性格的变化。

第五节 营养缺乏导致衰老

维生素和矿物质是一组多样化的物质,在体内发挥着巨大的作用。与蛋白质、碳水化合物和脂肪相比,身体需要非常少量的这些营养素才能保持良好的工作状态,但吃得太少或太多都会对身体造成破坏。

今天,很少有人患有严重的维生素或矿物质缺乏症,例如佝偻病和糙皮病。相反,我们更有可能摄入过多的某些矿物质,而摄入的其他矿物质和维生素却不够。事实上,"终身饮食"指南的目标之一是确保您获得足够数量的这些营养素,作为您日常饮食模式的一部分。维生素和矿物质的轻微缺乏或过量与许多慢性疾病有密切联系。

一、维生素

(一)维生素 A

身体从两组不同的化学物质中获取维生素 A——类维生素 A 和类胡萝卜素。维生素 A 本身就是复合视黄醇。它和属于类视黄醇家族的类似化合物仅存在于动物源性食物中,例如肝脏、黄油、牛奶和蛋黄。

身体还可以从类胡萝卜素家族的特定成员中制造维生素 A,这些成员存在于深绿色多叶蔬菜以及黄色和橙色蔬菜和水果中。最常见的类胡萝卜素是 β 胡萝卜素。小肠中的酶分解 β 胡萝卜素(和某些密切相关的类胡萝卜素)以产生维生素 A。

饮食和癌症的早期流行病学研究集中在具有维生素 A 活性的食物上,但没有区分类维生素 A 和类胡萝卜素。例如,研究发现,与不食用此类食物的人相比,食用大量含有维生素 A 活性的食物的吸烟者患肺癌的可能性较小。有研究表明,发挥保护作用的是类胡萝卜素,而不是维生素 A 或其他维 A 酸。

类似的测试正在进行中,科学家们想要确定 β 胡萝卜素是否可以防止其他癌症的发展。研究表明,食用富含 β 胡萝卜素的食物的人患各种癌症的概率较低,包括胃癌、宫颈癌、膀胱癌、口腔癌、喉癌和食管癌。

(二)维生素 C

维生素 C(也称为抗坏血酸)可能比任何其他维生素都重要,长期以来一直是那些声称某些营养素可以预防癌症和其他慢性疾病的人的最爱。大多数关于维生素 C 预防癌症的研究的问题在于,富含维生素 C 的食物还含有其他营养物质——例如纤维、维生素 A 和维生素 E,它们也可能具有保护作用。

迄今为止,研究人员发现,含维生素 C 的食物,可以预防某些癌症。这种保护作用的最有力证据是胃癌。

维生素 C 也可能在预防动脉粥样硬化方面发挥作用。一项研究发现,动脉粥样硬化患者的血液中维生素 C 含量较低,这意味着这些人的饮食中维生素 C 含量不足。在另一项研究中,每天服用 1 克(g)维生素 C 补充剂的 25 岁以下志愿者的血清胆固醇水平下降。

（三）维生素 D

维生素 D 的主要目的是增加体内钙的含量，从而增加进入骨骼的钙含量。首先，它增强了肠道从消化食物中吸收钙的能力。此外，维生素 D 可提高肾脏回收钙的能力，否则钙可能会从血流进入尿液。

骨质疏松症是一种骨骼失去质量（矿物质和骨基质）的疾病，最终导致老年人骨折。骨软化症是成年人的一种疾病，就是骨骼变软，因为骨骼中矿物质与蛋白质成分的比例降低。这种疾病在儿童中发生时被称为佝偻病。

在阳光有限的地区，或者人们穿着减少暴露在阳光下的服装，骨软化和佝偻病的发病率高于居民获得充足阳光（或从食物中获得维生素 D）的地方。中国北方、英国、中东国家等是骨软化症相对常见的国家和地区。

骨质疏松症的情况更为复杂。确实，患有骨质疏松症的女性血液中的维生素 D 水平低于未患有该疾病的女性。

（四）维生素 E

维生素 E 补充剂是一种有效的癌症预防措施。一些研究发现，如果硒摄入量低，那么维生素 E 量不足会增加患乳腺癌和肺癌的风险。

（五）核黄素

30 多年来，科学家一直怀疑低水平的核黄素可能会增加患食管癌的风险。尽管没有明确的联系，但许多研究表明，低水平的核黄素可能会使烟草和酒精促进食管癌。因此，如果您喝酒精饮料或吸烟，请确保您的饮食中含有一些富含核黄素的食物。

（六）维生素与酗酒

维生素研究中极为一致的发现之一是酗酒者通常缺乏许多这些营养素，包括维生素 B_6 和 B_{12}、硫胺素、核黄素、烟酸和叶酸。事实上，酗酒可能是大多数多种维生素缺乏症的第一大原因。

在许多情况下，维生素缺乏与多年大量饮酒后出现的肝脏损伤有关。在其他情况下，酒精会损害肠道从消化的食物中吸收维生素的能力。然后是酒精性营养不良的问题：酗酒者往往从酒精中获得很大一部分卡路里，而他们没有吃足够的其他食物。结果,他们对许多维生素的吸收量非常不足。

二、矿物质

(一) 钙

对于许多人来说,获得足够的钙质是一个持续的挑战。一般来说,乳制品是非常好的钙来源。事实上,不吃这些食物就很难获得足够的这种矿物质。

如果儿童和青春期钙摄入量低,骨骼就不会发育到最大程度,这在以后的生活中可能会转化为骨量减少并最终导致骨质疏松症。在对 12 个国家、地区的女性进行的一项调查中,研究人员发现高钙摄入量与低骨质疏松症风险之间存在直接关系。芬兰女性消耗的钙量最多,约 1 300 毫克/天,骨折次数最少。相比之下,在日本女性中,钙摄入量最低,仅为 400 毫克/天,骨折最常见。

事实上,对于有患骨质疏松症风险的女性来说,避免这种疾病的最有效方法是在绝经后接受雌激素治疗,这实际上可以完全阻止骨质流失。对于不能或不会接受雌激素治疗的女性,补充钙和维生素 D 可能会在一定程度上减缓骨质流失。

(二) 铁

铁是一种必需元素,存在于所有身体细胞中。它是红细胞中血红蛋白的一部分,其主要功能是在血流中携带氧气。它也是某些酶的重要组成部分。铁的良好食物来源包括红肉、家禽、鱼、全谷物和强化谷物产品以及深绿叶蔬菜。

缺铁性贫血是与铁有关的最明显的疾病。它也是世界上最常见和最普遍的营养性疾病,婴幼儿营养不良以及成人失血和怀孕是缺铁的最常见原因。女性特别容易受到这种缺铁原因的影响,因为她们一开始吃的食物比男性少,但她们对铁的需求更大,因为她们在月经期间会失去铁。这可能是少数需要服用补充剂的情况之一,但您只能在医生的建议下这样做。

(三) 钾

有证据表明,对于高血压患者,钾是一种有益的饮食因素。这部分是因为钾可以降低血压,部分是因为它还可以在血压高时防止卒中和血管损伤。

有几项研究表明,吃低钾饮食的人群高血压和心脏病的发病率增加。此外,高钾低钠饮食可以降低血压。每天摄入 3.5 克钾与降低血压和减少卒中死亡有关。要达到这个水平的钾摄入,你所要做的就是每天吃五份或更多份的水果和蔬菜。

(四)钠

钠是一种必需营养素,但大多数人摄入的量主要是以盐(氯化钠)的形式,远远超过正常身体功能所需的量。虽然普通成年人每天需要的钠不超过几百毫克,但调查显示人们每天摄入 4~5.8 克(4 000~5 800 毫克)。

尽管研究人员自世纪之交以来一直在研究钠与高血压的关系,但关于盐在调节血压中的重要性仍存在一些争议。例如,许多研究表明,平均盐消耗量越高,平均血压就越高。

第六节　毒素增加导致衰老

每年有超过 20 亿千克的化合物被释放到环境中。我们在日常生活中接触到许多这些环境毒素。

即使是像染发这样看似无害的事情,也会对您的健康造成破坏性影响。美国南加州大学的研究人员发现,经常染发的女性患膀胱癌的可能性是不染发的女性的 3 倍! 染发剂中的化学物质也会损害生殖系统和中枢神经系统。

有许多关于重大疾病的新闻报道,例如接触各种化学物质会导致癌症等,而且铅中毒非常普遍,以致于孩子们通常在他们 1 岁的时候接受检测,作为例行年度检查的一部分。很明显,化学物质的毒性水平会对人体健康产生破坏性影响,但长时间接触微量化学物质会怎样? 毒素是否相互作用以放大对身体的伤害?

一、什么是环境毒素?

环境毒素是我们环境中由人类创造或自然产生但对人体有毒的物质。它们存在于空气、水、食物、美容产品、清洁用品和各种其他来源中。天然存在的环境毒素包括铅、汞、砷、甲醛、铝、镉和氟化物。某些类型的霉菌毒素也会对我们的身体造成极大的伤害。

美国国家环境保护局已记录在使用的化学物质超过了 84 000 不同，目前将这些化学物质中的 595 种列为有毒物质，但还有无数没有经过适当的测试。更糟糕的是，许多化学品已经过测试，以确定什么水平会导致明显的不利影响，例如癌症或死亡，但尚未确定长期接触小剂量是否会对身体产生负面影响。不幸的是，即使已知有毒的化学品，如果使用量足够小，仍然被允许在我们的产品中使用。

二、环境毒素如何影响您的身体

众所周知，环境毒素会对您的身体造成严重破坏。虽然列出每一种已知毒素的每一种有害影响将是一项艰巨的任务，但某些类别的毒素很容易解释。

致癌物质在暴露于不同水平的物质后会导致活组织发生癌症。然而，即使您积累的水平不足以导致癌症，致癌物质仍然会以其他方式伤害您的身体。受污染的空气和水、加工食品和糖、砷、香烟烟雾、石棉、辐射和大量饮酒都是造成我们体内致癌物质的因素。

一个神经毒素损害神经系统，阻止大脑正常工作，并可能最终破坏神经组织。它们会导致多种健康问题，包括永久性记忆障碍、言语不清、智力障碍、痴呆、癫痫、脑肿瘤和死亡。一些物质，例如化学武器和包括铅和汞在内的重金属，是众所周知的神经毒素。不幸的是，其他物质并不那么广为人知，这意味着人们在不知道造成的损害的情况下愉快地食用这些物质。虽然鲜为人知，但食物中神经毒素的一些主要来源是糖替代品、阿斯巴甜和三氯蔗糖以及杀虫剂。

内分泌干扰物会影响内分泌系统并改变荷尔蒙功能。由于激素在我们的健康和新陈代谢中发挥着重要作用，破坏该系统的物质会对您的健康造成广泛危害。一些常见问题包括肥胖、不育、低睾酮、青春期早熟以及前列腺癌和乳腺癌。美国国家环境健康科学研究所研究表明，当器官和神经系统正在形成时,内分泌干扰物可能在产前和产后早期发育过程中构成最大的风险。这意味着在怀孕期间避免内分泌干扰物对宝宝的健康发育非常重要。但它们很难避免,因为内分泌干扰物似乎随处可见,包括药品、杀虫剂、塑料瓶/罐、食品、玩具和化妆品。塑料瓶是内分泌干扰物的常见来源。

诱变剂引起 DNA 突变。这会导致癌症和其他疾病,并且突变可以传递给后代。食品中的一些防腐剂、儿童睡衣中的阻燃化学品、染发剂中的化学品是日常生活中常见的诱变剂来源。我们还通过辐射暴露于诱变剂,例如,来自 X 线、PET 扫描和 CT 扫描的辐射。

致畸剂是当母亲在怀孕期间暴露时会导致出生缺陷的物质。一些药物、酒精、烟草、汞、铅、PCB(多氯联苯)、X 线、放射线和化学疗法都是可作为致畸剂的环境毒素。

挥发性有机化合物(VOC)是在室温下变为气态的有机化合物。这使它们可以渗透到空气中。大多数人的家中都含有大量 VOC,因为它们存在于许多事物中,包括空气清新剂、工艺用品、油漆、清洁剂、香烟,甚至含有丙酮的指甲油去除剂。当您呼吸或接触它们时,VOC 会在您的体内积聚,最终导致过敏和免疫反应,并损害您的神经系统、肝脏和肾脏。它们引起的其他一些健康问题包括头痛、头晕、疲劳、记忆力问题和癌症。

过敏原是一个常见的问题。它们的作用与一般环境毒素略有不同。身体不会直接受到该物质的伤害,而是将过敏原识别为入侵者,然后免疫系统会反应过度以清除过敏原。根据美国疾病预防控制中心统计,每年有超过 5 000 万美国人患有过敏症。过敏反应以多种方式存在,花粉症、哮喘、结膜炎、荨麻疹、湿疹、皮炎和鼻窦炎都是常见的反应。除了胃痛和心烦意乱、头晕和昏厥、口腔刺痛或瘙痒以及口腔、喉咙或面部肿胀之外,严重的过敏反应甚至可能导致死亡。

三、接触环境毒素的症状

环境毒素引起的健康问题,症状多种多样,每个人都会有不同的反应。每个人的体内都有不同的毒素组合,这也会影响出现的症状。此外,一旦因接触一组毒素而生病,就更有可能对其他毒素产生反应。此外,在传统医学环境中进行的大多数测试通常会恢复正常,因此很难找到准确的诊断。下列的任何症状或状况都可能表明您的身体积聚了环境毒素。

（1）痤疮。

（2）焦虑、抑郁、易怒、情绪爆发、情绪波动。

（3）自身免疫病。

（4）"脑雾"或记忆问题。

（5）口腔溃疡。

（6）慢性感染。

（7）腹泻或便秘。

（8）难以集中注意力。

（9）湿疹。

（10）内分泌失调。

（11）昏厥、头晕或眩晕。

（12）疲劳：难以从运动或日常活动中恢复。

（13）频繁的呼吸道感染。

（14）尿频和口渴。

（15）头痛。

（16）胃灼热。

（17）失眠。

（18）关节疼痛和僵硬。

（19）对光线、声音或触摸灵敏度的变化。

（20）血压低或升高,心率加快。

（21）肌肉无力、痉挛和疼痛。

（22）恶心、呕吐或胃部不适。

（23）周围神经病变,包括肢体麻木、刺痛和失去协调性。

（24）经前期综合征和(或)严重或不规律的月经周期。

（25）银屑病。

（26）皮疹,包括斑点和发红。

（27）体重明显增加或减轻。

（28）鼻窦充血、喘息或其他过敏症状。

（29）嘴唇和面部肿胀。

（30）年幼的孩子可能会出现腹部不适、头痛和疲劳。

四、您如何从环境毒性中康复

保护自己的最简单方法是了解最常见的环境毒素，并尽可能减少接触。2003年，来自纽约西奈山医学院、联邦和环境工作组的研究人员发现9名志愿者的血液和尿液中平均含有91种工业化合物、污染物和其他化学物质，在该组中总共发现了167种化学物质。尽管许多有毒物质的使用受到管制，但另一项研究发现："很大一部分接受过血液和尿液检测的人携带的杀虫剂含量高于政府卫生和环境机构认为安全的水平。"只有当您了解常见的毒素来源后，您才能从您的生活方式中消除它们。减少毒素的一些简单方法是减少塑料的使用，尽可能购买有机食品，过滤水，避免使用含"合成香精"成分的产品。

如果您怀疑您的病情或症状是由环境毒素引起的，那么获得正确的诊断很重要。由于功能医学使用整体方法考虑您的生活方式和环境，而不仅仅是您的症状，功能医学医生可以更轻松地帮助您发现环境毒素是不是导致健康问题的原因。

尽管常规医学中的平均测试通常无法帮助您找到准确的诊断，但功能医学中使用了多种测试来帮助确定环境毒素是不是您健康状况不佳的根本原因。功能医学医生会提出许多问题，对许多领域进行深入讨论，以帮助我们决定是否需要进行任何检查并发现您症状的根本原因。

每个人都是独一无二的，因此，您的个人治疗计划可能与具有相同诊断的另一个人的治疗计划不同。各种以科学为基础的治疗方法，以及生活方式的改变，可以通过治愈根本原因消除您的症状，并让您获得更好的健康。

人体旨在自然处理和排泄环境毒素，但大量的环境因素加上不良的饮食和营养会导致系统负担过重。肝胆排毒可能是您治疗计划的一部分，因为它通过提供先进的、有针对性的营养及治疗方案来帮助消除系统中不需要的化学物质。

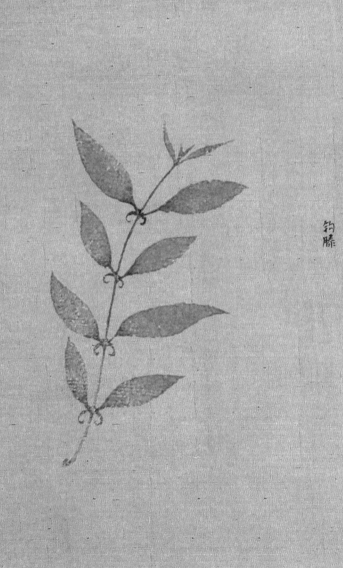

第二章

肠道细胞衰老

第一节　肠道是健康之源

一、肠道不健康的迹象

常言道"病从口入"，大部分病菌都是从嘴里吃进去的，并且细菌进入人体各处的主要途径就是肠道。有害的病菌进入肠道，就会受到肠内有益菌群的抵抗，不能在短时间内侵入人体其他的循环，很快就随着大小便排出体外，自然不能使人生病。更何况，其他的免疫、解毒系统，如肝、血清、淋巴系统等，都需要肠道提供的营养来生存。从这个意义上说，肠道运动支持了整个生命活动一点也不为过。

肠道是人体最大的消化器官和排毒器官，肠道包括有小肠、大肠、肛门、肠液以及肠道菌群等几个部分。小肠是人体重要的营养吸收器官，食物在胃中完成初步消化之后就进入小肠，在小肠中被消化、分解，大部分营养物质通过小肠吸收，所以小肠是人体的营养吸收器。在肠液、胆汁、胰液的共同努力下，食物中的淀粉、蛋白质、脂肪最终被消化为人体可以吸收的糖、氨基酸、甘油、脂肪酸等。

大肠是粪便的处理器官，大肠接收到小肠消化吸收之后的食物残渣，再吸收其中多余的水分，分泌一些黏液，并使食物残渣形成粪便，经过肛管排出体外，所以大肠是残渣的处理器官，大肠有盲肠、阑尾、结肠、直肠等。除此之外，肠道还是人体重要的免疫器官，有70％以上的免疫细胞分布在肠黏膜上，担负着人体70％以上的免疫功能，对抵御细菌、病毒、维持肠内环境稳定有重要的作用。

肠道健康对我们的整体健康至关重要。肠道会影响从免疫系统到消化甚至大脑的一切。因此,保持肠道健康非常重要。不健康的肠道与多种健康问题有关,从皮肤问题到激素失衡、焦虑到糖尿病,甚至抑郁症和其他各种问题。为了保持肠道健康,了解肠道不健康的关键迹象以及如何让肠道恢复健康非常重要。

(一)体重增加

体重增加或减少是肠道失衡非常常见的迹象之一。如果您的肠道功能不正常,您的身体将无法正常吸收营养。更重要的是,它会阻止你的身体储存脂肪和控制血糖。因此,您可能会暴饮暴食以弥补丢失的营养,这最终会导致体重增加和潜在的肥胖。

(二)压力增加

微生物会影响你的心理健康以及你应对压力的方式,有重要作用。肠道不平衡会影响荷尔蒙平衡,并导致压力、焦虑和其他情绪障碍。

(三)皮肤过敏

您是否正在经历皮肤发炎? 各种研究已将许多不同的皮肤问题(如湿疹、酒渣鼻、银屑病和痤疮)与肠道不健康联系起来。

(四)腹胀和肠道排气

尽管肠道气体是我们体内发酵和消化过程的正常组成部分,但坏细菌菌株会导致气体过多,导致不舒服甚至痛苦的情况。困在肠道中的气体会导致腹胀和胃灼热。

(五)腹泻

众所周知,腹泻,无论是急性的还是慢性的,也是肠道不健康的征兆。腹泻甚至会使您的肠道健康状况恶化,因为它可能会导致有益细菌流出您的肠道,从而导致更多的肠道菌群失调。

(六)便秘

便秘也与肠道不平衡有关。便秘患者的肠道细菌水平通常较低,这会影响消化并导致便秘。

(七)睡眠问题

您是否知道大部分负责睡眠和情绪的激素血清素是在肠道中产生的? 因

此,不健康的肠道会导致睡眠问题,例如睡眠不足或失眠。随着睡眠问题开始增加并持续一段时间,慢性疲劳和其他健康问题可能会出现并使事情进一步复杂化。

（八）口臭

口臭可归因于多种因素,例如口腔卫生差或食用了新鲜洋葱或大蒜等有臭味的食物。然而,这些并不是口臭的唯一罪魁祸首,因为慢性胃灼热甚至微生物群中的细菌都会引起口臭。

（九）疲劳

在 *Microbiome*（《微生物组》）杂志上的一项研究发现,患有慢性疲劳综合征的人可能存在肠道微生物组失衡的情况,肠道微生物组由胃肠道中存在的细菌、微生物、真菌和病毒组成。研究人员还发现,几乎一半的疲劳患者也患有肠易激综合征（IBS）。

（十）喜食甜食

吃太多糖会导致肠道中大量"坏"细菌和生态失调。发表在 *Bioessays*（《生物测定》）杂志上的研究表明,改变饮食习惯的一种方法是改变微生物组中存在的物质。

（十一）皮肤问题

研究还表明,不健康的肠道与痤疮、牛皮癣和湿疹等皮肤问题之间存在联系。发表在《微生物学前沿》杂志上的一篇评论指出,肠道微生物组通过复杂的免疫机制影响皮肤,益生菌和益生元可能有助于平衡肠道,从而预防或治疗这些炎症性皮肤问题。

（十二）过敏

发表在《微生物学前沿》的另一篇评论发现,不健康的肠道会在过敏性疾病中发挥复杂的作用,包括呼吸道过敏、食物过敏和皮肤过敏。因此,肠道微生物组可能会影响营养、皮肤甚至肺部。

（十三）自身免疫病

发表在《临床与实验免疫学》杂志上的一项研究表明,一种名为脆弱拟杆菌的特定肠道细菌产生的蛋白质可能引发自身免疫病,如类风湿关节炎、溃疡性结肠炎和多发性硬化症。

（十四）情绪问题

肠道和大脑之间存在着有据可查的联系，肠道的影响也可能延伸到您的情绪。发表在《临床与实践》杂志上的一篇评论发现，中枢神经系统的肠道紊乱和炎症可能是焦虑和抑郁的潜在原因，而益生菌可能有助于治疗这些疾病。

（十五）偏头痛

发表在《头痛和疼痛杂志》上的一篇评论发现，虽然两者之间的联系并不完全清楚，但肠道与大脑的联系也可能会影响偏头痛。审查发现，偏头痛与其他与肠道健康相关的疾病（包括 IBS）之间也存在联系。

二、为什么肠道会不健康？

每个人的肠道菌群都是独一无二的，有点像指纹，但有些元素会给我们大多数人带来麻烦。虽然每个人都不同，但这些是导致肠道不健康的主要生活方式和医疗因素。

（一）不良饮食

食物要么促进健康，要么促进疾病。食物导致疾病的一种非常常见的方式是破坏肠道菌群的平衡。加工食品和含糖食品是最明显的罪魁祸首，因为它们喂养致病性更强的细菌以及白念珠菌，但即使是所谓的健康食品，潜在的食物敏感性也会导致破坏肠道的炎症。谷物是一个常见的例子，即使是无麸质谷物和全谷物也含有单糖，"坏"细菌和真菌喜欢食用这些单糖，这会导致炎症。最佳饮食并不总是统一的，取决于您个人的菌群组构成、遗传和生活方式。

（二）干扰肠道的药物

药物可能是必要的，但即使是对您有帮助的药物也可能有不良反应——您是否了解过它们是什么？处方药和非处方药物（OTC）极常见的不良反应之一是肠道屏障受损。换句话说，药物可以使您的肠道更具渗透性，从而导致"肠漏综合征"。

抗生素可以挽救生命，但频繁使用和过度使用这些药物会杀死肠道细菌。随着好的细菌消失，致病细菌和真菌可能会大量繁殖，特别是如果您不通过益生菌补充剂或发酵食品来恢复平衡，可能会更加严重。

非甾体抗炎药,如布洛芬、萘普生和阿司匹林,通过阻断环氧化酶来缓解疼痛,但这也会抑制它发挥保护胃免受酸腐蚀的重要作用。结果可能是肠道炎症和随之而来的通透性增加。研究估计,持续使用非甾体抗炎药的人中有65%有肠道炎症,30%有溃疡。如果任其发展,肠道通透性会引发自身免疫反应。

（三）慢性压力

我们都应该时不时地处理压力,但是当压力变成慢性并且您经历持续高水平的主要压力,荷尔蒙-皮质醇以及输送到肠道的氧气减少时,可能会损害身体健康。这是肠-脑轴的原因,因为慢性压力的情绪波动会直接影响肠道炎症。

（四）酒精过度使用

从总体上看,每隔一段时间喝一杯酒可能不会对您的肠道产生太大影响（除非您已经出现炎症和严重的肠道功能障碍）。然而,即使是最健康的人持续饮酒也会刺激肠道,并促进炎症和肠道通透性增加。

（五）谷物

麸质的负面影响现在已经有据可查,未来相信会有更多研究将证实所有谷物（包括无麸质谷物）的负面影响,甚至可能更糟。由于含有大量引起炎症的淀粉,抗营养物质如凝集素和植酸盐会与肠道结合,使营养物质在体内失去活性,谷物会对您的肠道和整体健康造成广泛的损害。

（六）自身免疫病

慢性炎症会破坏肠道内壁的完整性,并导致未消化的食物颗粒和消化的有毒副产品从肠道泄漏到它们不应该存在的区域。这可能会导致您的身体对这些感知到的"入侵者"发起攻击,从而在炎症的恶性循环中增加破坏肠道内壁的促炎细胞因子水平甚至更高。

（七）激素失衡

雌激素、孕激素、睾酮、甲状腺激素和皮质醇的失衡都与肠道损伤愈合缓慢有关。这可能导致肠漏综合征,因为肠道内壁的慢性炎症会损害它,使其变得更具渗透性。这或许可以解释为什么尽管您尽了最大努力,您仍可能无法痊愈。许多人需要专注于平衡激素才能成功治愈他们的疾病。

（八）血糖失衡

当血糖因碳水化合物摄入过多或胰岛素抵抗而飙升时，被称为晚期糖基化终产物（AGEs）的化合物也会飙升，这会增加肠道的通透性，并对其他组织造成自由基损伤，加速老化。

（九）神经问题

肠道和大脑永远相连。它们是由在母亲子宫内生长时相通的胎儿组织形成的。它们通过被称为肠-脑轴的连接在您的一生中延续这种特殊的联系。由于这种联系，抑郁、焦虑、孤独症、多动症、压力和阿尔茨海默病等大脑问题会导致肠漏综合征，反之亦然。

第二节　食物过敏会引起全身疾病

一、慢性食物过敏

健康的食物也能引致食物过敏？我们会为你找出致敏及发炎原因，让你能准确和科学地戒口，改善过敏和炎症！

日本国立儿童健康医疗与发育研究中心在 2016 年 8 月最新的医学研究指出，如果婴儿出生后 1～4 个月内已出湿疹，他们在 3 岁时会有较大机会患上食物过敏。在中国香港，不少家长会尽早为婴儿做食物过敏测试，免得婴儿因吃了致敏食物令湿疹及其他过敏问题更严重。

此外，美国国家医学图书馆在 2018 年亦有文献清楚指出中国山东泰安市妇幼保健医院，曾对超过 200 个患上湿疹的儿童和 80 个健康的儿童验血进行过敏检查，结果发现超过九成出现湿疹的儿童血液中的 IgG 抗体含量远比正常的儿童高，可见对于一些慢性过敏的问题，利用慢性过敏指标 IgG 是有其科学理据的。

（一）什么是慢性食物过敏呢？

过敏反应是与生俱来对外来物质（如食物）的异常免疫反应。任何能引起过敏反应的食物都称为致敏原。

随着年龄及长期进食某种食物，该种食物的致敏程度亦会随之改变。当免疫系统对某种食物大量产生抗体时引起不同地方发炎或过敏症状。

许多不明原因慢性及反复发生的症状都与食物过敏息息相关。

（二）慢性食物过敏有什么症状？

大部分人都经历过莫名其妙的过敏症状，例如皮肤出疹、腹泻、头痛、消化不良、肠胃胀气、鼻塞及流鼻涕等常见的不适症状。如果把一些常见的轻微不适症状，如焦虑、关节僵硬、水肿及黑眼圈也计算在内，全球最少 1/4 人口受食物过敏困扰。

表 2-1 慢性食物过敏的症状

受影响部位	症　　状
消化系统	呕吐、恶心作呕、腹泻、肠易激综合征、肠胃痉挛（抽筋）或是肠胃敏感、便秘、肠胃胀气
皮肤	暗疮、粉刺、皮肤出疹、湿疹、荨麻疹、皮肤发红发热、瘙痒、脱发
脑部	长期慢性疲劳、自闭、平衡能力变差、学习障碍、过度活跃
头颈部位	黑眼圈、耳朵感染、耳鸣、鼻窦炎、偏头痛、多痰、喉咙痛、口腔溃疡
肺部	气管炎、呼吸困难、气促、气喘、哮喘、胸痛
智力及情绪	专注力不足、记忆力衰退、情绪不稳、烦躁、焦虑、忧郁
关节及肌肉	长期疼痛、关节僵硬
其他	腹股沟、肛门瘙痒、水肿，经常受感染、心律不齐

（三）什么因素能促进慢性食物过敏反应？

重金属中毒、食物添加剂、偏食、压力、遗传、长期感染、发炎、药物、环境污染物及毒素（如发泡胶食物器皿中释放出来的毒素）都能够促进身体出现过敏反应。

（四）过敏反应主要分类

1. 急性过敏反应

（1）症状明显易见

急性过敏主要是因为免疫系统在辨别出致敏食物之后大量制造免疫球蛋

白E(IgE)抗体（一种引起急性发炎的物质）。症状一般在接触致敏食物后数分钟至1小时内发生。

（2）较容易察觉

由于症状明显，例如呼吸困难、气管收缩、血压下降、皮肤严重的瘙痒及红肿等都能实时察觉，只要避免进食相关致敏食物便可以预防急性食物过敏。

2. 慢性过敏反应

（1）症状不明显

慢性食物过敏也可以称为延迟性过敏反应，主要是因为免疫系统在辨别出致敏食物之后大量制造免疫球蛋白G(IgG)抗体（一种引起慢性发炎的物质）。其症状一般在接触致敏食物后的数小时至数天后发生。

（2）较难察觉

由于慢性食物过敏的症状可以在接触致敏食物72小时后才出现，而且症状多样化，患者难以自知。患者身体长时间产生大量IgG抗体令身体不同地方长期处于发炎状态，可以令不同器官受累。由于慢性食物过敏是由IgG引起，而且血液中的IgG水平远比IgE高，这解释了为何测试IgG水平去根治食物过敏会更有意义。

（五）案例

1. 湿疹：张姓小朋友(9岁)

四年前开始一直有湿疹，就算使用西医处方药类固醇软膏也无法改善情况，唯有用中医调理，中医也叫忌口，虽然已经不吃牛肉、竹笋和虾蟹等食物，但湿疹情况仍然经常反复，最后做食物过敏测试，结果发现一些非常有益的食物，像柠檬和苹果原来自己都有过敏，尝试停止食用那些最新发现的过敏食物大概数星期之后，情况真的慢慢改善和稳定下来。

2. 暗疮：持续受暗疮困扰的行政人员(易小姐)

自大学毕业至今工作了十数年仍然在面上及背部出现暗疮及粉刺，看尽皮肤专科医生及中医仍然被暗疮问题困扰多年。在2012年进行了食物敏感化验后才知道自己原来对鸡肉、牛奶和黄豆敏感，而自己以为对皮肤不好的牛肉却并不敏感。经过了2个月的戒口和肝胆排毒，皮肤问题明显改善了。

3. 关节痛：成人膝关节痛（郭先生，37 岁）

体重正常亦有在运动前后做足拉伸，但仍然会不时有膝关节痛。吃了半年保护膝关节的营养产品也没有改善，最后以尝试心态去做一个食物敏感化验，结果发现自己原来对茄子和西瓜敏感。起初不太相信，但自从尝试戒掉报告中的敏感食物，进行肝胆排毒及肠道修复，膝关节痛的情况居然大为好转。

二、肠道不健康会引发哪些疾病

因为肠道控制着健康的许多方面，以下是肠道会影响的常见疾病。

（一）自身免疫病

截至目前，大约有 100 种公认的自身免疫病和大约 40 种其他疾病具有自身免疫成分。由于免疫系统主要存在于肠道中，因此微生物组受损和肠漏综合征是自身免疫的先决条件也就不足为奇了。

（二）心理健康障碍

肠脑轴将肠道和大脑连接起来，这就是为什么在医学文献中，肠道实际上被称为"第二大脑"。不健康的微生物群与焦虑和抑郁等心理健康状况有关。

（三）免疫力差

与自身免疫（过度活跃的免疫系统）相反，免疫抑制也可能与肠道有关。如果发现自己经常生病，您会想要支持和改善您的微生物群健康。慢性低免疫系统健康主要是由于微生物不平衡，特别是由于机会性细菌、酵母或真菌或寄生虫的过度生长。

（四）心脏病

科学家们最近发现了微生物组与心血管疾病之间可能存在的联系。肠道中的某些细菌会产生三甲胺-N-氧化物（TMAO），这与心脏病发作和卒中的风险增加有关。目前尚不清楚哪种微生物会产生这些过量的 TMAO，但研究人员希望，在未来，微生物组种类的操纵可以帮助预防和治疗心脏病。

（五）2型糖尿病

这种慢性退行性疾病与微生物组紊乱有关。一项研究发现,将糖尿病小鼠的微生物组移植到健康小鼠体内也会使健康小鼠患糖尿病!

（六）皮肤状况

痤疮、银屑病和湿疹等皮肤问题都含有微生物组和炎症性自身免疫成分。对于许多人来说,治愈皮肤问题的关键环节是治愈他们的微生物群。

（七）体重增加和肥胖

肥胖与微生物组中的细菌失衡有关。对小鼠的研究发现,超重小鼠的厚壁菌门细菌数量较多,而瘦小鼠的拟杆菌门细菌比例较高。在人类案例中,发现称为鼠李糖乳杆菌的有益细菌有助于女性减肥。微生物组因素可能成为许多寻求减肥的人多年来一直渴求的关键组成部分。

（八）胃酸反流和胃食管反流病

数以百万计的人患有胃酸反流,或更严重的胃食管反流疾病（GERD）,这些问题与称为小肠细菌过度生长（SIBO）的微生物组功能障碍有关。

（九）癌症

美国北卡罗来纳大学的一项研究表明,肠道的损伤和炎症严重减少了微生物组中细菌种类的多样性。微生物组多样性的丧失导致大肠埃希菌的致病细菌过度生长。80%的大肠埃希菌感染小鼠随后发展为结肠直肠癌。这表明可能存在癌症与微生物组之间的联系,笔者推测研究人员可能会发现更多关于这种联系的证据。

（十）哮喘和慢性鼻窦感染

微生物群落的失调和硬脂酸棒状杆菌的过度生长,被证明是哮喘和慢性鼻窦炎的常见潜在罪魁祸首。

（十一）便秘和(或)腹泻

这是显而易见的消化道功能异常,一项研究发现,便秘患者中普氏菌的数量显著减少,厚壁菌的水平增加。有趣的是,人们服用的常规益生菌乳酸杆菌和双歧杆菌在便秘患者的微生物组中并未减少,这表明补充这些益生菌可能无法解决该问题。

第三节　令人烦恼的肠道症状

一、恼人的腹胀

大多数经历腹胀的人将其描述为"太饱"的感觉。感觉好像一个人吃得太多或充满了气体。当腹胀发生时,它会使排便或排气变得困难,但做这些事情有时可以减轻压力性腹胀的感觉。虽然轻微症状可能是对某些食物的反应,并且相对较快地自行解决,但其他时候则是需要专业护理的严重问题。

根据胃和大肠或小肠中滞留的空气量,可能会遇到各种可能令人尴尬或不舒服的症状。除了腹部疼痛外,症状还包括嗳气和胀气增加,甚至腹部明显肿胀。

（一）什么导致腹胀?

了解腹胀的潜在原因后,您就可以准确找到是哪些生活方式引起的,并首先采取措施缓解甚至预防腹胀。

（二）以下是您可能感到腹胀和胀气一些可能的原因

1. 脂肪食物

脂肪含量高的食物需要更长的时间来消化。较长的消化时间,尤其是与其他会促进腹胀的食物和饮料一起使用时,会使过度饱腹和腹胀的感觉达数小时之久。

2. 不活动

一般来说,身体活动对消化系统健康有益,因为它可以增强腹壁并帮助消化的食物通过消化道。不活动会增加身体臃肿和胀气的倾向。

3. 吃得太快

重要的是要注意吃得有多快。当吃食物时,不可避免地会随着食物一起吞下空气;这种空气会滞留在胃中并积聚,导致腹胀。

4. 碳酸饮料

喝大量碳酸饮料如苏打水会导致腹胀。饮料中的二氧化碳会在消化道中释放出来,多余的气体会导致腹胀。

5. 乳糖不耐受症

乳糖不耐受症是一种常见的食物过敏症,其症状通常包括腹胀、胀气、腹泻和其他消化系统健康问题。

6. 暴饮暴食

听起来很简单,但暴饮暴食是导致腹胀的极常见原因之一。我们的胃还比较小,所以当我们吃大量的食物时,空间就会被填满。消化某些食物会产生肠道气体,并形成一种可能让您感到腹胀的组合。

7. 便秘

这会使事情进一步复杂化,因为一些常用于治疗便秘的方法,例如,吃高纤维食物,会在不经意间增加腹胀的感觉。通常,最好的解决方案是增加饮水量和体力活动。

8. 吸烟

除了在吸烟时不可避免地吞下的过量空气外,香烟烟雾中的毒素还会刺激胃壁,实际上会增加腹胀的感觉。

9. 酒精

过量饮酒也会导致腹胀,因为它对健康的肠道细菌有负面影响。

10. 乳糜泻

近年来,乳糜泻的患病率一直在上升。这种情况的定义是无法消化麸质,它是一种在许多谷物中发现的蛋白质。

11. 肠道疾病

一些肠道疾病,如肠易激综合征(IBS)、小肠细菌过度生长(SIBO)和克罗恩病或溃疡性结肠炎,发生在小肠和大肠中,通常包括腹胀。然而,在大多数情况下,腹胀只是表明肠道疾病的众多症状之一。

(三)生活方式怎样才能减轻腹胀?

当感到胃胀时,运动可能是最不想做的事情,可能很想放松一下,直到感觉好些。但是,一些基本的练习可以帮助缓解不适。即使是散步或做一些简单的瑜伽姿势也可以移动消化道中的肌肉并促进气体释放。同样,通过保持大肠和小肠肌肉的运动,定期排便,这也将减轻疼痛和气体积聚。

二、为什么会有臭屁

当闻到释放的肠道气体时,这是由于消化道中产生了某些气体的化学反应。由于结肠中的细菌,大部分释放的气体被发酵,甚至缺乏。有气体是正常的,因为这是消化的自然反应。然而,根据这些放屁的频率,它可能是吃的东西不符合消化系统,或者它可能是更严重的情况的结果。导致臭屁的原因有以下几种。

（一）高硫饮食

如果你的屁总是有腐烂的味道,仔细看看你经常吃什么。蔬菜中西兰花和抱子甘蓝之类的食物含硫量很高,众所周知,它们是造成难闻气味的罪魁祸首。以下是这些食物的详细列表。

（1）菜花。

（2）卷心菜。

（3）西兰花。

（4）抱子甘蓝。

（5）羽衣甘蓝。

（6）菠菜。

（7）萝卜。

大多数动物肉类和蛋白质的硫含量也很高。与其他蛋白质来源相比,火鸡和牛肉等肉类每份中的硫含量都很高。当这种硫混合在消化系统中时,它会释放出更多的硫化氢,相当于你正在经历的臭屁。

当过量食用这些食物时,可能会感到轻微的腹痛,但最常见的症状就是漏出的臭气或屁。请减少这些食物的分量以减少消化过程中的气体积聚。这可以减少臭屁。

（二）乳糜泻

臭屁的另一个原因有时是乳糜泻。这是一种自身免疫病,当麸质摄入体内时就会发生。一些消化系统会对这种蛋白质产生不利反应,导致严重的腹痛和过度腹胀。乳糜泻最常见的迹象是过度腹泻,几乎每天都会发生,并且在食用麸质后立即发生。

如果不治疗乳糜泻,将继续加重胃痛和腹痛症状。对肠道的损害可能是永久性的,破坏内壁,使身体无法吸收营养。这会导致营养不良和不健康的体重减轻,因为身体无法获得生存所需的物质。

(三)肠易激综合征

另一种很常见的疾病和臭屁的罪魁祸首是肠易激综合征(IBS),腹痛、痉挛、严重腹胀、便秘甚至腹泻都是这种疾病的症状。这是很常见的疾病,没有治愈方法,需要长期药物治疗。与乳糜泻一样,IBS可由身体敏感的某些食物引发,尤其是当这种特定食物经常食用或大量食用时。

IBS也可能由儿童早期创伤或消化系统内细菌的变化引起。一些有益细菌生活在肠道内,是健康消化所必需的。如果身体缺少这些微生物,消化系统就会关闭,IBS就会开始发作。在最严重的IBS病例中,还会出现腹痛的其他症状,例如缺铁性贫血和直肠出血。如果症状已经从臭气、腹泻和便秘转变为这些更严重的症状,则需要就医。

(四)乳糖不耐受症

臭屁更常见的原因之一是缺乏乳糖酶,导致数百万人在食用乳制品时出现乳糖不耐受症。这些乳制品中的天然糖分是乳糖,正确分解乳糖对您的身体至关重要。由于无法正确消化奶酪、牛奶和冰激凌,它们是强烈而臭的屁味的罪魁祸首。如果注意到在食用乳制品后出现这些臭屁,则可能在消化过程中遇到了这个问题。患有这种乳糖敏感性的人不仅会放屁,而且在消化过程中还会出现一些令人不快的腹痛。分解肠道时产生的气体没有更早地被吸收。

(五)结肠癌

不幸的是,臭屁可能有一个更严重的原因。出现严重问题的首要指标之一是进食后出现强烈的屁味。对于那些过去可能没有经历过这种情况的人来说尤其如此,这是一种新的症状。这种癌症发生在结肠或大肠,这是消化系统的最后阶段。

息肉在结肠中由一组细胞发育而成。随着时间的推移,它们会变成恶性并变成癌症。在它们变成癌症之前去除这些息肉是我们的目标,但有时它们在被去除之前就会转变。如果您的医生发现癌性息肉,可以通过手术切除和标准癌症治疗(如放疗和化疗)来治疗它们。

臭屁和严重腹部疼挛的新趋势可能不仅仅意味着对食物甚至腹腔疾病的敏感性。在这些情况下,您的身体也会出现严重的体重减轻和持续的疼痛和气体,而且似乎永远不会得到缓解。

第四节 压力大的人肠道不会好

当身体受到压力时会发生什么?当面临潜在的威胁时,交感神经系统——身体自主神经系统的一部分,调节心率、呼吸和血压等身体功能,通过触发"战斗或逃跑"做出反应,释放应激激素皮质醇,使身体警觉,准备面对威胁。

压力会导致生理变化,例如意识增强、呼吸和心率加快、血压升高、血液胆固醇升高和肌肉紧张度增加。

近年来,对肠道-大脑-微生物相互作用进行了大量研究,研究结果表明,急性和慢性压力都会通过促进坏的细菌生长来改变我们微生物组的平衡,这会导致焦虑和抑郁的感觉。研究还表明,患有抑郁症和焦虑症的人肠道中的细菌多样性较低,特定的细菌也可能会增加患抑郁症和焦虑症的风险。

一、压力对肠道的影响

为了应对压力,我们的身体会产生激素皮质醇。皮质醇在压力反应中具有许多重要功能,但与肠道相关的皮质醇的功能如下。

(1)将血液从肠道转移到肌肉(以对抗或逃避压力)。

(2)它会减少口腔中唾液的产生,这意味着可用于分解食物的酶减少(影响消化)。

(3)减少前列腺素,保护您的胃免受酸侵害,因此当您感到压力时,您的肚子可能会更加敏感。

(4)消化不良或导致腹泻,这可能意味着没有吸收营养。

(5)降低免疫系统功能(70%淋巴结存在于您的肠道中)。

（6）它会导致胃和食管痉挛。

所有这些在短期内都没有问题，但是如果压力持续时间延长并且食物没有被正确消化，它就会对您肠道中的脆弱生态系统造成严重破坏。

然而，另一方面，在放松和平静的状态下进食时，消化会更有效。科学研究表明，营养良好且多样化的微生物群将有助于增加"快乐激素"血清素的产生，血清素被送到大脑以提升我们的精神，让我们平静下来，从根本上帮助我们心情愉悦。

研究表明，压力会对消化道产生负面影响。大脑和肠道相互连接并不断地交流。事实上，根据发表在《神经科学》一书中的研究，肠道中的神经元比整个脊髓中的神经元多。美国北卡罗来纳大学医学中心胃肠病学医学教授兼消化健康中心医学主任肯尼思·科赫博士说，肠道由大脑和脊髓中的中枢神经系统控制，压力会影响消化系统的每个部分。此外，胃肠系统的内壁中有自己的神经元网络，称为肠道或内在神经系统。发表在《科学美国人》杂志上的一篇文章所指出的那样，肠道中的神经系统具有如此大的影响力，以致于一些研究人员将肠道视为第二个大脑。

在更严重的情况下，压力可能会导致胃的血流量和氧气减少，从而导致痉挛、炎症或肠道细菌失衡。它还可以加剧胃肠道疾病，如：

（1）肠易激综合征（IBS）；

（2）炎症性肠病（IBD）；

（3）胃溃疡；

（4）胃食管反流病（GERD）。

二、管理压力的干预措施

因此，重要的是要采取措施在有压力情况下进行控制并找到让自己保持冷静的方法。

管理压力有 6 种方法，包括心理和生理两种方式来管理压力。但同样的减压技巧可能并不适用于所有人。您可以尝试以下六个选项：

（一）定期锻炼

身体活动可以缓解紧张并刺激大脑中称为内啡肽的化学物质的释放，这些化学物质充当天然止痛药。根据美国焦虑和抑郁协会的说法，内啡肽可以改善睡眠，有助于缓解压力。

"这是管理压力和保持健康消化的最佳方法之一，"科赫说。2014 年发表在《认知行为疗法》(*Cognitive Behavioral Therapy*)杂志上的一项对 33 名患有创伤后应激障碍(PTSD)的患者进行了有氧运动与运动时注意力集中之间关系的研究，发现 89％的患者报告了 PTSD 和焦虑敏感性的改善。

（二）考虑心理治疗

认知行为疗法(CBT)是一种已被证明可以帮助您学会用积极的想法代替消极的、扭曲的想法来帮助减轻焦虑和压力的技术。2017 年发表在《咨询与临床心理学杂志》上的一项研究着眼于 CBT 对炎性肠病(IBD)患者生活质量、焦虑和抑郁的有效性。报告生活质量低的 IBD 患者被随机分配到 CBT 干预和标准医疗护理三个半月。与对照组相比，接受 CBT 的 IBD 患者的生活质量更高，抑郁和焦虑水平更低。

（三）选择减压食品

一个发表在 2017 年 5 月《神经科学与生物行为评论》杂志的研究发现，饮食失调和肥胖可与心理压力有关。皮质醇是肾上腺释放的一种激素，也会增加食欲。压力也会影响食物偏好。据哈佛医学院称，研究表明，"身体或情绪上的痛苦会增加高脂肪、高糖食物的摄入量"。

但是，某些食物已被证明可以减轻焦虑。三文鱼含有 ω-3 脂肪酸，它们是天然的情绪助推器；杏仁富含镁，这种矿物质有助于控制皮质醇水平；橙子等柑橘类水果中含有的维生素 C，能降低血压。这些相关研究的科学报告发表在 2017 年 1 月的杂志上。

（四）瑜伽

这种身心练习将身体姿势与呼吸技巧和冥想相结合。根据 2018 年发表在《国际预防医学杂志》上的一项研究，每周参加 3 次长达 1 小时的瑜伽课程，参加 12 节课后的女性显著减轻了压力、焦虑和抑郁。研究还表明，瑜伽可以降低血压和心率。

（五）冥想

有许多冥想技巧可以帮助您将注意力集中在一个对象、活动上，或者帮助您实现平静。2018 年发表在《柳叶刀公共卫生》上的一篇评论研究了基于正念的干预对大学生压力适应能力的影响。每周 8 次学生正念技能（MSS）干预随机向学生进行 75～90 分钟，重点是正念练习和自我反省。在干预结束时，MSS 组的学生报告的压力水平较低。

（六）培养时间管理技能

减轻压力的一个重要部分是自我保健。对于许多人来说，这涉及尽可能有效地管理您的时间。2017 年发表在电子医生杂志上的一项研究使用自我报告的问卷和量表研究了 441 名护理学校学生的时间管理、焦虑和学业动机之间的关系。与更擅长时间管理的人相比，那些在时间管理方面做得不好的学生焦虑程度更高，学习动力也更低。

第五节　肠道是第二大脑

一、肠道的重要性

1. 肠道是第二大脑

肠道某些能力完胜所有其他器官，甚至可与大脑媲美，它有自己独立的神经系统，经常被称为"第二大脑"。

2. 肠道是免疫卫士

肠内免疫细胞占身体免疫系统的绝大部分，当我们意外摄入致病食物或水时，它能够识别并消灭特定的致病微生物。

3. 肠道是激素宝库

肠道有大量内分泌细胞，内含有 20 多种激素，特别是人体 95％的血清素都储存于肠道内。

4. 肠道是信息达人

肠道可以编码大量信息，通过大量神经束和血液循环与大脑联络，这种双向联系对情绪的产生和肠道功能状态有重要作用。肠道除了能调节消化、吸收，其免疫系统占人体免疫系统的 70％，可保护人不受疾病的侵害；它还有独立的神经系统,具有自律调节的功能,有"第二大脑"之称。

二、肠道的神经

人体的自律神经,它由自己作主,大脑无法掌控,包括交感神经和副交感神经;两者同时分布在五脏六腑,互相拮抗以控制协调胃肠的蠕动、腺体的分泌、血管的收缩和舒张、心脏的节律等。

肠道的自律神经主控运化功能,负责体内细胞的三餐。人的情绪好坏会影响肠道的运化;反之,"第二大脑"会透过分泌神经传导物质来影响情绪。肠道健康与情绪变化相互牵连,关键在于自律神经的调控。

肠道有一亿多个神经细胞,会感觉、思考、学习、记忆,并接受各种讯息。例如你生气时引发胃痛,悲伤时出现食欲下降,紧张导致腹泻,忧郁容易便秘,压力紧绷造成肠燥症。

情绪变化如何导致肠道蠕动异常?以最典型的肠躁症来说明,长期工作压力让人情绪容易激动、急躁,造成肠蠕动不正常,有些人肠道蠕动过快,需要时常上厕所;有些人则是肠道蠕动过慢,产生便秘的烦恼。

肠道如何影响情绪?肠道透过分泌神经传导物质影响人的喜怒哀乐,其中具代表性的物质有多巴胺、5-羟色胺。多巴胺有兴奋作用,过低时,人的情绪会低落。5-羟色胺(又名血清素)能产生愉悦情绪,若太低,人变得烦躁易怒。

三、肠道的功能

所以肠道的功能远不止是消化我们吃进去的食物。肠道中的微生物种群对我们的身心健康会产生重要影响。科学家已经在研究是否可以通过改善肠道健康来加强免疫系统,以及帮助治疗精神疾病。

（一）肠道是一个自主的神经系统

几万亿微生物细菌生活在人体肠道中,帮助消化食物。美国营养师及肠道专家梅根·罗西(Dr. Megan Rossi)说:"与身体其他器官不同的是,肠道可以独立运作。它不需要听从大脑指挥,可以自行发号施令。"肠道神经系统是其独立的大脑,它是中枢神经系统的一个分支,专门负责肠胃活动。肠道神经系统通过交感神经和副交感神经系统与中枢神经系统进行交流。

（二）70％的免疫细胞生活在肠道中

肠道里有许多神经元,罗西博士表示,由于大部分免疫细胞生活在肠道中,因此肠道健康对提升人体免疫力,抵御疾病至关重要。最近有研究显示,如果胃肠道有问题可能会增加罹患一些常见病,例如流感等机会。

（三）50％的人体排泄物是细菌

人体排泄物并不只是食物残渣。粪便中的许多细菌实际上是对人体有益的细菌。因此,粪便移植(stool transplant)是治疗一些人肠道疾病的重要手段。

（四）食物种类多样有助改善肠道微生物群健康

吃的食物种类越多样越好。我们的肠道中生活着数万亿的微生物,这些微生物对人体消化某些特定的营养至关重要。由于每个微生物群对不同食物需求不同,因此争取摄入多种食物,可以改善肠道健康。如果总是吃同一种食物就不能保证肠道微生物群落的多样化。

（五）情绪好坏与肠道有关

人的情绪与肠道健康有关联。据估计,人体80％～90％的血清素产生于消化道。血清素就像一个"化学信使",它影响人体的各种功能,包括排便功能。同时,它也与精神疾病有关联。

一些富含有益细菌的食品对肠道有利,它也是一个较新的研究领域。如果人感受精神压力过大就会使血清素水平减少,血清素水平低会影响人的情绪、焦虑程度以及幸福感。

（六）如果你不喜欢某种食物,你的肠道就会有反应

有些人的胃肠很敏感。罗西说,近期的研究显示,如果你吃了自己不喜欢的某种食品,你可能会出现一些症状。比如说,许多人相信麸质或乳糖对他们的健康没好处,即使实际上他们并不对麸质或乳糖过敏或不耐受,他们仍然会出现症状。

（七）改善消化系统健康的窍门

吃多种食物以增加肠道微生物群的多样化。用适合你的技巧减轻精神压力,例如瑜伽、正念、放松以及冥想等。如果你已经有肠道问题,最好不要喝酒或咖啡因饮料以及吃辛辣食物,因为这些都可能使症状更加恶化。尽量保持

良好睡眠。一项研究显示，如果你改变睡眠时间就会干扰你的生物钟。生物钟受到干扰后，也会破坏你肠道微生物群的节奏。

第六节　肠漏：肠道会有"漏洞"吗

一、什么是肠漏综合征？

肠漏是一种小肠内壁受损的情况，正式名称为肠道通透性增加。未消化的食物颗粒、有毒废物和细菌通过肠道"泄漏"并涌入血液。进入血液的外来物质会引起体内自身免疫反应，包括炎症和过敏反应，如偏头痛、肠易激、湿疹、慢性疲劳、食物过敏、类风湿关节炎等。

由于肠道渗漏，肠道中受损的细胞不会产生正常消化所需的酶。因此，身体无法吸收必需的营养素，从而导致激素失衡和免疫系统减弱。

二、是什么导致了肠漏综合征？

关于肠道渗漏的根本原因，研究表明，乳糜泻和 1 型糖尿病等慢性病会破坏肠道微生物群（构成肠道的健康细菌的集合）。长期使用一些消炎药物如布洛芬和阿司匹林也可能影响肠道。当肠道不健康时，肠道内壁会磨损和"破裂"，在细胞水平上形成裂缝或孔洞。

根据加州大学圣地亚哥分校医学院 2020 年的一项研究，肠漏症最常发生在年龄较大、患有慢性病或生活压力大的人身上。同一项研究还发现了可能是肠漏的根本原因的证据——一种称为压力极性信号通路的分子机制，有助于保持肠道内壁正常运作。当这种机制受到压力时，它会在消化道中产生慢性炎症，从而引发更多的肠道损伤和其他问题。而且由于免疫系统处于高度戒备状态，它可能导致全身炎症。这会表现为各种身体症状，从消化问题到皮肤问题。

三、7 个迹象表明你有肠漏

肠漏不是一个诊断，而是一个过程，是许多疾病的潜在病理学的描述。但是,可以注意一些迹象和症状,这可能表明肠道内壁更具渗透性。

（一）消化问题

如果出现胀气、腹泻、腹胀或其他消化问题,这可能是肠道渗漏的迹象。《肠道研究》杂志 2015 年的一项研究发现,肠道屏障损伤与肠易激性疾病(IBD)的进展之间存在直接相关性。

（二）激素失衡

肠道微生物组在调节体内雌激素水平方面起着重要作用。因此,当它不能正常工作时,人体的自然激素平衡可能会被破坏,从而导致子宫内膜异位症和多囊卵巢综合征(PCOS)等疾病。

（三）自身免疫病

当身体的自然免疫反应受到损害,导致它与自身的器官和细胞作斗争时,就会发生自身免疫病。这些疾病是由遗传和生物学因素共同造成的,根据多个最近的研究,肠道屏障功能障碍也可能引发它们发挥作用。

美国营养学专家佩德雷教授说:"您的免疫系统会不断地在肠道的边界巡逻,寻找它无法识别的任何东西,以防止细菌、病毒全面入侵身体。"但是,当一个人有"肠漏"时,免疫系统会发现并攻击所有进入身体的异物。再加上自身免疫病的遗传倾向,免疫系统的这种增加的负担会导致免疫紊乱,从而成为自身免疫病。

（四）慢性疲劳或纤维肌痛

您是否很容易感到极度疲倦,或无明显原因的肌肉疼痛?慢性疲劳综合征和纤维肌痛都与肠道微生物组成的改变有关,这可能是肠道屏障受损的结果。

（五）皮肤问题

是的,令人惊讶的是,肠道也与皮肤的光泽有关。痤疮、酒渣鼻和湿疹都会因消化道炎症而加剧。

（六）食物过敏或敏感

如果在喝完一杯全脂拿铁后感觉特别不舒服,或者总是在食用麸质后身体感觉有异常,那么可能有未确诊的食物过敏或不耐受,这可能会干扰肠道细菌。

（七）关节痛

当肠道发炎时，它会产生一种免疫反应，并延伸到身体的其他部位，包括关节。《欧洲生化学会联合会快报》（*FEBS Letters*）杂志2014年的一项研究发现，类风湿性关节炎（当您的关节持续肿胀和疼痛时）与肠道微生物群的生态失调有关。

四、如何治愈漏肠？

肠漏综合征在现代的许多慢性健康状况，特别是自身免疫病和其他炎症状况（如关节炎、哮喘、孤独症）中的作用明显而日益成为研究的焦点。

肠道通透性增加被认为是肠道内细胞紧密连接没有达到应有的紧密状态的结果。虽然这些间隙可能只是微观的，但理论上不需要的物质会进入血液，触发免疫系统反应，然后导致不适的症状。幸运的是，可以采取一些措施来增强肠道内壁的健康。

（一）多吃蔬菜

如果个人饮食与典型的西方饮食相似，可能缺乏水果和蔬菜的摄入量。然而，植物性碳水化合物似乎对肠道内壁和肠道内的微生物群都有有益的影响。水果和蔬菜含有似乎有助于稳定肠道屏障的益生元。部分原因可能是植物性糖类发酵产生短链脂肪酸（SCFA）的过程。这些SCFA与维持健康的肠道内壁有关。

尝试在每顿饭中加入水果和蔬菜，并将它们作为首选零食。可以在早上把炒过的蔬菜加到鸡蛋里，中午吃一份沙拉，用蔬菜填满餐盘的一半。一定要确保周围有苹果、梨、橙子、浆果和切碎的生蔬菜，作为零食和深夜对零食的渴望的满足。尽可能选择有机或当地种植的产品，尽量减少农药残留。

（二）吃洁净的食物

吃干净的食物意味着吃最少加工的食物。典型的西方饮食含有过量的不健康脂肪、糖和精制碳水化合物，所有这些似乎都会损害肠道内壁。果糖似乎对肠道内壁特别有害，所以要避免加糖果汁和含有高果糖玉米糖浆的加工食品。

尽量避免方便食品、包装食品、垃圾食品和快餐食品。仔细阅读标签。防腐剂、人工调味剂、食用色素和其他食品添加剂对肠道健康的影响尚不完全清楚，但认为这些化学物质会造成损害并不为过。

只要有可能，选择吃牧场饲养的动物食品、有机或当地水果和蔬菜，以及健康的脂肪来源，如鱼、坚果、橄榄、橄榄油和椰子油。

（三）摄取益生菌

益生菌是友好的细菌菌株，被认为有助于优化肠道菌群的健康。许多研究表明，益生菌还可以帮助加强肠道内壁。可以通过使用益生菌补充剂或多吃发酵食品来获得益生菌。

（四）平衡你的压力

有证据表明，过度的社会心理压力会影响肠道菌群的健康，然后理论上会影响肠道内壁的健康。在可能的情况下，尽量避免有压力的事和人。由于这往往说起来容易做起来难，可以通过一些已被证明可以使神经系统平静并增强对生活压力的恢复能力的身心活动来帮助抵消压力对身体的影响。这些方法包括：正念冥想、体育锻炼、放松练习、太极、瑜伽。

（五）服用肠道健康补充剂

初步研究已经确定了一些可能对肠道内壁有特殊益处的维生素和补充剂。请记住，在服用任何非处方产品之前，请务必咨询专业医师。有一些初步研究表明，缺乏维生素 A 和 D 与肠道通透性增加有关。一份已发表的研究报告认为使用谷氨酰胺和姜黄素可改善肠道功能。

（六）不吃小麦

许多研究人员和理论家认为，全谷物会导致体内炎症，即使是没有腹腔疾病的人也是如此。一篇已发表的评论得出结论，有重要的研究支持这一理论，即小麦尤其在增加肠道通透性以及炎症和自身免疫病的发病中发挥作用。这些研究人员还认为其他谷物可能是罪魁祸首，但在得出任何结论之前必须进行更多的研究。

（七）尽量减少饮用酒精

尽管少量的酒精对健康有益，但过量饮酒会损害肠道内壁的健康。许多酒精饮料都含有谷物。不含谷物的酒精饮料包括白兰地、无麸质啤酒、龙舌兰酒和葡萄酒。

第七节　益生菌如何保护健康

益生菌是活的微生物,摄入后可提供健康益处。然而,科学界经常对好处是什么,以及由哪些细菌菌株负责,存在分歧。

益生菌通常是细菌,但某些类型的酵母也可以起到益生菌的作用。肠道中还有其他微生物正在研究中,包括病毒、真菌、古细菌和蠕虫。

可以从补充剂以及通过细菌发酵制备的食物中获取益生菌。益生菌食品包括酸奶、酸菜、豆豉和泡菜。益生菌不应与益生元混淆,益生元是糖类——通常是膳食纤维,有助于喂养肠道中已有的友好细菌。

同时含有益生元和益生菌的产品被称为合生元。合生元产品通常将友好的细菌与一些供细菌食用的食物(益生元)结合在一起,作为一种补充剂。最常见的益生菌是乳杆菌和双歧杆菌。其他常见的种类是酵母菌、链球菌、肠球菌、大肠埃希菌和芽孢杆菌。每个属包括不同的物种,每个物种有许多品系。在标签上,您会看到按特定菌株(包括属)、物种、亚种(如果有)和字母数字菌株代码识别的益生菌。

已发现不同的益生菌可解决不同的健康状况。因此,选择正确的益生菌类型至关重要。

一些补充剂,称为广谱益生菌或多益生菌,在同一产品中结合了不同的物种。

一、微生物对肠道的重要性

肠道中复杂的微生物群落称为肠道菌群、肠道微生物群或肠道微生物组。肠道微生物群包括细菌、病毒、真菌、古细菌和蠕虫,其中绝大多数是细菌。肠道是由300~500种细菌组成的复杂生态系统的家园。

大多数肠道菌群存在于结肠或大肠中,这是消化道的最后一部分。令人惊讶的是,肠道菌群的代谢活动类似于器官的代谢活动。出于这个原因,一些科学家将肠道菌群称为"被遗忘的器官"。

肠道菌群具有许多重要的健康功能。它生产维生素,包括维生素 K 和一些维生素 B。它还可以将纤维转化为短链脂肪,如丁酸盐、丙酸盐和醋酸盐,为肠壁提供营养并执行许多代谢功能。

这些脂肪还会刺激免疫系统并增强肠壁。这有助于防止不需要的物质进入身体并引发免疫反应。肠道菌群对饮食高度敏感,研究表明,不平衡的肠道菌群与多种疾病有关。

这些疾病包括肥胖、2型糖尿病、代谢综合征、心脏疾病、结肠癌、阿尔茨海默病和抑郁症。益生菌和益生元纤维可以帮助纠正这种平衡,确保"被遗忘的器官"发挥最佳功能。

二、对消化系统健康的影响

益生菌对消化系统健康的影响被广泛研究。有证据表明,益生菌补充剂可以帮助治疗抗生素相关性腹泻。当人们服用抗生素时,尤其是长期服用抗生素时,他们经常会出现腹泻,即使是在感染被根除很久之后。这是因为抗生素会杀死肠道中的许多天然细菌,从而改变肠道平衡并使有害细菌茁壮成长。

益生菌还可以帮助对抗肠易激综合征(IBS),这是一种常见的消化系统疾病,还减少胀气、腹胀、便秘、腹泻和其他症状。研究表明,多菌株益生菌补充剂似乎能最大限度地改善IBS,尤其是服用时间超过8周时。

益生菌还可以帮助对抗幽门螺杆菌感染,这是导致溃疡和胃癌的主要驱动因素之一。如果目前有似乎无法解决的消化问题,可能需要考虑益生菌补充剂。但是,请务必先咨询专业医师。

三、对减肥的影响

一些研究表明,肥胖者与体形消瘦者的肠道细菌不同。研究表明,婴儿和成人的肠道微生物与肥胖之间存在联系。它还表明,肠道中的微生物变化是成人肥胖的一个因素。因此,许多科学家认为您的肠道细菌在决定体重方面很重要。

在一项研究中,210名以腹部脂肪过多为特征的向心性肥胖患者每天服用益生菌加氏乳杆菌。参与者在12周内平均减少了大约8.5%的腹部脂肪。当参与者停止服用益生菌时,他们在4周内恢复了腹部脂肪。证据还表明,鼠李糖乳杆菌和乳酸双歧杆菌可以帮助减轻体重并帮助预防肥胖。

四、对神经系统的影响

在过去 10 年中,研究表明肠道和大脑在一个称为肠脑轴的系统中相连。该轴连接身体的中枢神经系统和肠道神经系统,后者控制消化。一些研究表明,肠道中的某些微生物可以通过该轴在健康和疾病方面影响大脑。这些细菌是称为"心理生物"的新兴领域的一部分。

研究表明,精神生物素可以帮助治疗认知和神经系统疾病,例如孤独症、阿尔茨海默病和帕金森病。这些是哪些微生物? 以及它们如何与大脑相互作用? 是当前许多研究的主题。一些研究人员认为,对于某些人来说,补充某些益生菌菌株可能比服用精神药物更可取。

五、其他健康益处

益生菌还有许多其他好处。他们可能对以下情况有所帮助。

1. 炎症

益生菌可减少全身炎症,这是许多疾病的主要驱动因素。

2. 抑郁和焦虑

益生菌菌株瑞士乳杆菌和长双歧杆菌已被证明可以减轻临床抑郁症患者的焦虑和抑郁症状。

3. 血液胆固醇

一些益生菌已被证明可以降低总胆固醇和低密度脂蛋白(坏)胆固醇水平,尽管该研究仍有争议。

4. 血压

益生菌也可能导致血压适度降低。

5. 免疫功能

几种益生菌菌株可以增强免疫功能,可能会降低感染的风险,包括导致普通感冒的感染。

6. 皮肤健康

有证据表明益生菌可用于治疗痤疮、酒渣鼻和湿疹,以及其他皮肤疾病。

7. 抗衰老

尽管研究极其有限,但有证据表明益生菌有可能通过增加细胞自我复制的能力来延长寿命。

这只是益生菌益处的一小部分,因为正在进行的研究表明潜在的健康影响范围很广。

第八节　肠道好,免疫才能好

如果你的肠道健康状况不佳,那么你的免疫系统就不能正常工作,你生病的概率也会大大增加。肠道不健康与免疫功能低下有关。

要知道人体含有的微生物多于人类细胞,身体的微生物和身体细胞的比例是3∶1。这些微生物绝大多数生活在肠道,在肠道它们参与消化和免疫功能。其中有30～40种不同种类的细菌占了肠道微生物的绝大多数。

科学界对这些微生物进行深入的研究,以准确了解它们如何影响健康。研究发现,微生物在人类消化系统中的重要性,它们与营养状况、炎症水平、免疫功能,甚至情绪和能量水平有着错综复杂的联系。

一、5 种肠道不健康问题可以降低免疫力

（一）漏肠会削弱免疫健康

漏肠时肠壁失去完整性,细胞间的紧密连接开始松动并形成间隙,就像一条缝松了的拼贴毯子。肠黏膜在肠道和血液之间有一个非常重要的屏障。健康的肠道会通过完整的肠黏膜有效吸收营养物质。

如果出现肠漏,异物分子会随意越过肠道屏障进入身体。免疫系统会认为这些异物分子不是身体正常的物质,就会发动免疫反应。只要肠道有渗漏,这种反应就不会停止;最终,这种反应会导致炎症和自身免疫病,比如:

（1）湿疹;

（2）过敏;

（3）哮喘;

（4）炎症性肠病。

（二）肠道微生物群是免疫系统的一部分

当肠道微生物保持健康和平衡时，肠道正常的有益细菌占据了肠道的所有的空间，可以提供营养和氧气。根本就没有致病细菌进入的空间。可能致病菌有时会出现在肠道里，但他们在有机会繁殖自己之前就饿死了。因为好细菌也会分泌独特的化学物质来阻止坏细菌的生长，这可以防止受到胃肠道感染。

如果肠道免疫系统过度活跃，会损害正常的身体。因为肠道系统有时候不能完全知道什么时候该做出合适的免疫反应。肠道细菌可以帮助分类不同情况，并给免疫系统正确的指示如何作出反应。如果没有健康的肠道生物群，可能容易患以下与免疫功能障碍有关的疾病：

（1）纤维肌痛；

（2）慢性疲劳综合征；

（3）甲状腺疾病；

（4）类风湿关节炎。

（三）肠道-大脑轴影响免疫健康

肠-脑轴就是肠道会影响大脑的功能。研究人员已经发现，微生物群通过释放神经活性化学物质，不断向大脑发送复杂的信号。这些化学信息对荷尔蒙平衡、应激反应和免疫力有很强的影响。

肠道神经系统也是第二个大脑。研究人员发现，肠道与大脑的联系很紧密，胃肠功能会影响大脑的功能，同时胃肠功能也是人体感觉状态和直觉决策的重要组成部分。

健康的肠道向大脑发送健康信号以提高身体的免疫力。当身体受到感染威胁时，身体会动员更多的免疫细胞，即使在压力下也能保持正常工作。

当肠道健康状况不佳时，就会向大脑发送坏的健康信号，降低身体做出免疫反应的能力，从而降低免疫功能。与肠道细菌失衡和免疫功能障碍相关的神经系统疾病包括：

（1）阿尔茨海默病；

（2）多发性硬化症；

（3）抑郁症；

（4）孤独症。

（四）肠道毒素降低免疫功能

肠道极为重要的功能之一是排毒。食物消化过程中产生的所有废物都需要从身体中排出去，以保持健康。健康的肠道能够以足够快的速度清除废物，以保持血液和器官的健康和生命。

如果肠道健康状况不佳，那么排毒通道就会被堵塞和削弱。这意味着将无法清除消化所产生的毒素，而这些有害物质将在肠道中积累。从而导致炎症，削弱免疫功能。与毒素、炎症和免疫力弱有关的常见情况包括：

（1）银屑病；

（2）癌；

（3）肝病；

（4）肠道憩室病。

（五）营养不良会削弱免疫力

肠道的主要功能是消化。它把吃进去的食物分解成小分子物质，然后把它吸收到肠道从而进入血液中，然后肝脏会过滤和分类这些营养物质，这一过程是复杂的，需要大量不同的酶和辅因子才能有效地完成。

不良的肠道健康意味着减少营养物质的吸收，这可能导致一个或多个营养素的缺乏。因为免疫系统需要大量的营养素才能正常运作，如果缺少这些营养素会影响免疫功能。与免疫功能降低有关的疾病包括：

（1）感冒和流感增加；

（2）呼吸道感染；

（3）皮肤感染；

（4）咳嗽和鼻窦炎。

按照西方传统的自然疗法，消化是健康的源泉。这意味着，如果消化正常，身体将是健康的。消化是强化免疫系统的基础，而免疫系统是健康的中心。如果肠道健康状况不佳，那么免疫系统就不能正常工作，生病的概率也会大大增加。

二、恢复肠道健康的 4R 计划

一个好的自然医学医生或者功能医学医生总是会先治疗肠胃和消化。要恢复肠道健康,可以通过 4R 计划来恢复肠道平衡,这可以解决肠道根本原因,恢复平衡,帮助缓解症状。根据病情的严重程度,完全修复你的肠道可能需要 6 个月的时间。

(一)去除毒素(Remove)

找出并去除可能危害肠道的因素,危害因素如下。

1. 压力

压力会损害消化和吸收,或者是当吃得太快、吃得太多,或者在一天中不同的时间吃的时候。

2. 致敏食品

通过慢性食物过敏检测找出可能引起过敏的食物,包括加工食品、橙子、乳制品、鸡蛋、玉米、含麦胶蛋白的谷物、猪肉、贝类、牛肉、大豆、花生、酒精、咖啡、苏打水、精制糖、巧克力、番茄酱和大多数其他调味品。

3. 病原体

细菌和酵母过度生长,病毒、真菌、寄生虫和其他有毒物质是导致肠道相关症状的常见原因。可以通过功能医学检测,以确定和消除病原体。

(二)补充盐酸与消化酶(Replace)

补充盐酸和消化酶,这可能是肠道所缺乏的。因为消化酶和盐酸可以帮助将食物分解成非常小的分子,然后被肠道吸收。如果缺少盐酸和消化酶,将导致食物分解不彻底,从而引起营养吸收减少以及胃肠胀气。消化酶包括蛋白酶、脂肪酶、淀粉酶和胃蛋白酶。

(三)接种益生菌(Reinoculate)

在 6～12 周的时间里,用好的细菌重新植入肠道,以帮助恢复一个健康的微生物群平衡。肠道菌群是生活在肠道中的微生物,有助于消化和养分吸收。这可以通过各种食品和补充剂来实现。

1. 发酵食品

这些食物包括茶、泡菜等。

2. 低聚糖和低聚果糖(FOS)

在一些水果和蔬菜中发现的糖类种类,包括韭菜、洋葱、芦笋、香蕉、大蒜;也可服用补充剂。

3. 阿拉伯半乳糖

阿拉伯半乳糖是一种可溶纤维,在胡萝卜、萝卜、梨、玉米、小麦和番茄中可以找到少量的纤维,也可服用补充剂。

4. 可溶性纤维

易溶于水的纤维存在于燕麦、豆类、苹果、梨、草莓、坚果、亚麻籽、木耳、黄瓜和芹菜等中。

5. 益生菌

益生菌是活的细菌,帮助消化过程,保持我们的肠道健康和肠道功能强大。益生菌可以服用补充剂,如乳酸菌和嗜酸杆菌。

(四) 修复肠道(Repair)

通过良好的营养来修复你的肠壁——这需要 6 个月的时间。除了无过敏原的健康饮食外,多种食物和补充剂可能有助于减少炎症和支持消化道细胞的生长,例如:

(1) ω - 3 脂肪酸;

(2) 谷氨酰胺;

(3) 锌;

(4) 维生素 B_5;

(5) 维生素 D。

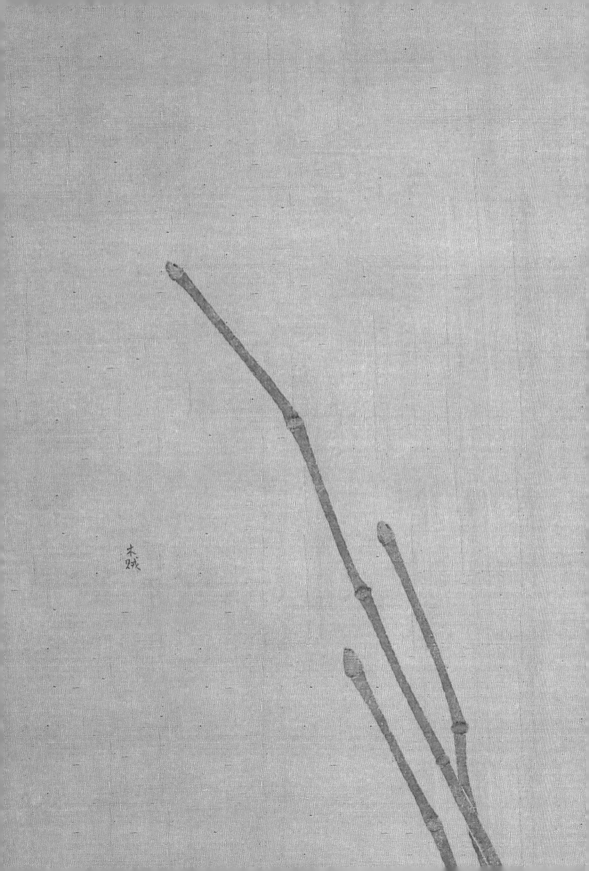

第三章

肝脏细胞衰老

第一节　肝脏是最大的解毒器官

一、肝脏的重要性

（一）肝脏到底有什么作用？

大多数人将肝脏与过滤毒素联系起来，并且知道过量饮酒会导致永久性肝损伤。虽然这些都是真的，但肝脏的作用远不止这些！

肝脏是位于腹部右上方（胃、肾和肠上方）的器官，呈三角形。它由两个主要部分组成，称为左叶和右叶，并连接到门静脉和肝动脉。氧气和营养丰富的血液通过这些血管进入肝脏，从心脏和肠道输送血液，血液中充满了我们通过饮食摄入的所有成分。然后肝脏通过过滤血液可以有以下作用：

（1）获取可用的营养；

（2）过滤掉毒物、毒素、细菌和其他引起疾病的病原体；

（3）代谢药物和酒精；

（4）分解脂肪；

（5）产生蛋白质和胆固醇；

（6）将葡萄糖转化为糖原以平衡血糖；

（7）处理血红蛋白，然后储存产生的铁；

（8）调节血液凝固；

（9）产生胆汁等。

一旦肝脏正确过滤血液并去除或分解有害物质，这些毒素就会从肝脏排出,通过胆汁或血液运输。胆汁带走毒素和其他无法使用或有害的物质,然后将它们带入肠道,最终通过粪便排出体外。血液带走的任何物质然后进入肾脏,再次过滤,并很快通过尿液离开身体。没有肝脏,我们的身体将无法保留足够的营养,并会储存过多的毒素,从而导致许多健康问题。

(二)肝功能差导致疾病

当肝脏功能不正常时,它就无法完成上述所有解毒和生理过程。这不仅意味着它会排出过滤不充分含有毒素的血液和胆汁(影响身体的所有其他器官和系统),而且营养物质和大分子(如脂肪)没有办法分解。

当脂肪没有被彻底分解时,或者当有过多的脂肪流入时,它会开始在肝脏中积聚。如果不加以控制,这会导致非酒精性脂肪肝(NAFLD),这与因饮酒过多造成的损害(酒精性脂肪肝)而导致的肝病不同。当肝脏发展为脂肪肝时,多余的脂肪对肝细胞表现为一种有毒物质。肝细胞会逐渐发炎,并且随着肝脏对抗这种炎症,会形成组织瘢痕,也称为肝硬化。如果不及时治疗,随着时间的推移,这种炎症和肝硬化会导致一种更具侵袭性的肝病,称为非酒精性脂肪性肝炎,最终会导致肝功能衰竭。

虽然 NAFLD 的确切原因尚不清楚,但它通常与肥胖、胰岛素抵抗和高血糖以及血液中的高脂肪含量有关。由于这些问题如此普遍,难怪非酒精性脂肪性肝病是最常见的肝病形式,至少影响了 1/3 的成年人。非酒精性脂肪肝的其他危险因素如下:

(1)糖尿病;

(2)高胆固醇;

(3)代谢综合征;

(4)腹部脂肪过多;

(5)多囊卵巢综合征;

(6)睡眠呼吸暂停;

(7)甲状腺功能减退症;

(8)垂体功能减退症;

(9)老化。

(三)肝脏排毒的重要性

肝功能降低和疾病的症状可能非常广泛。它会导致皮肤和眼睛发黄、腹部或腿部和脚踝肿胀、皮肤发痒、尿色深或大便苍白、慢性疲劳、食欲下降和体重减轻、恶心或呕吐、容易瘀伤,甚至精神错乱或注意力不集中。由于肝功能降低甚至完全肝病的症状通常是轻微或者和其他疾病难以辨别的(如恶心或疲劳),因此可能需要一段时间才能认识到这些问题是由肝脏引起的。

这就是排毒变得如此重要的原因,即使是在相对健康但发现自己有亚健康的人群中也是如此。拥有更多能量、减少毒素堆积、鼓励更规律的排便、减肥、减少腹胀、调节激素和解决皮肤问题是人们寻求排毒的一些常见原因。对于患有肝病的人来说,排毒和减少肝脏脂肪沉积至关重要。NAFLD 患者不仅可以通过关注肝脏健康看到这些好处,而且他们会看到整体健康状况更好并降低患非酒精性脂肪性肝炎的风险。

二、伤害肝脏的危险因素

肝脏是身体中最大的器官,它承担着一些重要的职责:过滤身体的血液、处理营养、帮助抵抗感染、生产凝血所需的蛋白质等。但所有这些工作都意味着肝脏很容易受到多方面的攻击。如果它被损坏,可能会出现纤维化(肝硬化),最终会导致肝功能衰竭或癌症。

(一)酒精是极著名的肝损伤原因之一,但它不是唯一的罪魁祸首

尽管其他因素确实起作用,但酗酒仍然是肝硬化和随后的肝病的主要原因。据美国肝脏基金会称,估计有 10％～15％的酗酒者会出现肝脏纤维化。这意味着适量饮酒(或根本不饮酒)对保持肝脏健康大有帮助。如果你已经有肝脏损伤,戒酒仍然很重要。目前的指导方针建议女性每天饮用不超过一种酒精饮料,男性不超过两种。请注意饮用分量:一杯饮料被认为是 12 盎司①(约 350 毫升)啤酒或 5 盎司(约 150 毫升)葡萄酒。

(二)肥胖

肥胖被认为在非酒精性脂肪肝(NAFLD)中起作用,该病影响美国 1 亿人,"很快将成为美国肝移植的第一大原因",纽约曼哈塞特健康中心的肝脏病学主任,大卫伯恩斯坦博士说,当过多的脂肪储存在肝细胞中时,就会发生这种情况。

---

① 1 盎司约等于 30 毫升或 30 克。

NAFLD 的原因除了肥胖之外，还与代谢综合征、高血压和高甘油三酯水平有关。

当肝细胞脂肪过多时，就会发生肝硬化和肝功能衰竭。尽管 40 多岁和 50 多岁的人患 NAFLD 的风险更高，但研究人员也在肥胖的青少年中发现了这一点。

（三）含糖饮料

含糖汽水是导致体重增加的臭名昭著的原因，因此它们也与肝损伤有关也就不足为奇了。最近发表在《肝脏病学杂志》上的一项研究发现，每天喝一种或多种含糖饮料的人比不喝任何含糖饮料或选择饮食多样化的人患脂肪肝的风险更高。这种风险在已经肥胖或超重的人中最高。早期的一项研究发现，连续 6 个月每天喝两杯含糖饮料的人会出现脂肪肝的迹象。

（四）对乙酰氨基酚

高剂量的对乙酰氨基酚会导致肝功能衰竭甚至死亡。如果立即治疗过量，存活的机会很大——但更好的方法是预防。切勿服用超过推荐剂量的对乙酰氨基酚（或任何药物，就此而言）。

"数十种产品中都含有对乙酰氨基酚"，奥马哈内布拉斯加大学医学中心内科教授丹尼尔·谢弗医学博士说，"这包括许多咳嗽和感冒药"。

（五）其他药物

除了对乙酰氨基酚，其他药物也会伤害肝脏。例如，长期使用合成代谢类固醇（一些运动员用来提高成绩的雄激素）与患肝癌的风险略高有关。非法药物，包括海洛因和可卡因，也会导致肝损伤。

出于多种原因，请避免滥用药物。如果您注意到肝损伤的症状（例如黄疸、尿色深或腹部疼痛），请告诉您的医生并让他知道您可能正在服用的任何药物。

（六）肝炎

慢性乙型和丙型肝炎是全球大多数肝癌病例的罪魁祸首。丙型肝炎是美国更常见的原因，它通过接触受感染的血液传播，这意味着您可以通过共用针头、无保护的性行为和极少数输血感染。用感染的针文身也会让你处于危险之中。慢性丙型肝炎感染现在通常可以通过药物治愈，但获得快速诊断至关重要：这种疾病通常被称为"无声杀手"，因为许多人不知道自己患有肝炎，它会导致肝硬化。如果不治疗，会发展成肝癌、肝功能衰竭和死亡。关键是早期发现和接受治疗。

乙型肝炎也通过受感染的血液传播,在美国成年人中不太常见,因为大多数儿童都会接种疫苗。

（七）遗传病

遗传学也可以在肝脏健康中发挥作用,几种遗传性疾病会导致肝脏疾病。例如,遗传性疾病血色素沉着症会导致体内铁的积聚,从而导致肝硬化和最终的肝功能衰竭。不太常见的是威尔逊病,它会导致体内铜的积聚,不仅会损害肝脏,还会损害大脑和其他器官。

对于血色素沉着症,定期清除血液会降低体内铁含量。对于威尔逊病,某些称为螯合剂的药物可以去除铜。

（八）自身免疫病

某些自身免疫病也会影响肝功能。当身体自身的免疫系统错误地攻击肝脏时,它被称为自身免疫性肝炎。没有人确切知道是什么导致身体自行攻击自己,但遗传因素可能起作用。这种疾病通常影响女性,并且在患有另一种自身免疫病的人群中更为常见。原发性胆汁性肝硬化（PBC）是另一种通常影响女性的自身免疫病。如果不治疗,这两种情况都会导致肝硬化和肝功能衰竭。虽然自身免疫性肝炎或 PBC 无法治愈,但治疗可以让您保持健康。

（九）抽烟

吸烟会增加患肝癌和肝硬化的风险。烟草烟雾中的有毒化学物质会引起炎症并最终导致肝硬化。吸烟还会促进细胞因子的产生,这些化学物质会导致更多的炎症和肝细胞损伤。另一个问题：对于乙型或丙型肝炎患者,吸烟会增加患肝细胞癌的风险。

第二节　毒素如何引起疾病

一、日常生活中的毒素

（一）在罐头食品和塑料制品中,注意：双酚 A（BPA）

有时被称为内分泌干扰物,因为它会干扰健康激素的功能,BPA 可以模拟雌激素的作用,增加患前列腺癌和乳腺癌以及肥胖症的风险。它也可能是心脏病的基础。一项研究将高血 BPA 水平与危险类型斑块的风险增加联系起来,这些斑块可能破裂并导致突然且通常是致命的心脏病发作。当来自多个不同机构的研究人员观察近 1 600 名英国人尿液中的 BPA 水平并跟踪他们 10 年的健康结果时,他们发现患有心脏病的人的尿液中 BPA 水平升高的可能性更大。

解决方案:购买标有不含 BPA 的罐头食品和水瓶。请勿触摸印在热敏纸上的销售收据。

(二)在洗漱用品中,注意:邻苯二甲酸盐

邻苯二甲酸盐是另一种与精子数量减少、先天缺陷、肥胖和糖尿病有关的内分泌干扰物。邻苯二甲酸盐可用于制造玩具和瓶子等物品的柔软、有弹性的塑料,但也可用于许多个人护理产品,包括指甲油、发胶、须后水、肥皂、洗发水和香水。一项研究将某种类型的邻苯二甲酸酯代谢物的高血液水平与动脉硬化、堵塞的风险增加联系起来。最近有研究表明,儿童高血压与邻苯二甲酸盐暴露有关。50 多篇医学论文将邻苯二甲酸盐与心血管问题联系起来。

解决方案:避免使用有香味的乳液和其他个人护理用品。

(三)在不粘锅中,注意:全氟化学品(PFC)

这些化学物质也存在于衣服和家具的防水涂层中,会影响甲状腺功能、精子质量、肾脏健康以及心脏病。在丹麦最近对 500 名儿童进行的一项研究中发现,血液中某些 PFC 水平较高的超重儿童更有可能患上与心脏病和糖尿病相关的风险因素,包括较高水平的胰岛素和甘油三酯。正常体重儿童的研究结果相同。

解决方案:避免使用经过处理的产品。

(四)在服装、家具和地毯中,注意:多溴二苯醚(PBDE)

新家具、地毯和床垫由数十种不同的化学品制成。想想新地毯或新床垫的气味。它来自散发的化学气味。其中一种化学物质是多溴二苯醚,它模仿甲状腺激素,可导致智商降低。

几年前,一个由丹麦和瑞典科学家组成的团队测量了 21 对健康的老年夫妇的某些健康指标,而这些夫妇在家中进行了正常的日常生活。然后又过了两天,研究人员过滤了房屋内的空气,空气过滤器从每个家庭的空气中每立方厘米去除多达 9 000 个颗粒,从而使小血管的功能立即提高了近 8%。这可能足以降低血压、减轻心绞痛或改善血液流动。然后测量了相同的健康指标,发现健康指标明显好转。

解决方案:使用 HEPA 过滤真空吸尘器,并尽可能购买有机棉衣服、家具、床垫和其他产品。

(五)在干洗时,注意:全氯乙烯(Perc)

Perc 非常擅长去除污渍,还可以防止衣服缩水,快速蒸发,并且可以反复使用,因此非常具有成本效益。这就是为什么多达 85% 的干洗店将其用作主要溶剂的原因。但这是有代价的。这种化学物质在室温下是一种液体,但很容易蒸发到空气中,在那里它可以被雨水冲走并进入土壤和地下水中。接触这种化学物质会导致头晕、疲劳、头痛和恶心。它已被证明会导致大鼠和小鼠患癌,并被国际癌症研究机构(IARC)评为"可能对人类致癌"。与心脏病的关系尚不确定,但 Perc 对包括肝脏在内的重要酶系统的毒性作用令人担忧。

解决方案:将干洗后衣物上的塑料取下并晾晒几天,然后再穿戴,并饮用过滤水。

(六)在水果和蔬菜上,注意:农药

超过 400 种化学品经常用于杀死杂草、昆虫和其他害虫。传统农产品的农药含量可能是有机农产品的 90 倍。当瑞典乌普萨拉大学的研究人员从一千多名瑞典老年人身上采集血液样本,分析它们的杀虫剂含量,并将这些水平与现有的心脏病进行比较时,他们得出了相当令人不安的发现。血液中含有更多杀虫剂的人动脉阻塞的风险更高,无论他们的年龄、体重、血压和其他健康习惯如何,都是如此。

解决方案:有机水果和蔬菜是完全避免使用杀虫剂的最佳选择。但是,如果您负担不起有机食品,请购买最不可能含有农药残留的常规种植水果和蔬菜,如卷心菜、哈密瓜和茄子,请彻底清洗您的农产品。这是清除水果上农药的最佳方法。

(七)在所有肉类中,注意:晚期糖基化终产物(AGEs)

所有肉类——无论它们来自哪种动物,都是称为晚期糖基化终产物(AGEs)的物质的天然来源,也称为糖化或糖毒素。AGEs 是一种对人体最危险的化学物质,因为它们确实会使您衰老,导致肌肉僵硬、皱纹、炎症、血管硬化和高血压。我们的身体有天然的防御机制来处理 AGEs,但它们运作缓慢。随着时间的推移,如果过多的 AGEs 进入而没有足够的出去,它们就会积聚,导致过早衰老。您可以使用错误的烹饪方法将 AGEs 的水平增加到非常高的水平。例如,灼热、烘烤和烧烤过程中的干热会加速 AGEs 的形成 10~100 倍。

解决方案:将烤肉、烤肉和烤肉换成煮、炖或蒸。在较低的热量下烹饪较短的时间。如果您烧烤,请在烹饪前和烹饪过程中腌制肉,因为湿肉比干肉产生的 AGEs 少。

(八) 在抗菌肥皂、除臭剂和牙膏中,注意:三氯生

这种抗菌剂是另一种类似于邻苯二甲酸盐的内分泌干扰物。在 2016 年 9 月之前,三氯生在个人护理产品中无处不在,当时美国食品和药物管理局(FDA)进行了风险评估,发现家庭使用抗菌产品与普通肥皂相比没有任何好处,因此在肥皂产品中被禁止使用。因为其风险远远大于好处,因为这项研究表明,即使是适度的三氯生暴露也会显著降低小鼠的肌肉力量和心脏功能,并减慢鱼的游泳速度。

解决方案:如果您遇到任何仍标有"三氯生"标签的产品,请避免使用它们。

二、毒素如何引起疾病

尽管毒素这个词听起来很可怕,但大多数人并没有准确理解毒素如何与人体生理机能相互作用以及这对人类来说已经存在多久了。大约 200 年前,医生们注意到像汞这样的毒素会导致"疯帽子病"。众所周知,含铅水管的毒性是罗马帝国衰落的主要原因。但在过去,这些毒素主要限于职业接触。

只有执行某些特定任务的人——例如,吸入煤尘的煤矿工人,才被认为是伤亡人员。医生并不认为其他人处于危险之中。但随着工业活动和产品的爆炸式增长,情况发生了变化。经过更多研究,科学家和敏锐的临床医生现在更好地了解毒性影响大多数人口。

(一) 常见的环境毒素和接触方式

1. 环境毒素

包括人为和自然产生的毒素。

（1）以下是需要注意的人造毒素：

① 邻苯二甲酸盐；② 双酚 A；③ 农药。

（2）以下是需要注意的天然毒素：

① 汞；② 甲醛；③ 镉；④ 铅；⑤ 氡；⑥ 苯；⑦ 砷。

2. 方式

当一个人遇到毒素时，它们可以通过三种主要方式进入您的身体：包括皮肤接触、吸入和食入。虽然不太常见，但注射是毒素进入身体的另一种方式。

（二）毒素的危害

1. 短期毒素暴露的症状

即使是短时间接触毒素也会产生负面影响。事实上，过度疲劳、腹痛、腹泻等都属于接触毒素的症状。其他短期影响可能包括：

（1）喉咙或鼻子刺激；

（2）皮肤过敏；

（3）知觉减退；

（4）眼睛损伤；

（5）恶心和呕吐；

（6）咳嗽或打喷嚏；

（7）头痛。

短期影响往往会立即发生。在某些情况下，避免导致这些影响的毒素将解决这些问题。但是，即使消除了暴露，也可能会遭受永久性损坏。

2. 长期毒素暴露的危害

长期影响可以随着时间的推移逐渐发展。例如，轻微接触某些化学物质可能会在它开始表现为身体症状之前造成损害。随着暴露的继续，它造成的损害可能导致慢性疾病和永久性的身体影响。

毒素往往会通过扰乱内分泌系统或致癌来影响身体。那些扰乱内分泌系统的物质会干扰其产生激素和参与细胞信号传导的能力。这会对生殖、免疫和神经系统产生负面影响。它也可能改变行为和个性。在儿童中，它可能会导致他们的发育出现问题。可能的影响包括：

（1）肥胖；

（2）攻击性行为；

（3）激素依赖性癌症，例如在乳腺癌或前列腺中发展的癌症；

（4）不孕症；

（5）青春期早熟；

（6）低睾酮和精子减少；

（7）帕金森病、震颤和其他神经系统疾病；

（8）增加患糖尿病的风险；

（9）甲状腺功能障碍；

（10）空气污染导致肺癌。

毒素通常被归类为致癌物。这意味着当长时间接触它们时，它们有致癌能力。在许多情况下，癌症在初次接触后很长一段时间内都会生长。间皮瘤就是一个很好的例子，石棉暴露被认为是该病的主要原因。许多患上这种癌症的患者在接受诊断时已经有几十年没有接触过这种致癌物了。

（三）毒素如何损害我们的身体

基本上，毒素有八种方式损害我们的身体。

1. 毒素破坏酶，因此它们不能正常工作

每一种生理功能都依赖于酶来制造分子、产生能量和创造细胞结构。毒素会破坏酶，从而破坏无数身体机能，例如，抑制血液中血红蛋白的产生，或降低身体防止自由基损伤加速衰老的能力。

2. 毒素取代矿物质，导致骨骼变弱

人们需要保持足够的骨量才能健康。当毒素取代骨骼中存在的钙时，会产生双重影响：骨骼结构变弱和骨质流失释放的毒素增加，会随着血液遍布身体。

3. 毒素会损害器官

毒素几乎会损害所有的器官和系统。如果消化道、肝脏和肾脏毒性太大而无法有效排毒，就会让毒素积聚在这些器官，从而损害器官功能。

4. 毒素会破坏DNA，从而增加衰老和退化的速度

许多常用的杀虫剂、邻苯二甲酸盐、未正确解毒的雌激素以及含有苯的产品都会损伤DNA。

5. 毒素改变基因表达

我们的基因会关闭和打开以适应我们身体和外部环境的变化。但是许多毒素会异常的激活或抑制我们的基因。

6. 毒素会破坏细胞膜，使细胞的信号传导出现障碍

体内"信号"的接收系统在细胞膜中。这些膜的损伤使它们无法获得重要信息，例如，胰岛素不会向细胞发出信号以吸收更多糖分，或者肌肉细胞对镁发出的放松信息没有反应。

7. 毒素会干扰激素并导致失衡

毒素诱导、抑制、模拟和阻断激素。举一个例子：砷会破坏细胞上的甲状腺激素受体，因此细胞不会从甲状腺激素那里得到信息，而甲状腺激素会导致它们加速新陈代谢。结果是莫名的疲劳。

8. 毒素实际上会削弱您的排毒能力——这是最严重的问题

当毒性很大并且迫切需要排毒时，这比没有毒时更难做到。换句话说，就在最需要排毒系统（以解决健康问题）时，辛勤工作的排毒系统很可能无法正常运行。为什么？因为已经承受的沉重毒素负荷已经压倒了排毒能力。

第三节　药物和情绪会损伤肝脏

一、药物会损伤肝脏

肝损伤极为常见。血液检查中转氨酶升高意味着肝细胞已受损。大量处方药都会伤害肝脏。如果这种情况持续多年，肝脏可能无法自我修复。

如果药物伤害肝脏并破坏其正常功能，可能会出现某些体征和症状。药物性肝病的异常与病毒或自身免疫病引起的肝病相似。例如，药物性肝炎（肝细胞发炎）类似于病毒性肝炎。它们都会导致肝脏天冬氨酸氨基转移酶（AST）和丙氨酸氨基转移酶（ALT）的血液水平升高，它们还会引起食欲不振、疲劳和恶心等症状。药物性胆汁淤积（胆管损伤导致胆汁流动受阻）与自身免疫性肝病（原发性胆汁性肝硬化）的胆汁淤积症的表现方式相同，并导致血液

中胆红素水平升高(导致黄疸)。

(一)如果已经患有脂肪肝或肝炎等肝脏疾病,请特别注意您服用的药物

以下药物会对肝脏造成伤害:

(1)抗生素;

(2)抗惊厥药,例如用于治疗癫痫的药物;

(3)胺碘酮;

(4)甲氨蝶呤;

(5)口服抗真菌药;

(6)他汀类降胆固醇药物;

(7)对乙酰氨基酚(泰诺);

(8)锂;

(9)异维A酸用于治疗严重的痤疮。

(二)服用两种或两种以上这些药物的人会大大增加肝损伤的风险

1. 对乙酰氨基酚(泰诺)

对乙酰氨基酚作为退热药和止痛药效果很好,但它是与药物相关的肝功能衰竭非常常见的原因之一。在归因于药物的肝衰竭病例中,超过 1/3 是由对乙酰氨基酚引起的。

为防止肝损伤,请务必将对乙酰氨基酚的使用量限制在每天 2 克以下,并记得阅读复方药物产品的成分。许多非处方产品都含有对乙酰氨基酚,尤其是感冒和流感产品。

2. 阿莫西林/克拉维酸

阿莫西林/克拉维酸是一种抗生素,常用于治疗鼻窦、喉咙和肺气道感染(支气管炎)。这种抗生素引起的肝损伤可能在您开始服用后不久发生,并且可能会持续很长时间。即使在患者停药后,也经常会发现肝损伤的迹象。

3. 双氯芬酸

任何非甾体抗炎药(NSAID)都可能导致肝损伤,尽管这种情况非常罕见。这类药物包括流行的药物,如布洛芬和萘普生。但说到肝损伤,双氯芬酸是风险最高的 NSAID。双氯芬酸引起的肝损伤可能在您开始服用后数周到数月内发生。

4. 胺碘酮

胺碘酮是一种用于治疗心房颤动的药物,心房颤动是一种可导致血栓、卒中和心力衰竭的心律不齐的病症。服用胺碘酮数周至数月后,患者可能会出现肝细胞损伤的迹象。

5. 别嘌呤醇

别嘌呤醇通常用于预防痛风发作,可在治疗开始后数天至数周内引起肝损伤。如果给您开了这种药,医生可能还会建议您定期进行实验室检查,以监测肝脏的健康状况。

6. 抗癫痫药物

抗癫痫药物通常是一个问题,因为几种抗癫痫药物会导致肝损伤。苯妥英在开始服用后不久会导致肝损伤,这就是为什么需要定期进行实验室检查以监测肝功能。卡马西平和拉莫三嗪也可能导致肝损伤,这可能会在服用数周到数月后出现。

7. 异烟肼(INH)

如果肺结核(TB)皮试呈阳性,可能会进行3~6个月的异烟肼治疗。INH是众所周知的急性肝损伤原因,它会在开始治疗后数周至数月发生。由于酒精也会导致肝损伤,因此在服用INH时不应饮酒。

8. 硫唑嘌呤

硫唑嘌呤是一种控制免疫系统的药物,用于治疗自身免疫病,如克罗恩病和自身免疫性肝炎。服用硫唑嘌呤数周至数月后,可能会对肝脏造成损害。

9. 甲氨蝶呤

甲氨蝶呤,用于许多疾病,包括某些癌症、类风湿关节炎和异位妊娠,需要定期进行实验室检查以监测肝脏。肝毒性是这种药物相对常见的不良反应。

10. 利培酮(Risperdal)和喹硫平(Seroquel)

利培酮和喹硫平既用作抗精神病药又用作抗抑郁药,并且有可能导致肝损伤。胆汁是一种由肝脏制造的帮助身体消化食物的液体,通常会输送到胆囊进行储存。但是这些药物会阻止胆汁离开肝脏,导致一种称为药物性胆汁淤积的疾病。

二、负面情绪如何影响肝脏健康？

2017年澳大利亚心理健康基金会提出，情绪是我们的想法（心理）和我们的感受（生物）的结合。每当我们经历愉快或不愉快的情绪时，我们的大脑都会通过释放不同的化学物质和激素来做出反应。例如，多巴胺是一种当我们感到快乐或受到奖励时会释放的化学物质，它会激发动力并提高认知能力。

另一方面，当我们经历挫折和冲突时，负面情绪就会出现。压力激素（如儿茶酚胺）会被释放，导致心跳加快、血压升高；长期接触通常与心血管疾病有关。

（一）抑郁和焦虑影响免疫系统

此外，一项综述研究还发现，负面情绪（如抑郁、焦虑）会导致许多负面的健康结果。这些情绪通过改变中枢神经系统、免疫系统、内分泌系统和心血管系统的功能来影响健康，这些系统涉及所有重要器官，包括肝脏。

（二）负面情绪影响肝脏健康

肝脏对我们的健康起着决定性的作用，然而，由于肝脏没有痛觉神经，它被称为"沉默器官"，直到肝脏严重退化才会引起明显的症状。因此，我们必须提防所有可能的有害因素。除了环境和饮食因素，负面情绪也会伤害你的肝脏。

中医认为，我们的脏腑大都与情志有关，愤怒会影响肝脏，导致肝气郁结，这种能量失衡导致肝脏受损。

大多数人倾向于情绪化的暴饮暴食，或通过饮酒来安抚烦恼的心灵。所有这些不健康的做法都会对肝脏造成伤害。

近年来，压力已被确定为几种重要肝脏疾病（例如：病毒性肝炎、肝硬化、肝细胞癌）的进展和结果的重要原因。压力引起的失调也会增加肝脏炎症，最终导致非酒精性脂肪肝（NAFLD）。

更痛苦和焦虑的人在免疫反应方面更慢。因此，他们患更严重疾病的风险可能更大，例如病毒性肝炎。

（三）对抗消极情绪的方法

面对负面情绪时，不要压抑！在生活中体验负面情绪是不可避免的。接受这样的情况,想办法释放不愉快的情绪。这里有一些方法可以让你克服阴郁的日子。

1. 运动

这可以诱导释放一种叫做内啡肽的化学物质,有助于改善你的情绪。

2. 与亲密的朋友或家人交谈

向您信任的人说出您的想法和感受有助于缓解负面情绪。

3. 写作、绘画

如果你不想谈论它,你可以选择通过文字或绘画来表达你的感受。

4. 冥想、瑜伽

通过这种放松心灵的活动释放不舒服的感觉。

5. 其他

践行健康的生活方式并服用补充剂或者肝胆排毒以减少这些不愉快的感觉对您的身体,尤其是肝脏的伤害。

第四节 肝脏转氨酶为什么升高

一、转氨酶反应肝功能的好坏

如果血液检查显示转氨酶水平高,可能有健康问题。转氨酶升高也可能是暂时的。

(一)肝脏转氨酶升高意味着什么?

如果您血液中的转氨酶水平高,则说明您的肝脏有损伤。高转氨酶水平可能是暂时的,也可能是肝炎或肝脏疾病等疾病的征兆。某些药物也会导致转氨酶升高。

(二)什么是肝脏转氨酶?

转氨酶是可以加速体内化学反应的蛋白质。这些化学反应包括产生胆汁和帮助血液凝结的物质、分解食物和毒素以及对抗感染。常见的转氨酶包括:

(1)碱性磷酸酶(ALP);

(2) 谷丙转氨酶(ALT);

(3) 谷草转氨酶(AST);

(4) γ-谷氨酰转移酶(GGT)。

如果肝脏受伤,肝脏细胞会将酶释放到血液中(最常见的是 ALT 或 AST)。

(三) 转氨酶升高的原因是什么?

肝病、医疗条件、药物和感染会导致转氨酶升高。

1. 转氨酶升高的常见原因

(1) 某些药物,如降胆固醇药物(他汀类药物)和对乙酰氨基酚。

(2) 酒精性和非酒精性脂肪肝。

(3) 血色病。

(4) 甲型肝炎、乙型肝炎、丙型肝炎、酒精性肝炎和自身免疫性肝炎。

(5) 草药补充剂和维生素补充剂,像小榭树、紫草茶、铁和维生素 A。

2. 转氨酶升高的其他原因

(1) α-1 抗胰蛋白酶缺乏症。

(2) 癌症。

(3) 乳糜泻。

(4) 肝硬化。

(5) 溶血。

(6) 代谢综合征。

(7) 肌肉疾病,如多发性肌炎。

(8) 甲状腺疾病。

(9) 威尔逊病。

(10) 原发性硬化性胆管炎。

(11) 原发性胆汁性肝硬化。

(四) 转氨酶升高的危险因素是什么?

使您面临转氨酶升高风险的因素包括:

(1) 酗酒;

(2) 某些药物、草药补充剂;

(3) 糖尿病;

（4）肝病家族史；

（5）肝炎。

（五）转氨酶升高有什么症状？

大多数转氨酶升高的人没有症状。如果肝损伤是转氨酶升高的原因，您可能会出现以下症状。

（1）腹（胃）痛；

（2）深色尿液（小便）；

（3）疲劳（感觉疲倦）；

（4）瘙痒；

（5）黄疸（皮肤或眼睛发黄）；

（6）浅色大便；

（7）食欲不振；

（8）恶心和呕吐。

（六）可以预防转氨酶升高吗？

一些引起转氨酶升高的疾病是无法预防的。但是可以采取一些措施来保持肝脏健康，如下。

（1）避免饮酒或适度饮酒；

（2）不要共用针头或被血液污染的物品；

（3）健康的饮食；

（4）注射甲肝和乙肝疫苗；

（5）如果你有糖尿病，要管理血糖；

（6）告诉医生您服用的任何药物，包括草药和补充剂；

（7）注意你的体重；

（8）经常锻炼。

（七）自由基对肝脏的损害

氧化应激越来越多地参与许多疾病的发病机制，也许最显著的是肝脏疾病。由于其生理作用和解剖位置，肝脏特别容易受到氧化应激的影响，这使其容易受到毒性、感染性和缺血性损伤的影响。

氧化应激是与急性和慢性肝病相关的病理学中的一个重要过程，并且已被证明在肝病后遗症如纤维化和肝性脑病中起直接作用。活性氧（ROS）引起氧化应激，对肝脏细胞有破坏作用。ROS 在有氧代谢过程中产生，并响应某些病理过程，如炎症和胆汁淤积。虽然它们可以在正常的生理机能中发挥作用，ROS 也能够引起广泛的病理改变。

肝脏疾病中的氧化应激被认为是由 ROS 产生增加和抗氧化剂减少引起的。因此，恢复肝脏中抗氧化剂的水平有助于肝脏康复。

（八）用抗氧化剂保护肝脏

抗氧化剂可分为酶促或非酶促，后者是肝病补充的重点。非常重要的非酶抗氧化剂之一是谷胱甘肽，它在肝脏中的浓度最高。谷胱甘肽是在细胞中由 S-腺苷甲硫氨酸（SAMe）合成的，事实上，谷胱甘肽的口服生物利用度非常低，所以我们目前的理解是它不适合口服补充。

其他非酶抗氧化剂包括维生素 C（抗坏血酸）、E（生育酚）和类胡萝卜素（如 β-胡萝卜素），与谷胱甘肽相反，这些抗氧化剂不能由身体合成，这意味着它们必须通过饮食补充。谷胱甘肽合成减少会导致肝病患者谷胱甘肽的消耗，这是由于产生 S-腺苷甲硫氨酸（SAMe：谷胱甘肽的前体）的 SAMe 合成酶的活性降低所致。同时 ATP 是合成 SAMe 所必需的。

（九）抗氧化补充剂

以下代表肝病患者最常用的活性成分。特定配方可能在活性成分的数量、配方和生物利用度方面有所不同，因此应根据个人情况对其进行评估，以确保有足够的剂量在生物学上可用。

1. SAMe

研究表明，SAMe 能够改善肝脏和红细胞氧化还原状态（ROS 和抗氧化剂之间的平衡），并且可以作为一种不依赖胆汁酸的利胆剂。SAMe 补充剂可能会发挥其他尚未确定的有益作用，因为 SAMe 在有助于肝脏健康的几个关键生化途径中的重要性以及 SAMe 具有抗炎特性的证据。SAMe 是一种不稳定的分子，很容易被氧化成无活性的异构体。因此，防止 SAMe 受潮至关重要和氧气通过肠溶衣或微囊化并空腹给药。

2. 水飞蓟宾

水飞蓟宾是水飞蓟素的主要活性黄酮类化合物，水飞蓟素是水飞蓟种子（*Silybum marianum*）的提取物。通过与磷脂酰胆碱复合，水飞蓟宾的口服生物利用度显著增加（约 10 倍），磷脂酰胆碱也是一种抗纤维化剂。水飞蓟宾已被证明对细胞膜损伤具有保护作用，并与 SAMe 协同作用以增加肝脏中的谷胱甘肽水平。它还被证明具有抗炎和利胆特性。研究表明，口服水飞蓟素补充剂可减弱中毒性肝损伤中肝损伤的丙氨酸氨基转移酶（ALT）和天冬氨酸氨基转移酶（AST）指标的增加。

3. 维生素 E

维生素 E 是一种脂溶性维生素，可以对肝病患者发挥多种有益作用，包括抗氧化、抗炎和抗纤维化作用。维生素 E 最具生物活性的形式是 α-生育酚。肝病患者对维生素 E 的吸收可能会减少，因为它是一种脂溶性维生素，脂肪吸收不良是胆汁淤积的常见特征。应注意坚持推荐的维生素 E 剂量，因为过量补充会导致功能性维生素 K 缺乏，而维生素 E 在过量时会起到促氧化的作用。

4. N-乙酰半胱氨酸

与 SAMe 一样，N-乙酰半胱氨酸是一种谷胱甘肽前体。N-乙酰半胱氨酸的口服生物利用度较差，因此在出现急性肝毒性的情况下最常通过肠胃外给药。

二、肝脏影响你的激素

（一）肝脏有什么作用？

肝脏是人体第二大器官，皮肤是最大的器官。你知道你的肝脏比你的大脑还大吗？

肝脏在体内扮演着许多重要的角色，它负责：

（1）过滤来自消化道的血液，然后再将其传递到身体的其他部位；

（2）一旦被身体使用，就会分解激素；

（3）代谢药物；

（4）生产对凝血和其他功能很重要的蛋白质；

（5）加工食品营养。

（二）肝脏与激素失衡有什么关系？

肝脏的作用之一是帮助调节性激素、甲状腺激素、可的松和其他肾上腺激素的平衡。肝脏会转化或清除体内多余的激素。

与所有器官一样，肝脏健康会受到一系列因素的影响。饮酒过多、某些药物或疾病、感染、肝脏脂肪堆积和遗传因素都会导致肝脏问题。

如果肝脏功能不佳，或者有肝脏疾病，那么肝脏可能无法以正常速度正确清除雌激素。这意味着雌激素代谢不良，会在体内重新吸收，导致激素失衡，引起妇科相关疾病，如：痛经、乳腺增生、子宫肌瘤。

（三）激素失调的症状

当血液中的激素过多或过少时，可能会发生激素失衡。激素失调会影响患有肝脏疾病的人，其症状可能包括性欲减退、疲劳和情绪症状。

激素失衡可能与以下症状有关：

（1）体重：不明原因的体重增加或减轻；

（2）情绪：烦躁、焦虑、睡眠困难、疲劳；

（3）身体：无法解释的或过度出汗，对冷热敏感度的变化；

（4）皮肤：皮肤干燥或皮疹；

（5）心脏：血压或心率的变化；

（6）骨骼：骨质疏松；

（7）消化：腹胀，血糖变化；

（8）性欲：减少性欲。

（四）促进肝脏健康以获得最佳激素健康

激素失衡可以通过药物和生活方式的改变来解决。治疗肝功能不良的任何根本原因也很重要。一般来说，为了促进良好的肝脏健康，必须：

（1）保持健康的体重；

（2）吃均衡的饮食，包括大量的纤维；

（3）经常锻炼；

（4）避免非法药物；

（5）酒精限量，因为酒精会损害肝功能；

（6）定期肝胆排毒。

第五节 如何预防胆囊疾病

一、为什么吃油腻食物会不舒服?

吃油腻食物后的腹痛可能会令人不舒服。不同类型的食物会引起不同的消化系统反应。由于各种原因,高脂肪食物可能会引发轻度至重度腹痛。也会引起一些相对常见的疾病,如胃食管反流和肠易激综合征。更严重的疾病,如胆囊、胰腺或炎症性肠病,也会在食用高脂肪食物后引起不适。吃油腻食物不舒服的原因如下。

(一)胆囊疾病

胆囊疾病会在吃油腻食物后引起腹痛。胆囊储存胆汁有助于消化脂肪食物。当食物从胃进入肠道时,胆囊收缩并将胆汁挤入肠道。胆结石会阻塞胆道,可引发胆囊炎发作,医学上称为胆绞痛。当胆囊反复收缩以缓解阻塞时,会发生剧烈的右上腹疼痛,可能会放射到肩部。胆绞痛有时会在高脂肪餐后发生,这可能是由于脂肪对胆囊收缩的强烈刺激作用。

随着时间的推移恶化或持续时间超过 6 小时的胆绞痛通常表明进展为急性胆囊炎或胆囊炎症,需要紧急治疗。其他常见症状包括恶心、呕吐、发热和发冷。胆囊疾病的危险因素包括女性、体重快速下降、肥胖、年龄超过 40 岁和有胆囊疾病家族史。

(二)肠易激综合征

肠易激综合征(IBS)是一种常见的功能性胃肠道疾病,其中肠道没有可检测到的疾病迹象,但有时功能异常,导致排便习惯改变。IBS 是根据症状来诊断的,这些症状可能包括腹痛、腹胀、恶心和胀气。虽然研究未能最终确定 IBS 的具体食物触发因素,但患有这种疾病的人通常报告说某些食物会引起症状。触发食物因人而异。高脂肪和油炸食品会引发某些人的 IBS 症状。其他报告的触发食物包括乳制品、酒精、巧克力和含咖啡因或碳酸饮料。

IBS 女性比男性更常见。其他风险因素包括高度的心理压力和吸烟。IBS 的治疗侧重于减轻症状,主要涉及个体化饮食和生活方式的改变。

（三）胃轻瘫和反流

胃轻瘫是指由于胃收缩减少或消失导致食物从胃排空到小肠的延迟。常见症状包括感觉饱胀、恶心、胃灼热以及上腹部腹胀和疼痛。油腻食物会引发或加重胃轻瘫症状，因为高脂肪食物会在胃中停留更长时间并进一步延迟胃排空。患有糖尿病相关神经损伤的人以及接受腹部或胸部放射治疗的人可能会出现胃轻瘫。药物，如三环类抗抑郁药和麻醉止痛药，也会引起这种情况。

油腻的食物也可能有助于放松将胃与食管隔开的肌肉带。这会导致胃内容物反流到食管，上腹部出现胃灼热、疼痛。虽然偶尔胃灼热很常见，但频繁或有问题的胃灼热可能表明需要治疗的胃食管反流病（GERD）。

（四）炎症性肠病

炎症性肠病（IBD）包括克罗恩病和溃疡性结肠炎，其特征是消化道（尤其是肠道）慢性或复发性炎症。对于 IBD，免疫系统会对细菌、食物和其他肠道内容物产生异常反应，从而导致炎症。医学研究人员认为，饮食可能会影响 IBD 发作，这可能是通过影响肠道中的细菌来实现的。油腻食物会导致某些 IBD 患者出现腹泻、胀气和腹痛。下腹痛是 IBD 的主要症状，可能伴有体重减轻、血性腹泻和呕吐。

（五）脂肪吸收不良

消化系统将膳食脂肪分解成更小的分子，这些分子可以被吸收到血液中。各种条件会干扰这一过程，导致脂肪吸收不良。当患有这种疾病的人吃高脂肪食物时，肠道中未消化的脂肪经常会导致腹部绞痛、腹胀、气体过多、油腻大便或腹泻。

一些内科疾病会导致脂肪吸收不良。例如，胰腺炎症或胰腺炎会由于脂肪消化酶的产生减少而导致脂肪吸收不良。减少胆汁产生或释放的肝脏和胆囊疾病也会干扰脂肪消化。其他可导致脂肪吸收不良的疾病包括：炎症性肠病、乳糜泻、短肠综合征、胰腺癌、囊性纤维化。

（六）吃了很多油腻的食物后怎么办？

无论您多么注重健康，偶尔也会有对糖果、炸薯条、汉堡和比萨饼等食物的渴望和暴饮暴食。这些食物富含反式脂肪和饱和脂肪，会导致体重增加、胆固醇水平和血压升高，并增加患 2 型糖尿病和心脏病的风险。因此，重要的是不要过度沉迷于垃圾食品或油炸食品。

如果您食用了大量油腻的食物，您可以遵循某些指导方针，以在一定程度上减少有害影响。

1. 喝温水

食用油腻食物后喝温水有助于舒缓和激活您的消化系统。水是营养物质和废物的载体。喝热水有助于将营养物质分解成可消化的形式。如果没有喝足够的水，小肠会从食物中吸收水分来消化，导致脱水和便秘。

2. 喝一杯排毒饮料

排毒饮料有助于排出在食用油腻食物后积累在系统中的毒素。一项针对韩国女性的研究表明，饮用柠檬汁或遵循柠檬排毒饮食可减少体内脂肪并改善胰岛素抵抗。您可以尝试这些 DIY 排毒饮料食谱，以帮助您在食用油性食物后感觉更好。

3. 散步

饱餐一顿后步行 30 分钟有助于改善消化。它促进更好的胃蠕动，帮助消化，还可以帮助您减肥。因此，吃完油腻食物后，慢走 30 分钟，让身体放松。

4. 服用消化酶

高品质的消化酶，尤其是包含有胆汁和胰酶的消化酶，可以有效地帮助消化油腻食物

5. 服用益生菌

定期摄入益生菌有助于平衡消化系统健康并改善肠道菌群和免疫力。

6. 多吃水果和蔬菜

食用水果和蔬菜有助于为您的身体提供足够的维生素、矿物质和纤维。食用不含纤维和必需微量营养素且饱和脂肪和反式脂肪含量高的油腻食物可能会导致便秘。吃一碗带有坚果和种子的水果，作为早上的清爽小吃。以一碗沙拉和新鲜蔬菜开始您的用餐，以继续为您的身体提供必需的营养。

二、如何预防胆囊疾病

（一）食物如何影响胆囊

胆囊是位于肝脏下方的一个小器官。它储存肝脏产生的胆汁，并将胆汁

释放到小肠中以帮助消化食物。某些食物可以保护和促进健康的胆囊,而其他食物会增加出现炎症或胆结石等问题的可能性。如果胆囊没有保持良好的健康,则可能需要将其切除。所以吃对胆囊有益的饮食是必不可少的。

(二)胆囊问题的症状

(1)腹部右上腹痛(可放射至中背部右肩)。

(2)腹部饱胀感。

(3)恶心。

(4)呕吐。

(5)发冷、出汗。

(6)皮肤或眼睛发黄(黄疸)。

研究表明,麸质和牛奶蛋白都会对肠道造成损害,从而导致胆囊淤积。这两种食物都含有能够刺激肠道免疫细胞的蛋白质,这些免疫细胞可以通过破坏肠道内壁来干扰胆囊收缩素(CCK)信号传导。如果肠道受损,CCK 分泌中断,胆囊永远不会完全收缩以排出所有胆汁。

肠道平静的受试者与因食用麸质而受损的受试者之间的差异可能很大。在一项研究中,因摄入麸质而导致肠道损伤(绒毛萎缩)的受试者排空胆囊的时间比正常受试者长 7 倍(154 分钟对 20 分钟)。无麸质饮食使胆囊排空时间正常化。

其他研究表明,当上消化道被麸质或牛奶蛋白损坏时,胰酶会减少。当这些食物从饮食中去除并且肠道愈合时,胰酶功能就会恢复正常。

(三)对胆囊有益的食物

为了健康的胆囊,请在饮食中加入以下食物:

(1)柿子椒;

(2)柑橘类水果;

(3)深色绿叶蔬菜;

(4)番茄;

(5)沙丁鱼;

(6)鱼和贝类;

(7)豆子;

（8）坚果；

（9）扁豆；

（10）豆腐；

（11）豆豉。

吃富含水果和蔬菜的健康均衡饮食是改善和保护胆囊健康的最佳方法。水果和蔬菜富含营养和纤维，后者对健康的胆囊至关重要。

一些食物富含维生素 C、钙或维生素 B，它们对胆囊也有好处。研究认为，多吃植物性蛋白质也有助于预防胆囊疾病。豆类、坚果、扁豆、豆腐和豆豉（只要您对大豆不过敏）等食物是红肉的绝佳替代品。

（四）对胆囊有害的食物

为了健康的胆囊饮食，避免食用以下食物：

（1）精制米面食物（面包、意大利面等）；

（2）高脂肪食物；

（3）加工食品。

应该避免某些食物来帮助保护胆囊，最大的问题食物是高脂肪和加工食品。油腻或用植物油和花生油等油煎炸的食物更难分解，并可能导致胆囊问题。含有反式脂肪的食物，如加工或商业烘焙产品中的食物，也可能对胆囊健康有害。避免精制白色食物，如白色意大利面、面包和糖，可以保护你的胆囊。你还应该避免酒精和烟草。

（五）胆囊手术后饮食

如果需要切除胆囊，手术后数周内可能会出现腹泻和稀便。这是由于胆汁更持续地释放到肠道中。为了减少这些不良反应，胆囊手术后避免食用以下这些食物：

（1）含有超过 3 克脂肪的食物；

（2）油腻、油炸或加工食品；

（3）奶油酱或肉汁；

（4）全脂乳制品。

相反，吃低脂肪的高纤维食物。根据美国梅奥诊所的说法，您应该吃每份食物中脂肪含量低于 3 克的食物。慢慢增加纤维摄入，从可溶性纤维开始，比如燕麦。也可以更频繁地少食多餐。

（六）胆囊炎和胆囊结石的症状

1. 两种主要类型的胆囊问题

胆囊炎（胆囊发炎）和胆汁淤积（胆结石）。有些胆结石患者没有任何症状。胆囊问题的症状可能包括：

（1）右上腹部疼痛，尤其是饭后和吃油腻食物；

（2）食欲不振；

（3）恶心；

（4）呕吐；

（5）黄疸，如果胆囊管被阻塞；

（6）低热；

（7）茶色尿；

（8）浅色大便。

胆结石可能会很痛。如果足够大，它们还可以阻塞引出胆囊的管道。随着时间的推移，这可能会危及生命。在这些情况下，通常需要切除胆囊。

2. 女性比男性更容易患胆结石

孕妇、使用激素避孕的妇女和使用激素替代疗法的妇女形成胆结石的风险增加。其他风险因素包括：

（1）胆囊问题的家族史，无论是个人还是您的直系亲属；

（2）超重；

（3）快速减肥，然后体重增加；

（4）冠状动脉疾病；

（5）糖尿病；

（6）精制糖类和卡路里含量高但纤维含量低的饮食；

（7）如乳糜泻；

（8）乳糖不耐受症。

胆囊问题可能是痛苦的，在某些情况下，甚至是危险的。吃正确的食物；避免错误的食物，即高脂肪的食物，有助于改善和保护胆囊的健康。最终，健康胆囊的饮食将有益于整体健康，从长远来看可使整个身体更健康。

（七）你现在可以做的 5 件事来治愈你的胆囊

（1）剔除慢性过敏食物，和影响胆囊健康的食物。这是胆囊问题最有效的疗法。通过检测找出慢性过敏的食物，并去除影响胆囊健康的食物。

（2）考虑高品质的消化酶补充剂：如果您有稀便且每天排便次数超过 4 次，研究表明补充胰酶可能会有所帮助。

（3）多吃蔬菜和水果有助于预防胆结石。每天摄入 6 份蔬菜和 2 份水果。

（4）开始食用西兰花芽：每天吃 1/4 杯可以减少胆囊中的胆红素沉积，从而降低胆结石形成的可能性。

（5）考虑补充姜黄素：姜黄中的姜黄素提取物已被证明可刺激胆汁形成和胆囊排空。一种复合磷脂酰胆碱和姜黄素的补充剂，可以解决胆囊问题。

第六节　脂肪肝如何养护

脂肪肝是由肝脏中脂肪堆积引起的，脂肪肝有两种类型：酒精性和非酒精性。酒精性脂肪肝是由大量饮酒引起的，非酒精性脂肪肝（NAFLD）与饮酒无关。

尽管研究人员仍然不确定究竟是什么导致了个体肝脏中脂肪的堆积，但在患有以下疾病的人群中更为常见：肥胖、2 型糖尿病、高胆固醇、高血压。

目前没有可用于治疗 NAFLD 的化学合成药物。饮食、生活方式的改变和营养干预是控制这种情况非常有效的方法之一。

那么，哪些类型的饮食和生活方式的改变会有所帮助？

如果您患有 NAFLD，请记住，并非所有饮食和补充剂对肝脏都有益。在尝试之前与您的医生讨论任何替代治疗方法很重要。

一、减掉多余的体重

美国肝病研究协会（AASLD）2017 年指南确定减肥是改善 NAFLD 进展和症状的关键部分。

该指南建议患有肥胖症和 NAFLD 的人减掉 3%～5% 的体重以减少肝脏

中的脂肪堆积。它还指出,体重减轻 7%～10% 可以改善 NAFLD 的其他症状,例如炎症、纤维化。

减肥和保持体重的最佳方法是随着时间的推移朝着目标迈出一小步。禁食和极端饮食通常是不可持续的,它们会对您的肝脏造成伤害。在开始任何减肥计划之前,与您的医生交谈以了解适合您的正确计划很重要。营养师可以制定饮食计划,帮助您实现减肥目标并选择有营养的食物。

二、尝试地中海饮食

2017 年的研究表明,即使没有减肥,地中海饮食也可能有助于减少肝脏脂肪。地中海饮食还有助于治疗通常与 NAFLD 相关的疾病,包括高胆固醇、高血压和 2 型糖尿病。该饮食计划侧重于各种植物性食物和健康脂肪。以下是需要重点关注的食物的简要概述。

(一)水果和蔬菜

旨在吃各种各样的食物。尝试添加更多:苹果、橙子、香蕉、无花果、甜瓜、绿叶蔬菜、西兰花、胡椒、红薯、萝卜、黄瓜、茄子、番茄。

(二)豆类

尝试包括:豆子、豌豆、扁豆、鹰嘴豆。

(三)健康脂肪

使用健康的油,例如特级初榨橄榄油。高浓度的健康脂肪还存在于:坚果、种子、牛油果、橄榄。

(四)鱼和瘦肉

每周选择两次鱼。鸡蛋和家禽瘦肉,如去皮鸡肉和火鸡,适量食用是可以的。

(五)全谷类

食用未加工的谷物,例如:全麦面包、糙米、全燕麦、全麦面食、藜麦。

三、运动

根据 2017 年的研究,NAFLD 通常与久坐的生活方式有关。此外,众所周知,不活动会导致与 NAFLD 相关的其他疾病,包括心脏病、2 型糖尿病和肥胖症。当您患有 NAFLD 时,保持活动很重要。根据美国人的体育活动指南,一个好的目标是每周至少 150 分钟的中等强度运动。这大约是每天 30 分钟,每周 5 天。不过,不一定非要参加一项运动,甚至不必去健身房锻炼。可以每周 5 天,快走 30 分钟。

或者,如果时间紧迫,甚至可以将其分解为两次 15 分钟的快走,每周 5 天。要开始锻炼,请尝试将适度的体育锻炼融入日常生活中。步行去杂货店、遛狗、和孩子一起玩,或者尽可能走楼梯而不是乘电梯。

四、避免添加糖分的食物

果糖和蔗糖等膳食糖与 NAFLD 的发展有关。2017 年的研究描述了随着时间的推移,这些糖如何导致肝脏中的脂肪堆积。

(一)罪魁祸首

包括商店购买和商业加工的食品,例如:

(1)烘焙食品,如蛋糕、饼干、甜甜圈、糕点和馅饼;

(2)糖果;

(3)冰激凌;

(4)含糖谷物;

(5)含糖饮料;

(6)运动饮料;

(7)能量饮品;

(8)加糖乳制品,如调味酸奶。

(二)通常添加到食品中的其他糖

包括:

(1)蔗糖;

(2)高果糖玉米糖浆;

(3)玉米甜味剂;

(4)浓缩果汁;

(5)蜂蜜;

(6)糖浆。

另一种判断食品中含糖量的方法是阅读营养成分标签,并查看该食品一份中糖的克数,越低越好。

五、控制高胆固醇

根据 2012 年的研究可信来源,NAFLD 会使您的身体更难自行管理胆固醇。这会使 NAFLD 恶化并增加您患心脏病的风险。

尝试限制某些类型脂肪的摄入量,以帮助控制胆固醇和治疗 NAFLD。要限制的脂肪如下。

(1)饱和脂肪:这些存在于红肉和全脂乳制品中。

(2)反式脂肪:反式脂肪通常存在于加工烘焙食品、饼干和油炸食品中。

上面列出的许多生活方式的改变,包括减肥、保持活跃和采用地中海饮食,也可以帮助你控制胆固醇。您的医生也可能会开出治疗高胆固醇的药物。

六、尝试补充 ω‑3

虽然某些脂肪应该限制整体健康,但其他类型的脂肪实际上可能是有益的。ω‑3 脂肪酸是多不饱和脂肪,存在于深海鱼、一些坚果和种子等食物中。众所周知,它们对心脏健康有益,经常被推荐给 NAFLD 患者。

一个研究 2016 年审查表明,服用 ω‑3 补充剂可能会减少肝脏脂肪和改善胆固醇水平。在研究中,每日 ω‑3 剂量范围为 830～9 000 毫克。与医生讨论您应该服用多少剂量,以及他们是否认为补充途径比食物途径更适合您。

七、避免已知的肝脏刺激物

某些物质会给您的肝脏带来过大的压力。其中一些物质包括酒精、非处方(OTC)药物以及一些维生素和补充剂。

根据 2019 年的研究,即使适度饮酒也会导致 NAFLD 患者的疾病进展。如果目前患有 NAFLD,请在服用任何非处方药、维生素或补充剂之前咨询您的医生或药剂师,因为其中许多会影响您的肝脏。

八、向医生询问维生素 E

维生素 E 是一种抗氧化剂，可以减少 NAFLD 引起的炎症。根据一个 2018 年研究回顾可信来源，虽然一些研究很有希望，但需要更多的研究来了解谁可以从这种补充剂中受益以及如何受益。

在 2017 年的指南中，AASLD 建议每天服用 800 国际单位的维生素 E 适用于没有糖尿病但已确诊为非酒精性脂肪性肝炎（NASH）的 NAFLD 患者，这是 NAFLD 的一种晚期形式。

与许多补充剂一样，服用高剂量维生素 E 也存在一些风险。与医生交谈，了解维生素 E 是否适合您以及它是否有助于您的 NAFLD。

九、草药

2018 年研究回顾确定了某些已用作 NAFLD 替代疗法的草药、补充剂和香料。显示对肝脏健康有积极影响的化合物包括姜黄、奶蓟、白藜芦醇和绿茶。

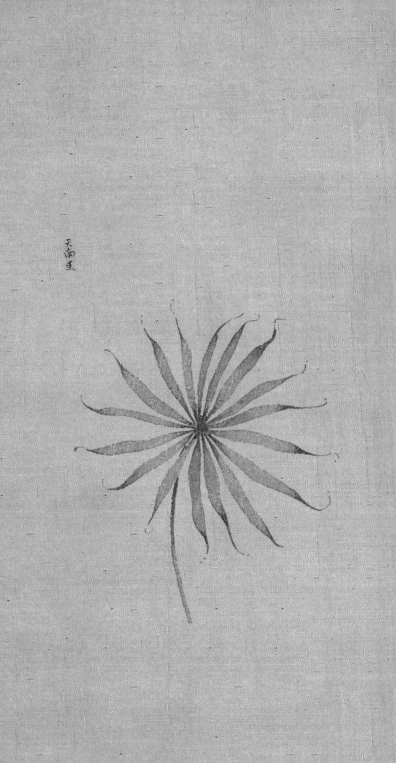

天南星

第四章

胰腺细胞衰老

第一节　胰腺出现问题的信号

一、胰腺有什么作用

胰腺有很多重要的功能；它既是外分泌腺，又是内分泌腺。作为内分泌腺，胰腺制造进入血液系统的特殊血液信使或激素。其中一种这样的激素是众所周知的胰岛素。任何患有糖尿病的人都知道胰岛素的重要性。作为外分泌腺，胰腺产生消化酶，这些酶释放到小肠中。胰腺的消化酶将我们吃的所有东西，蛋白质、脂肪和碳水化合物，分解成小颗粒，然后吸收到我们的肠壁中。从那里，这些食物颗粒进入我们的血液，以便我们的身体可以将食物用于细胞能量，构建我们的细胞，为我们的身体提供营养、矿物质和维生素。

人们可以吃到健康、有机、美味的食物，胰腺是否正常工作是消化吸收营养的关键。如果胰腺产生低质量和少量的消化酶，身体将不能很好地吸收食物。身体所需的所有营养素、矿物质和微量元素都不会正常进入血液。

肠道中有微生物可以发酵未消化的食物。这种发酵过程会产生大量气体和有毒、刺激性物质。大多数人都经历过消化不良的症状，例如打嗝、胀气、腹部绞痛、腹胀、胃灼热、腹泻或便秘。这些都是身体排除气体和有毒、腐蚀物质的方法。

如果一个人持续加班并感到压力大和营养不良，倦怠很快就会来临。这个人会变得精疲力竭、生病和虚弱。当胰腺不能正常工作时，也会发生同样的事情。以下是导致胰腺过度劳累而无法有效运作的一些因素。

（1）在我们生活的快节奏世界中,越来越多的人食用易于订购和食用的加工食品,但是许多这些加工食品没有活性的天然酶。食物中缺乏活性酶会迫使胰腺更加努力地工作并产生更多自己的消化酶来消化食物。

（2）当今,大多数人都是酸性体质,全身酸度增加以多种方式破坏胰腺。

（3）许多人缺乏碳酸氢盐、钾、镁、锌、钴和其他矿物质,并且维生素摄入量低。没有这些关键营养素,胰腺就无法正常工作。

（4）在忙碌的现代生活中,很多人都用酒精饮料来减压。然而,酒精是胰腺的大敌。

（5）日常压力对胰腺有害,持续的压力会对其激素和神经系统产生负面影响。

二、胰腺出现问题的信号

您的胰腺,一个长而扁平的器官,深藏在您的腹部,具有许多重要功能,包括产生胰岛素以保持血糖稳定。但许多人看到胰腺这个词时首先想到的是癌症,使胰腺癌如此恐惧的原因之一是,就 5 年生存率而言,它是最致命的癌症形式。通常,诊断出患有转移性或 4 期胰腺癌的患者中,只有 3% 在诊断后 5 年里还活着。

到目前为止,还没有胰腺癌的常规筛查测试,并且没有明显的迹象表明您的胰腺不健康,因此很难知道癌症是否在体内酝酿。美国洛杉矶西达赛奈医学中心胰腺肿瘤学联合主任安德鲁·亨德法尔医学博士说:"存活率如此低的部分原因是很难及早发现胰腺癌。"但是胰腺也可能出现其他问题,例如各种形式的胰腺炎(这意味着该器官存在炎症)。爱达荷州家庭医学住院医师协会主席泰德·埃珀利医学博士解释说,这些也没有非常明显的迹象,因此早期发现这些炎症问题也很困难。但有时,胰腺确实会给您一些线索,表明您需要注意某些事情。以下是 5 个胰腺出现问题的信号。

（一）你的大便发生变化

如果您发现大便颜色浅且漂浮,则表明营养吸收不良,这可能意味着您的胰腺无法正常工作。

"您的胰腺产生的酶可以帮助您消化饮食中的脂肪,"亨德法尔博士解释说,"胰腺还可以帮助您的身体吸收脂溶性维生素,如维生素 A、E 和 K。"

当胰腺疾病破坏了器官正确制造这些酶的能力时,您的粪便看起来会更发白,密度也会降低。您可能还会注意到您的大便有油脂。"大便中会有一层看起来像油的薄膜。"亨德法尔博士说。他解释说,"那是您的身体未能分解的膳食脂肪。"

（二）你的内脏疼痛

腹痛是胰腺癌和急性胰腺炎非常常见的症状之一,"这是一种致命的炎症。"亨德法尔博士说。

但是这种疼痛会根据潜在的情况以不同的方式表现出来。

如果疼痛似乎从您的腹部中间开始,然后"放射"到您的中背部或下背部,并且持续数周,这可能是胰腺癌的征兆,埃珀利博士说。

如果您因反流或其他胃肠道问题而服用质子泵抑制剂,但症状没有改善,请告知您的医生。亨德法尔博士说,医生通常会将胰腺癌引发的疼痛误认为是反流或其他胃肠道问题,这些胃肠道问题应该使用质子泵抑制剂来帮助解决。

埃珀利医生说,如果疼痛突然发生、剧烈且集中在腹部中部,则可能是急性胰腺炎。

（三）糖尿病迹象

您的胰腺会分泌激素,帮助控制您身体的胰岛素分泌以及血糖水平。因此,诊断为糖尿病可能表明胰腺有问题。患有糖尿病但突然发现他们的疾病难以控制的人也是如此。"那些没有明显解释的糖尿病状态突然变化,我们认为这些与胰腺癌有关。"亨德法尔博士说。

（四）吃完高脂肪食物后感到恶心

恶心和呕吐是需要注意的症状,特别是如果你一直在吃高脂肪食物。同样,因为您的胰腺会产生帮助消化系统分解脂肪的酶,所以影响胰腺的疾病往往会干扰您身体的脂肪消化能力,从而导致恶心。

"汉堡包通常会引发恶心,鳄梨和坚果也是如此,它们的脂肪含量都很高,"他说。"比萨是另一种对胰腺受损患者来说真的很难吃的食物。"埃珀利博士说。胰腺炎比胰腺癌更容易导致突然呕吐和恶心。

（五）体重减轻

如果你没有减肥就体重减轻,尤其是当你腹部中间辐射到背部的疼痛时,体重减轻可能是由于与胰腺癌或疾病相关的消化问题。甲状腺问题和其他一些健康状况也可以导致体重快速下降。

三、如何保持胰腺的健康?

（一）避免饮酒过量

饮酒太多会刺激胃酸的分泌,导致胰泌素和胆囊收缩素增加,促使胰腺内的酶增加,阻碍胰腺排泄、增加胰腺压力。因此,避免饮酒是预防急性胰腺炎的主要方式。

（二）不要暴饮暴食

暴饮暴食会导致大量的食物进入十二指肠,导致胰液分泌增多和排泄不顺畅,引发急性胰腺炎。此外,这还会导致胰腺内分泌胰岛素的细胞功能不良,进而引发糖尿病。

（三）提高新陈代谢

新陈代谢障碍可影响胰腺的功能,如胰管钙化、胰管内结石、胰液排泄不顺,甚至胰管破裂、胰液外漏而引起急性或慢性的胰腺炎。

（四）定期健康检查

胰腺早期的病变很难利用触诊或问诊发现。因此,应该定期接受胰岛素分泌、血糖、胰腺内外分泌功能、胰腺外观检查等。

（五）预防病毒感染

有时候急性传染病可引起急性胰腺炎,如急性流行性腮腺炎。因此,你应该要采取对应的保健措施,或是保暖防寒、避免过度疲劳、预防上呼吸道感染。

四、消化酶应该怎么补充

（一）大多数胰腺补充剂都含有消化酶

当胰腺工作不足并且不能产生足够的天然酶来帮助消化时,可以通过补充胰腺来帮助身体。

胰腺的许多疾病都可能导致其功能不正常。其他健康问题也可能干扰胰腺(或胆囊、肝脏或其他器官)自然产生的消化酶的数量。服用胰腺补充剂可以帮助解决以下问题：

(1) 胰腺炎；

(2) 外分泌胰腺功能不全(EPI)；

(3) 囊性纤维化；

(4) 1 型糖尿病；

(5) 狭窄、阻塞的胰管；

(6) 胰腺切除术后；

(7) 胰腺癌；

(8) 十二指肠肿瘤。

(二) 补充剂服用的常见问题

1. 怎么知道是否应该服用补充剂？

如果有任何上述胰腺相关的健康问题,可能需要胰腺补充剂。应该与专业医生合作,研究如何最好地治疗、治愈和预防疾病。如果您遇到以下症状,您可以补充消化酶：

(1) 消化不良；

(2) 胃痛,尤其是饭后；

(3) 排便不规律；

(4) 经常排便；

(5) 减肥；

(6) 橙色、黄色或浅色大便；

(7) 腹胀排气(频繁且有臭味)；

(8) 油性的脂肪稀便。

这些症状表明您的胰腺功能低于正常水平,并且可能缺乏消化酶。它们也是食物消化不正确的标志。如果是这种情况,含有消化酶的胰腺补充剂可能会有所帮助。

2. 胰酶补充剂的选择

可以购买多种类型的胰腺补充剂,它们因每种补充剂所含的消化酶而异,在胰腺补充剂中发现的消化酶类型分为以下几组。

（1）淀粉酶。需要这类消化酶来帮助分解碳水化合物和糖。淀粉酶缺乏症的主要症状是由于未消化的淀粉滞留在肠道下部引起的腹泻。淀粉酶的类型包括α-淀粉酶、β-淀粉酶和γ-淀粉酶。

（2）脂肪酶。这种消化酶类别对油脂的消化至关重要。缺乏会导致脂肪、油性或油腻的粪便，甚至饮食中脂溶性维生素的缺乏。脂肪酶的实例包括胰脂肪酶、胃脂肪酶或肝脂肪酶。

（3）蛋白酶。这些消化酶是分解蛋白质所必需的。当产量不足时，患过敏症或肠道细菌感染的风险可能会更高。蛋白酶的类型包括半胱氨酸蛋白酶、丝氨酸蛋白酶和谷氨酸蛋白酶。

3. 我应该如何服用胰腺补充剂？

与医生讨论您的健康状况和任何表明您的胰腺可能需要帮助的症状。应该服用的药物剂量因人而异。从补充剂标签和说明上的最低或最基本剂量开始。在服用更高剂量之前，请咨询医生，看看是否真的需要它。

确保在正餐和零食开始时服用补充剂，而不是在结束时服用。否则，它们将无法很好地工作。

遵循补充说明。酶通常以药丸或胶囊的形式出现，并用温水整个吞咽。除非医生指示这样做，否则不要咀嚼或磨碎药片。如果吞咽困难，请打开胶囊并将粉末内容物撒在食物上，然后立即进食。

避免让胰腺补充剂长时间含在嘴里。它们所含的酶可能会对口腔黏膜产生刺激作用。这会导致口腔、嘴唇或舌头出现溃疡。出于同样的原因，避免空腹服用任何胰腺补充剂。始终将它们与少量食物一起服用。

4. 什么时候服用胰腺补充剂？

（1）消化酶通常与所有正餐和零食一起服用。但是，如果在膳食中加入可改善自身天然消化酶的食物，就可以避免服用酶补充剂。这些食物包括：

① 水果；② 蔬菜；③ 巧克力。

（2）推荐含有少量可溶性纤维的食物以增强酶的消化。这包括苹果酱、果泥或蔬菜泥。一些食物和其他消耗品可能会干扰酶的吸收。确保不要将酶与大量的这些食物一起服用：

① 乳制品，如牛奶、奶油、冰激凌、蛋羹和酸奶；② 热饮料或汤，如茶或咖

啡(高温会破坏酶);③ 含有钙或镁的抗酸剂。

第二节 胰岛素抵抗怎么干预

一、糖尿病和胰腺

（一）糖尿病和胰腺

胰腺和糖尿病之间存在直接联系。胰腺是消化系统的重要组成部分。胰腺产生酶和激素,帮助消化食物。其中所分泌的胰岛素是调节葡萄糖所必需的。体内的每个细胞都需要葡萄糖来获取热量,如果把胰岛素视为细胞的锁,胰岛素必须打开细胞才能使用葡萄糖产生热量。

如果胰腺不能产生足够的胰岛素或不能很好地利用它,葡萄糖会在血液中升高,使细胞缺乏能量。当葡萄糖在血液中积聚时,这被称为高血糖症。高血糖症的症状包括口渴、恶心和呼吸急促。低血糖,称为低血糖症,也会引起许多症状,包括颤抖、头晕和意识丧失。高血糖和低血糖都会危及生命。

（二）糖尿病的类型

每种类型的糖尿病都是由于胰腺功能不正常造成的。无论患有哪种类型的糖尿病,都需要持续监测血糖水平,以便采取适当的措施。

1. 1 型糖尿病

在 1 型糖尿病中,免疫系统错误地攻击胰腺中产生胰岛素的 β 细胞。它会造成永久性损伤,使胰腺无法产生胰岛素。究竟是什么触发了免疫系统这样目前做还不清楚,遗传和环境因素可能在其中起作用。

如果有糖尿病的家族史,就更有可能患上 1 型糖尿病。大约 5% 的糖尿病患者患有 1 型糖尿病。1 型糖尿病患者通常在儿童期或成年早期被发现。由于确切原因尚不清楚,因此 1 型糖尿病无法预防,它也无法治愈。任何患有 1 型糖尿病的患者都需要胰岛素治疗才能生存,因为他们的胰腺根本不起作用。

2. 2 型糖尿病

2 型糖尿病始于胰岛素抵抗。这意味着身体不再能很好地使用胰岛素,因此血糖水平可能会变得过高或过低。这也可能意味着胰腺仍在产生胰岛素，但量很少。大多数情况下，2型糖尿病的发展是由于胰岛素缺乏和胰岛素无法有效利用而导致的。

这种类型的糖尿病也可能有遗传或环境原因。其他可能导致2型糖尿病的因素包括不良饮食、缺乏运动和肥胖。

2型糖尿病的治疗通常包括改变饮食和锻炼习惯。药物可以帮助控制2型糖尿病病情。一些药物有助于减少血液中的葡萄糖含量。其他药物刺激胰腺产生更多的胰岛素。在某些情况下，胰腺最终会停止产生胰岛素，因此需要进行胰岛素治疗。

3. 糖尿病前期

如果患有前期糖尿病，则意味着血糖水平超出了正常范围，但还不足以患上糖尿病。如果胰腺正在减慢胰岛素的产生，或者没有按应有的方式使用胰岛素，则可能会发生这种情况。可以通过改变饮食、控制体重和定期锻炼来预防或延缓2型糖尿病的发作。

4. 妊娠糖尿病

妊娠糖尿病只发生在怀孕期间。由于母婴面临更多风险，因此需要在怀孕和分娩期间进行额外监测。妊娠糖尿病通常在分娩后消失。如果患有妊娠糖尿病，那么以后患2型糖尿病的风险就会增加。

5. 糖尿病与胰腺炎的关系

胰腺的炎症称为胰腺炎。当炎症突然发生并持续几天时，它被称为急性胰腺炎。当它在多年的过程中发生时，它被称为慢性胰腺炎。

胰腺炎可以成功治疗，但可能需要住院治疗，因为它可能会危及生命。胰腺的慢性炎症会损害产生胰岛素的细胞。这会导致糖尿病。胰腺炎和2型糖尿病具有一些相同的风险因素。观察性研究表明，2型糖尿病患者患急性胰腺炎的风险可能会增加2～3倍。

胰腺炎的其他可能原因包括：

（1）胆结石；

（2）血液中的高甘油三酯水平；

（3）血液中钙含量高；

（4）过度饮酒。

6. 糖尿病与胰腺癌的关系

如果患有糖尿病超过 5 年,糖尿病会增加患胰腺癌的风险。如果糖尿病已经得到很好的控制,但突然无法控制血糖,这可能是胰腺癌的早期征兆。在同时患有 2 型糖尿病和胰腺癌的人中,很难知道是不是其中一种导致了另一种疾病。这些疾病有相同的某些风险因素,包括:

（1）不良饮食;

（2）缺乏身体活动;

（3）肥胖;

（4）衰老。

胰腺癌在早期可能不会引起症状。患有它的人通常会在晚期阶段接受诊断。它始于胰腺细胞的突变。虽然不能总是确定胰腺癌的病因,但促成因素可能包括遗传和吸烟。

患有糖尿病并不意味着胰腺会出现其他问题。同样,被诊断出患有胰腺炎或胰腺癌并不意味着会患上糖尿病。

7. 糖尿病生活方式管理

由于胰腺对于体内胰岛素的管理很重要,因此可能需要与医生讨论这种联系。还可以通过改变生活方式来降低患糖尿病或胰腺炎的风险。这些可能包括以下内容:

（1）保持健康、均衡的饮食;

（2）减少简单糖类的摄入量;

（3）如果你喝酒,减少你的摄入量;

（4）经常锻炼;

（5）控制体重;

（6）如果您患有糖尿病,请遵循医生规定的治疗计划。

二、胰岛素抵抗怎么干预

了解胰岛素抵抗的细胞机制有助于我们选择更有效的治疗干预措施来治疗和预防糖尿病前期、2 型糖尿病、多囊卵巢综合征和其他慢性健康障碍。

（一）了解胰岛素

胰岛素是一种在胰腺中产生的肽激素，胰腺的β细胞会产生胰岛素并将其释放到血液中。胰岛素通过促进细胞葡萄糖摄取来维持正常的血糖水平；调节糖类、脂质和蛋白质的代谢；并促进细胞分裂和生长。它在调节身体如何利用消化食物获取热量方面发挥着重要作用。在胰岛素的帮助下，葡萄糖被身体细胞吸收并用作热量。

当餐后血糖水平升高时，胰腺将胰岛素释放到血液中。然后胰岛素将葡萄糖在血液中运送到全身的细胞。胰岛素负责身体的多种机制，它帮助肌肉、脂肪和肝细胞从血液中吸收葡萄糖，从而降低血糖水平；它刺激肝脏和肌肉组织储存多余的葡萄糖；它通过减少肝脏中的葡萄糖产生来降低血糖水平。

（二）胰岛素抵抗症状

胰岛素水平越高，胰岛素抵抗就越严重，同时身体开始老化和恶化。事实上，胰岛素抵抗是导致快速过早衰老及其所导致的其他疾病（包括心脏病、卒中、阿尔茨海默病和癌症）的最重要原因。

胰岛素抵抗和由此产生的代谢综合征通常伴随着增加的向心性肥胖、饭后疲劳、对糖的渴望、高甘油三酯、低 HDL、高血压、凝血问题以及炎症增加等。然而，不幸的是，我们不能随着胰岛素抵抗的增强，而总是感觉到所有这些症状。

（三）如何治疗胰岛素抵抗

1. 测试胰岛素水平

胰岛素抵抗是导致大多数慢性疾病的原因，但 90% 的患有这种疾病的人尚未被诊断出来。一个简单的测试就可以改变这一切。一项测试也可以在糖尿病发生前数年甚至数十年确定高胰岛素水平。早在您的血糖升高之前，胰岛素就会飙升。高胰岛素水平是 2 型糖尿病发生前几十年的第一个迹象，即使是胰岛素和血糖的轻微变化，也会造成损害。

两小时的葡萄糖耐量测试可以帮助检测高胰岛素水平。该测试不仅测量葡萄糖，还测量胰岛素水平。如果结果显示高胰岛素，需要找出高胰岛素的原因，并进行干预。

2. 这八种干预措施可以非常有效地使胰岛素正常化

（1）吃完整的新鲜食物：食物是控制基因表达、激素和新陈代谢的信息。

选择低血糖的真正食物,包括新鲜蔬菜、水果、豆类、非麸质谷物、坚果、种子和优质动物蛋白质。

(2)去除所有加工过的甜味剂:人造甜味剂可以提高胰岛素水平并导致胰岛素抵抗。《糖尿病护理》杂志上的一项研究发现,三氯蔗糖(splenda)可以提高葡萄糖和胰岛素水平。甜菊糖、阿斯巴甜、三氯蔗糖、木糖醇和麦芽糖醇等糖醇,以及所有其他大量使用和销售的甜味剂,会减缓新陈代谢、增加体重和增加胰岛素抵抗。

(3)控制炎症:各种膳食糖和精制植物油是导致炎症的最大因素。它们会增加胰岛素水平并开启导致慢性炎症的基因,从而导致炎症恶化、血糖控制不佳和慢性疾病。除了去除有问题的食物,解决食物敏感性和过敏症以控制炎症。加入大量抗炎食物,包括野生的深海鱼、新鲜磨碎的亚麻籽和鱼油。

(4)增加富含纤维的食物:虽然我们旧石器时代的祖先每天摄入50～100克纤维,但我们现在平均摄入量不到15克。高糖水果也富含水分和纤维,这并非巧合。纤维减缓糖从肠道吸收到血液中。研究表明,高纤维食物在降低血糖方面与糖尿病药物一样有效,而且没有不良反应。吃各种富含纤维的植物性食物,包括坚果、种子、水果、蔬菜和豆类。

(5)获得足够的优质睡眠:《临床内分泌与代谢杂志》上的一项研究发现,在健康受试者中,即使是半夜睡眠不足也会导致胰岛素抵抗。良好睡眠可以成为使胰岛素水平正常化的首要任务。睡前避免吃太多太油腻的食物,并寻找自然放松肌肉的方法(温水浴、轻柔的伸展、自我按摩等)。在固定的时间上床和起床,只在床上睡觉(不看手机或电视!),并尝试草药疗法如洋甘菊,或矿物质如镁。

(6)解决营养缺乏问题:许多营养素在胰岛素管理中发挥作用,包括维生素D、铬、镁和α-硫辛酸。任何营养素的缺乏都会使您的生化机制停滞,使血糖水平失去平衡,并对胰岛素产生更大的抵抗力。

(7)结合正确的锻炼:运动可能是控制血糖水平和使细胞对胰岛素更加敏感的最有效药物。说到锻炼,时间对很多人来说是一个巨大的障碍。高强度间歇训练(HIIT),也称为爆发式训练,每天只需几分钟即可完成。《肥胖》杂志上的一项研究发现,爆发式训练的其他好处之一是有助于减少空腹胰岛素并降低胰岛素抵抗。将爆发训练与抗阻训练相结合，是使血糖和胰岛素水平正常化的最有效的方法。

（8）控制压力水平：慢性压力会升高皮质醇，这是主要压力激素。皮质醇水平升高会升高血糖并促进腹部脂肪的积累，这在胰岛素抵抗或糖尿病患者中很常见。你无法消除压力，但你可以减少它的影响。找到控制压力适合你的方法，比如虔诚的冥想、有意识的运动和伸展、深呼吸或锻炼。

第三节　慢性炎症和高血糖

炎症有助于保护我们的身体，我们可能会对受伤（如割伤或碎片）、细菌或病毒感染或身体可能视为威胁的其他暴露（如压力、饮食糖分和环境毒素）产生炎症反应.但慢性炎症会造成严重损害。

炎症通常分为两种类型：急性和慢性。急性是大多数人在听到炎症时想到的类型。这就是在我们割伤自己、接触病毒或感染普通感冒或流感后立即发生的情况。我们的身体会动员白细胞来发出信号，通过化学介质（如组胺）来解决问题，这些介质可以触发特定的细胞变化。身体在此时会出现五种最常见的急性炎症症状中的一种或多种：发红、疼痛、肿胀、发热和功能丧失（例如，难以弯曲发炎的关节）。

炎症也是我们感到不适时出现的大部分症状的原因，例如发烧、发冷和疲劳。虽然这些可能令人讨厌或不舒服，但它们表明身体正在保护您。如果没有炎症，即使是简单的感染也可能致命。在大多数情况下，一旦伤害得到处理，身体就会痊愈并恢复正常，这通常需要几小时到几天的时间。

然而，有时炎症永远不会好转，而是变成一个持续数月或数年的过程，这就是慢性炎症。它可能是对身体异常的反应，如动脉中的胆固醇斑块（动脉粥样硬化）或吸烟产生的毒素。在许多情况下，慢性炎症没有明确的原因。有时身体会攻击自己，这会导致自身免疫病，如类风湿性关节炎和炎症性肠病。症状从非常轻微到严重，即使是病情相同的人，也会出现不同程度的症状。随着时间的推移，慢性炎症会对细胞和组织造成永久性损伤。

一、如何检测炎症?

血液检查可以通过测量特定标志物来帮助确认慢性炎症的存在。红细胞沉降率(ESR)是一项常见的测试。它观察红细胞沉降到血液管底部的速度。通常,细胞沉降缓慢,但如果您有炎症,它们会下沉得更快。这是一项非特异性测试,这意味着它只会告诉我们是否有炎症,而不能找到炎症的原因。另一项血液测试测量我们的 C 反应蛋白(CRP)水平。在炎症反应期间,肝脏会产生 CRP 并将其释放到血液中。一般来说,较高水平的 CRP 表明存在炎症,但该测试也不能确定炎症的根本原因。

另一个潜在的炎症标志物是尿酸(UA)。尿酸通常是 DNA/RNA 分解或细胞能量货币 ATP 代谢的副产品。高水平的尿酸可能存在于心脏病和糖尿病等促炎性疾病中,并会导致这些疾病。但一些研究表明,尿酸水平不仅可能与炎症相关,而且还可能先于胰岛素抵抗,从而导致糖尿病。

慢性炎症与心血管疾病、糖尿病、阿尔茨海默病和抑郁症等疾病有关。

二、摄入过量的糖如何影响炎症标志物?

区分食物中不同类型的糖很重要。食物糖分的一种分类方法是根据它们如何影响血糖水平,这被称为血糖指数。导致餐后血糖水平飙升的食物具有高血糖指数。这些包括精制糖类。精制糖类的纤维(连同其他营养素)已被去除,主要存在于面包、白糖、蛋糕、饼干、饼干、玉米饼、白米和许多谷物中,这些快速升高血糖水平的食物与炎症标志物水平升高有关,如 CRP。

三、高血糖对身体有什么影响?

摄入过多的任何类型的糖都会导致血糖水平升高,也称为高血糖症。在大多数健康人中,身体通过释放胰岛素来应对这些血糖峰值。胰岛素是一种使血糖水平恢复正常的激素,但是,如果您体内反复摄入过多的葡萄糖,随着时间的推移,细胞对胰岛素变得"麻木",不能让血糖从血液进入细胞,就会导致血糖升高。这种状态被称为胰岛素抵抗,胰岛素抵抗是促发炎症的,可能会导致整个身体受损。

反复的高血糖水平会导致血管产生晚期糖基化终产物（AGEs）的化合物，引起糖尿病并发症。此外，葡萄糖会导致低密度脂蛋白（LDL）氧化，从而增加血管中斑块积聚的风险。另一个负面影响是高血糖水平会促进血管收缩和血小板聚集，从而促进血栓形成。

四、炎症会导致哪些长期健康问题？

鉴于高血糖水平可能对身体产生不利影响，许多健康问题与高血糖和炎症有关也就不足为奇了。长期炎症性疾病是全世界最重要的死亡原因。虽然慢性炎症最初可能没有症状或只有轻微的发现，但它会导致许多长期的健康问题。

（1）心血管疾病：包括心脏病发作和卒中：炎症标志物（如高敏 CRP）与心血管疾病风险之间存在关联。此外，动脉粥样硬化（血管中的斑块堆积）涉及慢性炎症，是心脏病发作和卒中的罪魁祸首。

（2）肥胖：脂肪组织分泌炎症化学物质；体重指数（BMI）越高，体内循环的促炎化合物就越多。这或许可以部分解释为什么肥胖会增加患心脏病、糖尿病和癌症的风险。

（3）癌症：炎症似乎在癌症中起作用，包括肾癌、前列腺癌、卵巢癌、肝细胞癌、胰腺癌和结肠直肠癌。

（4）糖尿病：免疫细胞会影响产生胰岛素的胰腺，炎症标志物的存在进一步突出了糖尿病与慢性炎症的关系。这种炎症还会导致许多与糖尿病相关的并发症，如糖尿病视网膜病变、神经病变和肾病，以及心脏病发作和卒中的风险增加。

（5）类风湿关节炎：关节中的慢性炎症，可导致永久性损伤和功能丧失。

（6）肺部疾病，如哮喘和慢性阻塞性肺病：刺激物引起的炎症会导致肺部问题。

（7）阿尔茨海默病：慢性炎症与认知能力下降和阿尔茨海默病有关。

五、你能做些什么来减少炎症？

虽然炎症似乎无处不在，但可以采取一些措施来限制炎症。改变饮食是减少炎症的非常简单方法之一。避免精制糖类、含糖饮料和其他会导致血糖水平升高的食物。相反,增加纤维、水果、蔬菜、坚果、种子和其他低升糖指数食物的摄入量,所有这些都可能有助于降低患心血管疾病和糖尿病的风险。绿茶和红茶中被称为多酚的植物化学物质已被证明可以降低炎症标志物的水平,如CRP。姜黄中的姜黄素在动物研究中已被证明有助于缓解炎症。

运动,尤其是中等强度的运动,可以帮助减轻体重——但它也可能降低体内促炎化学物质的水平,无论减轻了多少体重。锻炼可以降低患心脏病、糖尿病、肥胖症和其他医疗问题的风险,因此在改善健康方面,运动锻炼有巨大的益处。

吸烟和压力是另外两个会增加炎症的因素。同样,患有睡眠障碍的人,或者根本没有定期获得足够睡眠的人,患慢性炎症的风险更高。

炎症是身体防御系统的重要组成部分,尤其是在对抗感染方面。但是,如果不加以控制,它也会对身体造成严重破坏,尤其是从长远来看。限制炎症的积极生活方式选择对保持身体健康大有帮助。

第四节　糖尿病和营养素

一、糖尿病导致维生素缺乏

(一) 矿物质

高血糖的人,如果同时接受长期利尿剂治疗的人,容易缺乏某些矿物质,特别是钾、镁和锌。缺乏某些矿物质,如钾、镁,可能还有锌和铬,可能会使人对糖类不耐受。

钾或镁缺乏对身体有很多的影响,特别是对心血管系统和骨骼肌的影响是深远的。钾和镁的缺乏状态相对容易检测。缺锌、缺铬的后果较慢,需要补充的情况较难确定。

1. 铬

几项小型研究发现,补充铬可以改善葡萄糖耐受不良、妊娠糖尿病和皮质类固醇诱发的糖尿病。两项针对中国糖尿病患者的随机、安慰剂对照研究表明,补充铬对血糖控制有益。不幸的是,这些研究并未在基线或补充后评估铬的状态。

2. 锌

糖尿病控制不佳的人尿液中的锌损失增加。通常,这些损失可以通过肠道中锌吸收的增强来抵消。

对老年糖尿病受试者的小型研究表明,补充锌对治疗皮肤溃疡有一些好处。最近的一项观察性研究报告了饮食中摄入锌和硒与妊娠糖尿病的发生呈显著负相关。这些观察结果值得进行额外的验证性研究。

如果怀疑缺锌,尤其是高危患者,如长期糖尿和利尿治疗的患者,可考虑补充硫酸锌,每日 3 次,每次 220 mg。这应该开始不超过 3 个月,因为长期补充锌可能会抑制铜的吸收并对血脂谱产生不利影响。

3. 钙

最近的研究表明,钙和维生素 D 不仅是骨骼健康所必需的,而且可能在免疫调节和胰腺胰岛素分泌和作用中发挥作用。推荐的每日摄入量根据受试者的年龄以及女性的更年期状态而有所不同。

4. 钒

钒对葡萄糖代谢有显著影响。正在研究具有更高效力和更低毒性的新型有机钒化合物作为糖尿病的潜在治疗方法。

(二)维生素

1. 维生素 B

叶酸是一种水溶性维生素 B,称为维生素 B_9。叶酸天然存在于食物中,叶酸是这种维生素的合成形式。

缺乏会导致大红细胞性贫血和同型半胱氨酸水平升高。2 型糖尿病的血浆同型半胱氨酸浓度与年龄、肌酐、叶酸和维生素 B_{12} 相关。叶酸也可能对老年人的认知产生有利影响。由于血清同型半胱氨酸水平升高与心血管疾病(CVD)之间存在关联,因此人们越来越关注补充叶酸以降低同型半胱氨酸。

维生素 B_3 由烟酸(烟酸)及其酰胺组成。在一项针对新诊断的 1 型糖尿病受试者的研究中,发现烟酰胺可以保护乙酰 β 细胞。

2. 维生素 C(抗坏血酸)

抗坏血酸具有强大的抗氧化活性。然而,在某些实验条件下,它也可以是促氧化剂。虽然证据尚无定论,但糖尿病患者可能已经耗尽了组织中维生素 C 的储存量。脱氢抗坏血酸的组织摄取可以通过高环境血糖水平来阻止。

在糖尿病人群中使用维生素 C 的基本原理是基于其在减少动脉粥样硬化斑块形成、预防微血管病变、改善血管完整性和帮助伤口愈合方面的潜在作用。糖尿病患者可以通过每天食用五份水果和蔬菜来获得足够的维生素 C。对于无法从饮食来源获得足够量的个体,补充抗坏血酸是合理的。

3. 硫辛酸

α-硫辛酸(LA)是一种天然存在的二硫醇微量营养素,具有强大的抗氧化特性。LA 清除自由基,螯合过渡金属离子,并增加细胞溶质谷胱甘肽和维生素 C 的水平。它作为线粒体生物能酶的辅助因子具有重要作用。

多项研究表明,LA 对预防和治疗糖尿病的潜在有益作用。LA 已被证明具有防止 β 细胞破坏和增强胰岛素敏感性的作用。

LA 的抗氧化作用也可能有助于减缓糖尿病神经病变的发展。虽然长期补充剂的作用不太清楚,但有证据表明,每天 600~1 800 毫克的口服 LA 可能有益于治疗糖尿病周围神经病变和心血管自主神经病变。

二、有助于控制血糖的植物药和营养素

2 型糖尿病(也称为糖尿病)是运动不足、错误饮食、情绪压力、睡眠不足、毒素和遗传等综合饮食的结果。通常情况下,2 型糖尿病患者除了传统药物外,还寻求天然药物来帮助治疗他们的疾病。天然药物和食物作为药物是补充糖尿病治疗的绝妙方法。

已经研究了几种植物和草药补充剂作为 2 型糖尿病的替代疗法,包括人参、肉桂和芦荟。找出它们是否真的有效。

(1)姜黄素。在香料姜黄中发现的化合物姜黄素已被证明可以促进血糖控制并有助于预防疾病。在一项对 240 名患有前期糖尿病的成年人进行的为期 9 个月的研究中,服用姜黄素胶囊的人完全避免了患糖尿病的风险,而安慰剂组中仅有六分之一的患者避免患糖尿病。

（2）人参。人参作为传统药物已有 2 000 多年的历史。研究表明,亚洲人参和西洋参可能有助于降低糖尿病患者的血糖。一项研究发现,人参浆果的提取物能够使血糖正常化并改善被培育成患糖尿病的小鼠的胰岛素敏感性。

（3）葫芦巴。数千年来,这种草药在中东一直被用作药物和香料。葫芦巴对糖尿病的益处已在动物和人体试验中得到证实。在一项针对 25 名 2 型糖尿病患者的研究中,发现葫芦巴对控制血糖有显著影响。

（4）洋车前子。这种植物纤维存在于常见的泻药和纤维补充剂中。洋车前子在历史上也被用于治疗糖尿病。研究表明,2 型糖尿病患者每天服用 10 克洋车前子可以改善血糖,降低血胆固醇。

（5）肉桂。每天食用约半茶匙肉桂可显著改善 2 型糖尿病患者的血糖、胆固醇和甘油三酯水平。

（6）芦荟。这种植物因其治疗特性而被使用了数千年。一些研究表明,芦荟汁可以帮助降低 2 型糖尿病患者的血糖。芦荟植物的汁液在阿拉伯传统上用于治疗糖尿病。

（7）苦瓜。这是亚洲烹饪和传统中药的流行成分。它被认为可以缓解口渴和疲劳,这可能是 2 型糖尿病的症状。研究表明,苦瓜提取物可以降低血糖。

（8）奶蓟。这种开花的草本植物产于地中海周围。几千年来,它一直因其药用特性而被使用。有时以其活性成分水飞蓟宾的名称而闻名。奶蓟草可能会降低同时患有肝病的 2 型糖尿病患者的胰岛素抵抗。

（9）圣罗勒。这种草药在印度通常用作治疗糖尿病的传统药物。动物研究表明,圣罗勒可能会增加胰岛素的分泌。对 2 型糖尿病患者进行的圣罗勒对照试验显示对空腹血糖和餐后血糖有积极影响。

（10）苹果醋（ACV）。ACV 中的主要化合物是醋酸,据信其对健康有许多好处。有许多基于证据的方法来使用 ACV。睡前服用 2 汤匙可以降低早晨空腹血糖水平。更好的是,随餐服用 1～2 汤匙 ACV 可以降低富含糖类的膳食的血糖负荷。笔者通常会告诉患者在饭前单独食用 ACV,或者将其混入沙拉酱或茶中。

（11）铬。主要存在于啤酒酵母中,缺乏铬会影响葡萄糖的代谢。证据支持铬可降低血糖和 HbA1c 水平。如果您患有肾脏疾病，请小心使用此补充剂。

（12）锌。糖尿病患者普遍缺锌。研究表明，补锌可以降低血糖和糖化血红蛋白(HbA1c)，具有抗氧化作用，降低血糖，甚至有助于治疗一些与糖尿病相关的并发症。大剂量的锌会抑制铜等其他矿物质的吸收，所以一定要寻求适当剂量的指导。

（13）小檗碱。小檗碱存在于植物中，如金毛草、小檗、俄勒冈葡萄根和黄连。目前的证据支持其用于降低血糖和 HbA1c。请注意，这种草药会干扰传统药物的代谢，因此怀孕期间不应服用。

（14）匙羹藤。在印度使用了几个世纪，其显示出对葡萄糖代谢、胰岛素水平的益处，并作为改善传统药物效果的辅助手段。请注意，因为这种植物与药物有协同作用，必须密切监测您的血糖以避免发生低血糖。

第五节　糖尿病患者要避免的食物

患有糖尿病并不意味着一个人必须停止吃他们喜欢吃的东西。糖尿病饮食计划可以包括大多数食物，但人们可能需要少吃某些食物。健康、均衡的饮食可以帮助许多人控制糖尿病症状并降低并发症的风险。不同的食物提供给我们能量，主要的能量营养素：碳水化合物、脂肪和蛋白质。患有或有糖尿病风险的人可能要限制或避免哪些食物。

一、糖类

糖类是重要的能量来源。这种宏量营养素对人的血糖或血糖的影响也最大。美国疾病控制和预防中心(CDC)建议糖尿病患者控制他们的每日碳水化合物摄入，三餐中含有相同数量的碳水化合物有助于保持血糖水平稳定。然而，最重要的是吃正确的碳水化合物。

（一）需要避免的糖类

食物中的糖类主要分为三种：淀粉、糖和纤维。淀粉和糖是糖尿病患者最大的问题,因为身体会将它们分解成葡萄糖。

1. 精制碳水化合物

精制糖类或精制淀粉在到达我们的餐桌之前通过加工被分解,因此其中不含有纤维和维生素及矿物质。作为这种处理的结果,身体迅速吸收碳水化合物并将它们转化为葡萄糖。这会增加血糖,这意味着一个人可能会在饭后不久再次感到饥饿。

对于患有糖尿病或有患病风险的人,需要限制以下食物的摄入:

（1）白面包;

（2）白面食;

（3）精制谷物;

（4）精制饼干;

（5）许多烘焙食品。

监测每餐糖类的总摄入量可以帮助一个人将血糖水平保持在目标范围内。

2. 糖类

含糖食物大多含有糖分和低质量的糖类。它们通常几乎没有营养价值,并且会导致血糖急剧上升。糖还会导致体重增加以及心脏病和卒中的风险。

通常含糖量高的食物包括烘焙食品,如甜甜圈、羊角面包、蛋糕和饼干,以及比萨面团。其他一些糖类来源包括:

（1）酱汁和调味品;

（2）蜂蜜;

（3）糖果棒;

（4）鲜榨果汁。

超市中的许多加工食品都含有添加糖,它们的营养标签会含有以下名称,浓缩果汁、蜂蜜、糖浆、果糖或葡萄糖。因此,最好避免含有不熟悉成分的包装或加工食品,并选择尽可能完整和未加工的食品。

糖尿病患者在食用干果和果汁饮料或水果沙拉时应该小心,因为这些通常含有添加糖。人造甜味剂热量低,但研究表明它们仍然通过增加胰岛素抵抗对血糖产生负面影响。

（二）可以吃的糖类

糖尿病患者应多吃低糖水果、蔬菜和全谷物，它们含有必需的维生素、矿物质和纤维。

1. 全谷物和纤维

身体不会从全谷物中吸收所有糖类，因为其中含有大量纤维素和维生素、矿物质，出于这个原因，来自全谷物的碳水化合物不太可能导致血糖水平飙升。它们使人感觉更饱的时间更长。

全谷物含有纤维。虽然纤维是一种糖类，但它不会在体内分解成葡萄糖，也不会增加卡路里。纤维是一种健康的糖类。

全谷物的食物包括：

（1）糙米；

（2）大麦；

（3）藜麦；

（4）麦片；

（5）小米。

2012 年研究发现，糖尿病前期和 2 型糖尿病的患者在一天消耗超过 59.1 克全谷物，与每天摄入少于 30.6 克全谷物的参与者相比，这些参与者葡萄糖耐量恶化的风险降低了 34%。

2. 低糖水果和蔬菜

低糖水果含有高质量的糖类和纤维，坚果和豆类（如豆类、豌豆和扁豆）也含有高质量的糖类和纤维。这些食物可能有助于减缓葡萄糖的吸收。

二、蛋白质

蛋白质有助于身体结构及生理功能的新陈代谢。我们的器官、肌肉和免疫系统由蛋白质组成。身体可以将蛋白质分解成糖，但这个过程不如分解糖类有效。

（一）要避免的蛋白质

对于糖尿病患者，选择最佳蛋白质来源在很大程度上取决于这些食物含有多少脂肪和糖类。当富含蛋白质的食物也含有高脂肪时，它们会导致体重增加和高胆固醇。

即使吃少量的红肉，如牛肉、猪肉或羊肉，也可能增加患糖尿病的风险。2020年的一项研究表明，每天仅吃50克红肉可使患糖尿病的风险增加11%。

此外，糖尿病患者应考虑避免或限制摄入：

（1）油炸和含盐的高钠肉；

（2）加工肉类，如培根、热狗和熟食肉类；

（3）排骨和其他肥肉；

（4）带皮家禽；

（5）炸鱼。

加工肉类的盐含量往往很高，高血压也应特别谨慎。

（二）可以吃的蛋白质

对于糖尿病，目标是选择更健康的动物蛋白质，以及乳制品和植物替代品。

1. 健康的动物蛋白质

（1）去皮鸡肉或火鸡；

（2）切碎的没有脂肪的牛肉；

（3）鱼类，尤其是富含 ω-3 脂肪酸的鱼类，如长鳍金枪鱼、鲱鱼或鲑鱼；

（4）全蛋。

2. 植物蛋白质

在考虑植物性蛋白质的来源时，请检查每个选项包含多少脂肪和糖类。可以选择：

（1）大豆；

（2）扁豆；

（3）坚果；

（4）豆制品；

（5）豆腐；

（6）蛋。

（三）乳制品

乳制品是蛋白质的来源。它还提供钙和重要的维生素。糖尿病患者可以食用乳制品,只要他们在日常计划中考虑到糖类。

1 型糖尿病和 2 型糖尿病也会增加患心血管疾病的风险,2 型糖尿病经常与肥胖症同时发生。因此,最好选择不加糖的低脂乳制品。

包括:

(1) 不加糖的原味酸奶;

(2) 适量减脂奶酪或全脂奶酪;

(3) 牛奶。

(四) 非乳制品替代品

豆奶、大米奶、椰子奶、杏仁奶或燕麦奶等植物奶是健康的选择,但人们应该选择不加糖的植物奶。需要注意的是,最新的膳食指南仅认为强化豆奶在营养成分方面等同于乳制品。这包括蛋白质水平。

三、脂肪

脂肪是必需脂肪酸(如 $\omega - 3$)的来源,是健康均衡饮食不可或缺的一部分。脂肪还有助于身体吸收维生素 A、D、E 和 K。

有四种类型:饱和脂肪、反式脂肪、单不饱和脂肪和多不饱和脂肪。一个人可以在食品营养标签上了解食品中每种类型的含量。重要的是要关注在饮食中保持正确类型的脂肪,特别是对于糖尿病患者。

(一) 要避免的脂肪

不健康的脂肪会增加胆固醇水平并导致胰岛素抵抗。这可能会增加患糖尿病的风险或导致糖尿病患者的血糖飙升。

1. 饱和脂肪

这主要存在于动物产品、油和加工食品中。一个人每天从饱和脂肪中摄取的热量应该少于 10%。一些饱和脂肪含量高的食物包括:

(1) 牛油;

(2) 猪油;

(3) 棕榈油;

(4) 奶油调料和蘸料;

(5) 全脂蛋黄酱;

（6）炸薯条；

（7）面包屑和捣碎的食物；

（8）土豆片；

（9）汉堡；

（10）大多数快餐；

（11）沙拉酱。

2. 反式脂肪

氢化是将液体油变成固体脂肪的过程。结果是反式脂肪比饱和脂肪更不健康。避免食用任何含有氢化或部分氢化油的食物以及含有液体油的食物。

（二）可以吃的脂肪

在美国糖尿病协会建议侧重于单不饱和与多不饱和脂肪。这些可以降低低密度脂蛋白胆固醇或"坏"胆固醇的水平。它们还可以降低患心脏病和卒中的风险。此外，这些脂肪含量高的饮食，如地中海饮食，可能对代谢葡萄糖有积极的作用。

1. 单不饱和脂肪

这存在于许多健康的油、坚果和水果中，包括：

（1）花生、花生酱和花生油；

（2）其他坚果和坚果酱，如腰果、杏仁和杏仁酱；

（3）橄榄和橄榄油；

（4）菜籽油；

（5）牛油果；

（6）葵花籽油。

2. 多不饱和脂肪

这也存在于一些油和坚果以及其他食物中。两种类型的多不饱和脂肪，$\omega-3$ 和 $\omega-6$ 脂肪酸，特别健康。

食物来源包括：

（1）鱼，如鲑鱼、金枪鱼、鲱鱼或鲭鱼；

（2）坚果，如核桃；

（3）亚麻籽和亚麻籽油；

（4）种子；

（5）豆腐；

（6）蛋。

四、饮料（包括酒精）

对于患有糖尿病或有糖尿病风险的人来说，跟踪他们喝的东西也很重要。许多软饮料和果汁都含有糖类和添加糖。

当然，糖尿病患者可以安全地饮用不加糖的茶和零卡路里饮料以及白开水。酒精饮料也可能含有糖类。人们应该限制酒精饮料的消费，尤其是：啤酒、果酒、甜酒

任何饮酒的人都应该适度饮酒。这意味着不超过 5 盎司（约 150 毫升）的葡萄酒、12 盎司（约 350 毫升）的啤酒或 1.5 盎司（约 45 毫升）的 80 度酒精。

健康饮食的关键是从每个食物组中选择合适、健康的食物。重要的是要关注上面推荐的大量营养素，并避免高糖、高盐和高脂肪的高度加工食品。

第六节　糖尿病如何预防

糖尿病是 21 世纪极大的全球突发卫生事件之一。总体而言，估计全世界有 4.25 亿人患有糖尿病，其中印度是糖尿病患者第二多的国家。近期的一项分析表明，与糖尿病相关的并发症不断增加。这些并发症几乎影响身体的所有系统，导致糖尿病患者出现视网膜病变、神经病变、肾病、心血管疾病、糖尿病足、抑郁、焦虑甚至饮食失调，严重影响患者的生活质量。

治疗 2 型糖尿病的传统方法并不改变糖尿病的病因，它只对症状起作用，因此，化学合成的药物数量和剂量每隔几年就会增加。功能医学提供了一种管理糖尿病和减少与之相关的并发症的整体方法。

糖尿病是一个日益严重的问题，主要是由于缺乏生活方式教育和体育锻炼以及高热量、低营养、加工食品的消费。糖尿病具有多种且通常是毁灭性的

并发症,例如心脏病、卒中、高血压、神经损伤、肾脏损伤、眼睛损伤、足部损伤、听力损伤、细菌和真菌感染等皮肤病,甚至阿尔茨海默病。11 人中就有 1 人患有糖尿病,这种疾病会扰乱人体生理功能的各个方面,并增加患心血管疾病、癌症、认知能力下降和几乎所有其他疾病的风险。

功能医学可以控制血糖水平,并有助于减少患者的许多其他相关健康问题。功能医学不仅在优化糖化血红蛋(HbA1c)和血糖水平方面取得成功,而且还可以完全逆转糖尿病。

一、传统医学方法

在传统的糖尿病治疗方法中,没有足够的时间用于确定疾病的根本原因。在传统实践中,常见的方法是等到患者处于糖尿病的晚期阶段,而在其早期(胰岛素抵抗)或前期糖尿病阶段,当身体对饮食和饮食更敏感时,并没有采取太多措施来改变疾病的进程

二、治疗糖尿病的功能医学方法

功能医学方法的工作原理是将其应用于详细的实验室测试,对患者的整体生活方式和健康史进行广泛的评估,从而发现问题,而这些问题可以通过密集的生活方式改变来逆转。对于已经被诊断出患有 2 型糖尿病的患者,功能医学方法倾向于寻找根本原因并加以纠正,从而减轻与糖尿病相关的许多症状。

(一)了解糖尿病的根本原因

血糖是糖尿病的症状,而不是糖尿病的原因。仅治疗症状无助于缓解糖尿病。因此,检测糖尿病的主要原因变得势在必行。

1. 胰岛素抵抗

胰岛素是胰腺中的 β 细胞释放的一种重要激素,其关键功能之一是平衡体内的血糖水平。为了实现血糖控制,胰岛素使血液中的葡萄糖有效地被吸收到全身各个细胞(肌肉、脂肪、肝脏等)中。在存在胰岛素抵抗的情况下,导致胰腺分泌更多的胰岛素,以确保葡萄糖被身体细胞吸收。然而,由于生活方式、遗传、毒素或线粒体功能障碍导致血糖升高,β 细胞无法产生更多的胰岛

素,从而导致血液中葡萄糖的过量积聚。这种过量的葡萄糖会损害全身的细胞,

2. 慢性压力

慢性压力是导致胰岛素抵抗的另一个因素,进而导致 2 型糖尿病。压力会增加体内的皮质醇水平,从而增加血糖水平。如果压力是暂时的,没有问题;但是,如果由于工作压力大或家庭生活受到干扰而压力持续存在,那么持续升高的皮质醇会导致血糖持续升高,β细胞无法分泌足够的胰岛素。

3. 缺乏睡眠

研究表明,睡眠不足也与胰岛素抵抗有关。在 9 名健康受试者(5 名男性和 4 名女性)中进行的一项研究表明,仅在一个晚上减少睡眠,就会在健康受试者的多个代谢途径中诱导胰岛素抵抗。这种生理观察与 2 型糖尿病患者的葡萄糖调节变化有关。睡眠减少会增加血浆非酯化脂肪酸水平。

4. 肠道微生物组

另一种理论认为,人体动植物群的失衡会导致携带脂多糖的有害细菌过度生长。脂多糖的释放也与胰岛素抵抗有关。研究还表明,维生素 D 缺乏症患者出现胰岛素抵抗和代谢综合征的风险更高。

5. 甲基化状态

表观遗传修饰,包括 DNA 甲基化,已被确定为环境与基因组相互作用的一种机制,并且有证据表明 DNA 甲基化的改变可能导致 2 型糖尿病患病率的增加。

6. 抽烟

吸烟是许多疾病的众所周知的危险因素,包括糖尿病。许多研究报告了吸烟对糖尿病的不利影响。吸烟会增加患糖尿病的风险,并加重糖尿病的微血管和大血管并发症。吸烟与胰岛素抵抗、炎症和血脂异常有关,但吸烟影响糖尿病的确切机制尚不清楚。然而,戒烟是控制糖尿病和预防糖尿病并发症的重要目标之一。

7. 糖尿病的遗传倾向

2 型糖尿病与家族史有很强的联系,尽管它也取决于环境因素。2 型糖尿病部分是由基因决定的,增加 2 型糖尿病易感性的遗传因素也可能通过 2 型

糖尿病或其相关并发症增加死亡风险。

(二)预防 2 型糖尿病

功能医学采取积极主动的方法来预防 2 型糖尿病。详细的测试使功能医学从业者能够比传统的糖尿病管理方法中的标准护理更早地识别和启动有问题的变化(如胰岛素抵抗)的逆转。功能医学为早期发现糖尿病制定了全新的标准,从而可以轻松地将其扼杀在萌芽状态。

1. 详细的实验室测试

功能医学遵循详细的实验室测试,并且具有比其他传统诊断方法更敏感的参数。众所周知,临床医生在筛查糖尿病时考虑的血糖和 HbA1c 的常规实验室范围允许在诊断糖尿病之前达到相当高的血糖范围。

美国糖尿病协会目前对符合 2 型糖尿病患者资格的实验室值的建议包括:

(1) HbA1c:<7%;

(2) 餐后两小时血糖:<180 mg/dL;

(3) 空腹血糖:80~130 mg/dL。

功能医学寻找早期预警信号,例如,轻度升高的葡萄糖或胰岛素抵抗。功能医学中 2 型糖尿病和相关疾病的早期标志物是:

(1) 空腹血糖:84 毫克/分升;

(2) 甘油三酯水平升高;

(3) 尿酸水平升高;

(4) 高密度脂蛋白(HDL)降低;

(5) 低密度脂蛋白(LDL)升高;

(6) HbA1c:>5.4%;

(7) 胰岛素或 C 肽水平升高;

(8) 抗体,如谷氨酸脱羧酶(GAD65);

(9) 腰围增加(男性>40 英寸,女性>35 英寸);

(10) 腰臀比女性>0.85,男性>0.90;

(11) 血压升高。

所有这些早期预警信号,都有助于糖尿病或胰岛素抵抗的早期诊断,从而抑制糖尿病的进展。针对这种变化的原因及时采取措施有助于完全逆转病情并帮助患者恢复最佳健康状况。

2. 2 型糖尿病的干预

与传统医学方法相反,功能医学采取支持患者饮食和生活方式改变作为2 型糖尿病的主要治疗方法和优化实验室标志物的路径。

(1) 健康的肠道

研究表明,改变的炎症性肠道微生物群对 2 型糖尿病的发展至关重要。最近的一项研究表明,二甲双胍对肠道微生物群有影响;该药物增加了 Akkermansia muciniphila 的水平,这是一种肠道共生细菌,与减少炎症和改善代谢健康有关。这支持了肠道微生物群在 2 型糖尿病中发挥关键作用的事实。

已经研究了几种益生元和益生菌的抗糖尿病和促进肠道健康的作用。已发现在蘑菇和魔芋根中发现的益生元纤维可以降低血糖水平。同样,菊粉是一种天然存在于菊苣、大蒜、洋葱、韭菜和芦笋中的益生元,可降低空腹血糖并促进代谢更健康的肠道微生物群。某些益生菌菌株,如乳酸杆菌和双歧杆菌,还可以通过促进抗炎肠道微生物群来改善 2 型糖尿病中炎症和氧化应激的生物标志物,并降低空腹血糖。

(2) 饮食

① 低糖类饮食:越来越多的研究表明,在治疗 2 型糖尿病方面,低糖类饮食优于高糖类饮食。最近对 18 项随机对照试验的系统评价和荟萃分析发现,减少膳食糖类可显著改善 HbA1c、甘油三酯和胆固醇,同时降低患者对糖尿病药物的需求。

各种大规模的临床研究比较了低糖类饮食和高糖类饮食治疗糖尿病的有效性。这些研究的结果再次重申,对于 2 型糖尿病的管理,低糖类饮食始终优于高糖类饮食。此外,它还可以显著改善血糖稳定性和血脂状况,并显著减少对药物的需求。除了数量外,提高患者摄入的糖类的质量也很重要。

② 低升糖指数饮食:一项对 6 项短期研究的荟萃分析显示,与接受其他饮食的人相比,低升糖指数饮食的超重或肥胖者减重更多,血脂改善也更好。

③ 循环生酮饮食:循环生酮饮食已成为一种有效的替代饮食,对药物的

依赖程度较低,甚至在没有药物可用时甚至可能是一种更可取的选择。这种形式的酮饮食有助于患者更一致地遵循它并获得最佳和长期的结果。生酮饮食大大降低了由饮食中糖类引起的血糖反应,并改善了潜在的胰岛素抵抗。一项研究的结果表明,根据 2 型糖尿病患者的空腹血糖和 HbA1c 测量,低糖类、酮饮食可显著改善血糖。

④ 地中海饮食:在一项随机、单盲对照试验中,表明地中海式饮食可能有效降低代谢综合征的患病率。

(3)胰岛素抵抗综合征的营养品

营养食品或功能性食品(如植物蛋白)已被证明可以改善胰岛素抵抗并减少甘油三酯的分泌。益生菌和益生元能够改变肠道微生物群,减少特定营养素的吸收并改善能量丰富的食物的代谢处理。最后,特定的营养食品已被证明是有益的,例如,红曲米、小檗碱、姜黄素、巴西莓、浆果抗氧化剂、银杏、绿茶以及维生素 D。所有这些都可以改善肝脏对脂质的处理并改善胰岛素抵抗。

(4)微量营养素

为糖尿病患者推荐的微量营养素包括铬、维生素 D、镁、辅酶 Q10 和 α 硫辛酸。α 硫辛酸已被证明对治疗周围糖尿病神经病变有益。许多临床研究都发现了镁补充剂对糖尿病患者代谢特征的益处。

(5)锻炼

众所周知,久坐的生活方式是 2 型糖尿病的重要危险因素,因此锻炼应该是该疾病任何治疗计划的核心部分。研究表明,每天步行 30 分钟即可将 2 型糖尿病的风险降低约 50%。高强度间歇训练似乎也有益,因为它可以降低 2 型糖尿病患者的空腹血糖、HbA1c 和心血管并发症,并且在改善血糖控制方面比持续有氧运动更有效。

除了增加运动量,减少日常生活中的久坐时间也是必不可少的。在站立式办公桌或跑步机办公桌前交替坐着工作,打破长时间坐着站立或行走已被证明可以改善有糖尿病风险的人的餐后血糖反应。

(6)良好睡眠

研究表明,睡眠时间短或睡眠不足可能会通过干扰能量代谢和增加胰岛素敏感性来促进 2 型糖尿病。睡眠不足还会损害饱腹感,引发对含糖加工食品的渴望和过度消费，从而增加患糖尿病的风险。阻塞性睡眠呼吸暂停是睡眠不足的常见原因，它通过诱导缺氧促进 2 型糖尿病，这反过来又会损害胰腺 β 细胞产生的胰岛素。

（7）压力管理

研究表明，减轻心理压力可以改善 2 型糖尿病患者的血糖管理。功能医学采用一种方法来减轻患者的慢性压力，改善其整体健康状况以及逆转糖尿病状况。已经发现冥想、瑜伽、大笑疗法和呼吸练习可以降低糖尿病患者的空腹血糖和餐后血糖升高。

（8）药理管理

虽然目前没有食品和药物管理局（FDA）批准专门用于治疗胰岛素抵抗的药物，但经常为某些患者开出胰岛素抵抗的药物包括二甲双胍和噻唑烷二酮。胰岛素也用于某些胰岛素抵抗的病例。二甲双胍是一种双胍类胰岛素增敏剂，用作一线药物。

不良饮食、久坐不动的生活方式、睡眠不足、慢性压力、肠道功能障碍和环境毒素、遗传、不良情绪和线粒体功能紊乱在导致糖尿病中起着重要作用。功能医学是一种基于科学的糖尿病预防和治疗方法，侧重于饮食和生活方式的改变，是管理 2 型糖尿病最有效的一线策略，它是预防、治疗和管理 2 型糖尿病的有效方法。

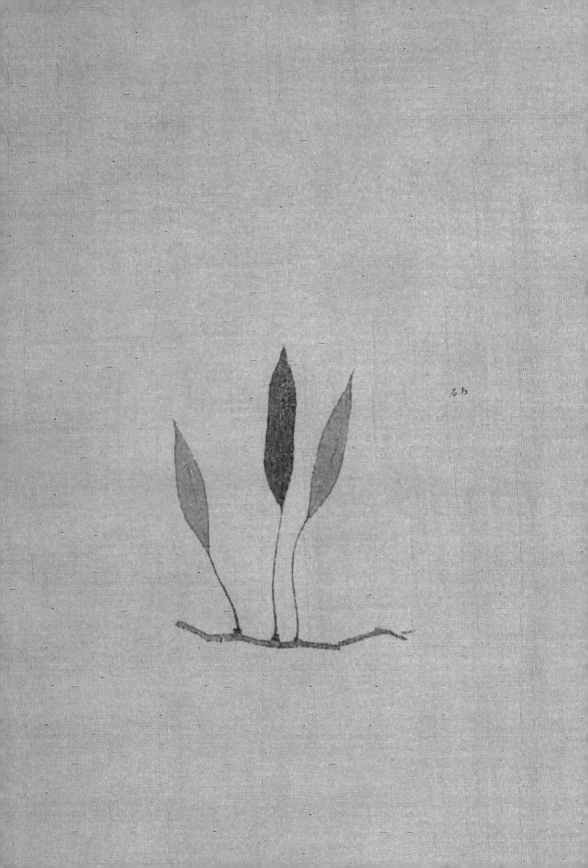

第五章

血管心脏细胞衰老

第一节　动脉粥样硬化斑块的危害

一、什么是动脉粥样硬化?

动脉粥样硬化,有时被称为"动脉硬化",当脂肪(胆固醇)和钙在动脉壁内层积聚,形成一种称为斑块的物质时就会发生。随着时间的推移,脂肪和钙的堆积会使动脉变窄并阻止血液流过它。

动脉粥样硬化可以发生在所有动脉中。如果您的其中一条动脉出现动脉粥样硬化,则您全身其他血管中很有可能出现动脉粥样硬化。

二、动脉粥样硬化会引起哪些问题?

(1)冠心病:当动脉粥样硬化影响向心脏供血的动脉(冠状动脉)时,它会限制血液流向心肌,导致心肌缺血引起心绞痛或心律失常

(2)心肌梗死:由动脉粥样硬化引起的斑块被纤维帽包围。如果血液突然流动加快或动脉突然变窄,这种纤维帽可能会撕裂或破裂。导致心脏的冠状动脉完全堵塞,引起心肌完全缺血,最终导致心肌梗死。

(3)卒中或短暂性脑缺血发作(TIA):当动脉粥样硬化影响向大脑供血的动脉时,可能会导致短暂性脑缺血发作(TIA)或卒中。

(4)外周动脉疾病:动脉粥样硬化会影响身体其他部位的动脉,如骨盆和腿部,导致血液循环不良。

(5)腹主动脉瘤:动脉粥样硬化会使主动脉壁变弱。主动脉是将血液从

心脏输送到身体其他部位的大动脉,一旦破裂,危及生命。

三、动脉粥样硬化如何治疗?

治疗动脉粥样硬化和冠状动脉疾病的一个主要部分包括改变生活方式(如戒烟)和药物,以帮助降低高胆固醇、控制高血压和管理其他增加心脏病发作、卒中和其他并发症风险的事情。

四、逆转动脉粥样硬化

如果您认为动脉粥样硬化是对损伤的一种反应,那么可以通过去除损伤源来逆转纤维斑块的形成。在高胆固醇的情况下,通过减少动脉中的低密度脂蛋白胆固醇的含量并增加高密度脂蛋白的含量(它可以去除动脉壁中已经存在的胆固醇),你实际上可以逆转动脉粥样硬化。

五、动脉粥样硬化是如何发生的?

虽然确切过程尚不完全清楚,但科学家们已经描述了导致动脉阻塞的动脉粥样硬化的三个不同阶段。这些阶段不一定按顺序发生。

(1)脂肪条纹。"脂肪条纹"表现为在主动脉壁内延伸的黄色条纹,例如主动脉。条纹由胆固醇、白细胞和其他细胞物质组成。脂肪纹本身不会引起心脏病的症状,但会发展成更严重的动脉粥样硬化,称为纤维斑块。

(2)斑块。动脉内层形成斑块。斑块是胆固醇、白细胞、钙和其他物质在动脉壁中的堆积。随着时间的推移,斑块使动脉变窄,动脉变硬。

斑块有时会减少流向心肌的血流量,从而导致心绞痛症状。颈部大动脉中的斑块(颈动脉狭窄)可能会阻止血液流向大脑,并且是短暂性脑缺血发作(有时称为"小卒中")和卒中的常见原因。

斑块覆盖有纤维帽,如果某些触发因素导致血压升高或导致动脉收缩,则可能会破裂。如果斑块破裂,一个人可能会心脏病发作,形成一个血块,完全阻止血液流过动脉。

(3)斑块破裂。动脉粥样硬化的最后阶段发生在斑块破裂时,暴露出下面的胆固醇和组织。这种破裂会形成血凝块,并导致心脏病发作和不稳定心绞痛的症状。

六、为什么会发生动脉粥样硬化？

对血管伤害的保护反应。该理论表明，动脉粥样硬化是由于动脉内层反复损伤而发展起来的。作为炎症过程的一部分，损伤可能会刺激细胞生长和分裂。这种对慢性损伤的正常愈合反应实际上可能导致动脉粥样硬化斑块的生长。

这种伤害可能是由多种原因造成的，包括：

（1）动脉内壁的物理压力，例如高血压引起的压力；

（2）对动脉壁内感染的反应；

（3）对动脉内膜的氧化损伤。氧化损伤是指由称为自由基的不稳定分子引起的损伤。自由基是在氧和LDL（"坏"或低密度脂蛋白）胆固醇之间的反应过程中形成的；

（4）氧化的低密度脂蛋白胆固醇可能会损伤血管壁并促进炎症反应，从而导致动脉内壁被碎片堵塞。但究竟为什么高胆固醇水平会促进斑块形成尚不清楚。胆固醇通常存在于所有细胞膜中，但它可能会改变血管壁的物理特性，使其更容易受损。

七、吸烟如何导致动脉粥样硬化

吸烟在动脉粥样硬化的发展中起着重要作用。烟草烟雾中所含的一氧化碳和尼古丁会通过以下方式影响通过动脉的血流量：

（1）使携带胆固醇的脂蛋白更容易进入动脉壁；

（2）促进纤维斑块的形成；

（3）促进可以完全阻塞动脉的血凝块的形成。

八、动脉粥样硬化是如何引起主动脉瘤的？

动脉粥样硬化是腹主动脉瘤的主要原因之一。

主动脉壁（和所有血管）是由需要营养和氧气的活细胞组成的动态组织。许多这些营养物质从血管内部通过血管壁渗出以滋养血管的其余部分。当血管内壁被动脉粥样硬化斑块覆盖时,营养物质就无法充分渗透。细胞得不到氧气,其中一些会死亡。随着动脉粥样硬化的进展和细胞的不断死亡,血管壁变得越来越脆弱。

在某些时候,血管中心承受的压力、壁张力和壁本身的强度之间达到了临界关系。当达到这一点时,斑块区域的壁开始扩张(变大)。随着血管直径的增加,壁张力增加,导致更多的扩张。最终结果是动脉瘤。

第二节　同型半胱氨酸的危害

高同型半胱氨酸可能是维生素缺乏的标志。它与许多健康问题有关,包括心脏病和阿尔茨海默病。

一、什么是同型半胱氨酸?

同型半胱氨酸是一种含硫氨基酸,由身体从另一种氨基酸(称为蛋氨酸)中产生。蛋氨酸含量高的食物包括肉类、蛋清和海鲜。

同型半胱氨酸通常在体内的含量非常少。那是因为我们的身体在维生素B的帮助下将其有效地转化为其他代谢物。较高的同型半胱氨酸水平可能表明缺乏这些维生素。

除了维生素缺乏之外,较高的同型半胱氨酸水平还与心脏病、认知功能障碍和阿尔茨海默病有关。

同型半胱氨酸通过两种生化途径,即再甲基化或转硫作用,转化为毒性更小、更有用的氨基酸。

(1)再甲基化:来自5-甲基叶酸(5-MTHF)的甲基(膳食叶酸的分解产物或甜菜碱)被添加到同型半胱氨酸中,以将其转化成蛋氨酸。在这个过程中需要维生素 B_{12},以及蛋氨酸合酶 MTHFR。

(2)转硫作用:同型半胱氨酸被胱硫醚 β-合酶转化为胱硫醚。这种转化需要维生素 B_6。然后胱硫醚可以转化为半胱氨酸,随后转化为谷胱甘肽(一种非常强大的抗氧化剂)。

当同型半胱氨酸不能转化为其他化合物时,它会在体内积聚并可能造成损害。维生素 B 在这种平衡中起着非常重要的作用。

二、同型半胱氨酸检测

医生可能会要求进行同型半胱氨酸测试。

(1) 查明是否存在维生素 B_{12}、叶酸或维生素 B_6 缺乏症。

(2) 检查高危人群的心脏病风险。

(3) 帮助诊断高胱氨酸尿症,一种罕见的遗传疾病。

高蛋白餐可以显著增加同型半胱氨酸水平。因此,建议在验血前整晚禁食,以确保获得最准确的结果。

三、高同型半胱氨酸水平的原因

下面列出的原因通常与同型半胱氨酸升高有关。

(一) 维生素 B 缺乏症

如果出现以下情况,同型半胱氨酸水平会增加:

(1) 维生素 B_{12} 缺乏症;

(2) 维生素 B_6 缺乏症;

(3) 叶酸(维生素 B_9)缺乏症。

(二) 吸烟

研究表明,吸烟和接触二手烟都会增加同型半胱氨酸水平。

(三) 酒精

每日饮酒量可以增加同型半胱氨酸水平,可以通过维生素 B_{12} 和叶酸降低水平。

(四) 压力

一些研究表明,压力可能会增加同型半胱氨酸水平。

(五) 药物

几种药物可以增加同型半胱氨酸水平,包括:

(1) 甲氨蝶呤,一种免疫抑制剂;

(2) 二甲双胍,用于糖尿病;

（3）考来烯胺，用于降低胆固醇；

（4）抗癫痫药。

（六）肾脏疾病

肾脏有助于将同型半胱氨酸转化为其他氨基酸。因此，肾功能下降会导致同型半胱氨酸的积累。这就解释了为什么那些患有肾脏疾病具有高同型半胱氨酸水平。

（七）甲状腺功能减退症

研究发现甲状腺功能减退症患者的同型半胱氨酸水平较高。对 17 项研究的荟萃分析发现，未接受左甲状腺素（合成 T4）治疗的甲状腺功能减退症患者同型半胱氨酸水平升高，这与甲状腺功能减退症的严重程度有关。此外，左甲状腺素治疗可有效降低同型半胱氨酸水平。

（八）牙齿健康

在研究中，慢性牙周炎（牙齿和牙龈发炎）与同型半胱氨酸水平升高有关。在治疗牙周病后，这种升高的同型半胱氨酸水平会恢复正常。

（九）遗传学

在称为高半胱氨酸尿症的罕见遗传病中，同型半胱氨酸水平会升高。如果发现同型半胱氨酸水平严重升高，医生通常会进行更多测试以排除或确认诊断。

除了高胱氨酸尿症，高半胱氨酸轻度升高可通过在相对常见的突变引起的亚甲基四氢叶酸还原酶（MTHFR）基因。每个人都有 2 个 MTHFR 等位基因（每个父母各 1 个）。只有一个 MTHFR 等位基因的突变被称为"杂合的"；两者的突变称为"纯合"。大约 10% 的欧洲人后裔在该基因（纯合形式）中有两个突变。

在人类中发现的两种最常见的 MTHFR 突变（多态性）是：

（1）MTHFR C677T（Rs1801133）。这种突变（A 等位基因）与酶活性降低、总同型半胱氨酸水平升高和叶酸分布改变有关。具有该突变的一个"A"等位基因的人酶活性降低 35%，而"AA"基因型的人酶活性降低 68%。

（2）MTHFR A1298C（rs1801131）。这种突变也影响 MTHFR 活性和同型半胱氨酸水平，但影响程度低于 C677T。

在一项对 872 名健康人的研究中,与正常 MTHFR 的人相比,那些纯合子的 MTHFR 突变(MTHFR 677TT 基因型)的同型半胱氨酸水平高 10 倍。

其他可以影响同型半胱氨酸水平的基因是编码甲硫氨酸合酶(MTR;rs1805087)和胱硫醚-β-合酶(CBS;rs5742905,rs121964962)的基因。

四、与高同型半胱氨酸相关的疾病

升高的同型半胱氨酸水平与多种疾病有关,如果同型半胱氨酸水平较高,并不意味着患有以下所列疾病。

(一)心脏病

自 20 世纪 90 年代初以来,高同型半胱氨酸(高同型半胱氨酸血症)已被认为是心脏病的潜在危险因素。

有研究表明,较高的空腹同型半胱氨酸水平都与心脏疾病和卒中的风险较高。然而,同型半胱氨酸在心脏病中的确切作用尚未得到证实。一些科学家认为,较高水平的同型半胱氨酸会导致动脉变窄和变硬(动脉粥样硬化)。

(二)胰岛素抵抗

一项研究发现,胰岛素抵抗的人往往具有较高的同型半胱氨酸,这可能是由于胰岛素对同型半胱氨酸代谢和肾脏清除的影响。

(三)抑郁症

一项针对 924 名男性的研究发现,同型半胱氨酸水平高的人患抑郁症的可能性是同型半胱氨酸最低的人的两倍以上。

第二项研究发现,同型半胱氨酸水平最高($>12\mu mol/L$)的个体往往具有较低水平的 S-腺苷甲硫氨酸(SAMe),这是一种对产生与情绪增强相关的神经递质至关重要的营养素。

在一项针对 236 名住院的老年急性病患者的研究中,补充维生素 B_2、B_6、B_{12} 和叶酸可降低同型半胱氨酸水平并减轻抑郁症状。

(四)认知功能、痴呆症和阿尔茨海默病

对 111 篇文章的系统回顾和荟萃分析发现,认知能力下降与血浆同型半胱氨酸水平升高之间存在关联。然而,维生素补充剂治疗未能防止认知能力下降。

同样,对 10 项针对 1 900 名认知障碍患者的研究和 21 项针对 15 000 名无认知障碍患者的研究进行的荟萃分析发现,较高的同型半胱氨酸与认知障碍和痴呆风险增加有关。

在一项对 1 900 名没有痴呆症的人进行的研究中,较高的同型半胱氨酸水平与接下来 8 年患阿尔茨海默病的风险增加有关。高于 $14\mu mol/L$ 的同型半胱氨酸水平与阿尔茨海默病风险增加近 2 倍有关。

（五）自身免疫病

在某些自身免疫病中,同型半胱氨酸水平可能更高,例如:

(1) 类风湿关节炎;

(2) 红斑狼疮;

(3) 银屑病。

同型半胱氨酸水平仅在某些多发性硬化症病例中升高,而在其他病例中则不然。

（六）骨质疏松症

较高的同型半胱氨酸与较高的骨质疏松症风险相关。然而,用维生素 B 补充剂治疗高同型半胱氨酸不太可能有疗效。

（七）偏头痛

虽然我们仍然不完全了解偏头痛的原因,但一些临床医生推测同型半胱氨酸可能通过使血管发炎和促进血液凝固级联反应（血栓形成）而导致偏头痛。偏头痛患者的脑脊液中同型半胱氨酸的浓度增加。参与同型半胱氨酸代谢的基因发生突变（例如 MTHFR 突变 rs1801133）的人更容易患偏头痛。

在一些研究中,维生素 B 补充剂降低了偏头痛发作的严重程度和频率。然而,偏头痛和同型半胱氨酸水平之间的关联是推测性的,需要进一步研究来证实。

五、低同型半胱氨酸

虽然比高水平少见得多,而且通常也不是问题,但低同型半胱氨酸水平也可能导致问题。例如,足够的同型半胱氨酸水平对于产生对解毒很重要的因子(例如产生谷胱甘肽)是必要的,例如半胱氨酸、牛磺酸和硫酸盐。因此,低同型半胱氨酸水平会限制对氧化应激作出反应的解毒途径。低同型半胱氨酸与不明原因的神经损伤(特发性周围神经病变)有关。

六、如何降低同型半胱氨酸水平

最重要的是与医生合作,找出导致同型半胱氨酸水平升高的原因并治疗潜在的疾病。

（一）健康饮食

防止同型半胱氨酸升高的最佳方法是确保饮食中含有足量的叶酸(维生素 B_9)、维生素 B_{12} 和维生素 B_6。

叶酸在新鲜水果和蔬菜中含量丰富,而维生素 B_{12} 则存在于动物产品中,包括肉、鱼、奶酪和牛奶。维生素 B_6 的最丰富来源包括鱼、牛肝、土豆和其他淀粉类蔬菜以及水果(柑橘除外)。

然而,在某些情况下,维生素缺乏可能有非饮食原因,例如出血或肠道问题(吸收不良),在这种情况下,它们无法通过简单的饮食调整来纠正。与医生合作解决此类潜在问题。如果确实需要服用补充剂,最好可以服用活性形式的维生素,例如甲钴胺或 5 - MTHF。

（二）经常锻炼

虽然运动会在短期内增加同型半胱氨酸,但从长远来看,它与较低的同型半胱氨酸水平有关。对 34 项研究的系统评价发现,经常锻炼可能会降低同型半胱氨酸水平。一项针对帕金森病患者的研究发现,经常锻炼的人的同型半胱氨酸水平较低。

（三）管理压力

虽然压力和同型半胱氨酸之间的联系还不是很清楚,但一些研究发现压力可以增加同型半胱氨酸水平。因此,寻找避免或应对压力的方法有助于降低同型半胱氨酸,但也有助于改善整体健康状况。一项研究表明,瑜伽可能有助于降低升高的同型半胱氨酸水平。

（四）戒烟

吸烟和接触二手烟都会增加同型半胱氨酸水平。如果吸烟,戒烟可能有助于降低同型半胱氨酸水平。

（五）酒精

每日饮酒会增加同型半胱氨酸水平，告知医生讨论您的饮酒量。避免大量饮酒。

（六）补充剂

在小规模临床试验中发现以下补充剂可降低同型半胱氨酸：

（1）ω-3；

（2）N-乙酰半胱氨酸；

（3）益生菌（植物乳杆菌）；

（4）β-胡萝卜素；

（5）甜菜碱；

（6）叶酸；

（7）维生素 B_{12}。

第三节　大剂量维生素 C 增强血管功能

高胆固醇血症、吸烟、高血压和肥胖是动脉粥样硬化性冠状动脉疾病（CAD）发展的罪魁祸首。

动脉粥样硬化始于血管壁的内皮损伤。血液毒素和自由基等损伤会导致内皮受损。这会导致一连串功能失调的不平衡，这种不平衡导致炎症反应，促进低密度脂蛋白胆固醇（LDL）氧化。

我们的身体有一个内部的"救火队"来阻止低密度脂蛋白的氧化，以此作为阻止动脉粥样硬化过程的一种手段。它通过使用内源性亲脂性抗氧化剂如 α 生育酚、β 胡萝卜素和维生素 C 来实现这一点。维生素 C 是人体血浆中主要的水溶性抗氧化剂，能够清除自由基。

如果我们没有足够量的维生素 C 和抗氧化物质，那么就会产生大量氧化的 LDL 和 Lp(a)，进一步促进动脉粥样硬化斑块发展。

一、大剂量维生素 C 疗法的临床研究

高剂量和大剂量维生素 C 用于减少动脉粥样硬化的治疗用途已在许多进行良好的临床试验中得到验证。

（一）维生素 C 摄入量中和高脂肪餐。

在马里兰大学医学院 Plotnick（普洛特尼克）博士进行的一项研究中，20名健康的男性和女性食用三种早餐中的一种：

（1）由鸡蛋麦松饼、香肠麦松饼和两块薯饼组成的高脂肪餐。

（2）同餐，但在受试者服用 1 000 mg 维生素 C 和 800 IU 维生素 E 之后。

（3）麦片、脱脂牛奶和橙汁的低脂早餐。

在这项研究中，Plotnick 博士发现，一顿高脂肪餐会使血液甘油三酯水平升高 60% 以上，并使内皮功能降低 2～4 小时。内皮功能的降低也与餐后甘油三酯水平的增加相关，但与空腹甘油三酯水平无关。研究人员还高兴地注意到，在高脂肪餐前服用大剂量维生素 C 和维生素 E 有助于维持正常的内皮功能。令人惊讶的是，维生素的作用与食用低脂餐相同，不会增加甘油三酯或降低内皮功能。

（二）维生素 C 有助于使血流量正常化

为了确定大剂量维生素 C 对正常血流的影响，研究人员测量了 231 名动脉粥样硬化患者和同等数量的健康人的颈动脉内膜厚度。内膜是血管壁的最内层，内膜增厚是心血管疾病的征兆。高血液水平的类胡萝卜素，特别是叶黄素和玉米黄质与正常的内膜厚度有关。在使用兔子进行的一项动物研究中，据报道，在喂食高胆固醇饮食后，兔子的血流量减少，红细胞聚集在小血管中。然而，当这些兔子被补充维生素 C 时，它们的血流量恢复了正常。

（三）维生素 C 保护血管壁

大剂量维生素 C 对充血性心力衰竭（CHF）患者非常有效。它可以防止内皮细胞凋亡。在一系列实验中，法兰克福大学的斯蒂芬妮·迪梅勒（Stefanie Dimmeler）博士首先表明，肿瘤坏死因子-α（TNF-α）使培养的内皮细胞凋亡增加了 3 倍。然而，当向培养物中加入维生素 C 时，这种细胞凋亡显著减少。

在用血管紧张素Ⅱ处理的细胞中也观察到类似的结果。

研究人员随后解释说，维生素C通过抑制TNF-α诱导从线粒体释放的细胞色素C的能力来干扰细胞凋亡信号传导。这抑制了Caspase-9的激活。

在一项调查中，34名患者服用了大剂量维生素C或安慰剂。起初，他们静脉注射2.5克维生素C或0.9%氯化钠，持续10分钟。然后每天口服两次2克维生素C或安慰剂，持续3天。

结果报告称，服用大剂量维生素C后，循环凋亡微粒的血浆水平降低至基线水平的32%。接受安慰剂治疗的患者减少至基线水平的87%。

（四）维生素C有助于中和香烟烟雾

吸烟会导致内皮功能障碍。对20名吸烟者和非吸烟者进行了一项研究，以检查大剂量维生素C和吸烟对内皮依赖性血管舒张的影响。

研究在15名吸烟者吸烟前和吸烟后10分钟进行，测量了血清维生素C水平和作为脂质过氧化指标的硫代巴比妥酸反应物质（TBARS）的血浆水平。结果表明，吸烟者的维生素C水平较低，而TBARS水平较高。当给予大剂量维生素C时，它改善了流量依赖性血管舒张的损害并降低了吸烟者的TBARS。然而，大剂量维生素C给药对非吸烟者没有任何影响。研究人员还得出结论，吸烟会急剧恶化流量依赖性血管舒张的损害并增加TBARS。因此，研究人员得出结论：

（1）吸烟者肱动脉内皮依赖性血管舒张受损。当给予大剂量维生素C时，TBARS减少；

（2）吸烟导致吸烟者内皮依赖性血管舒张的急性损害与TBARS的增加有关。

（五）维生素C降低血压

血管内皮通过释放松弛类二十烷酸（花生酸）如前列环素（PGI2）或收缩类二十烷酸（花生酸）如TXA2以微妙的平衡来调节血管张力，以维持正常血压。由自由基引起的功能失调的内皮可以打破这种平衡。然后将净平衡推向TXA2/PGI2增加，从而促进血管收缩和高血压。

对50名高血压患者的抽样组进行了一项研究，其中25名患者每天服用 500 毫克维生素 C,其余患者服用匹配的安慰剂。1 个月后,维生素 C 组的收缩压下降了 12 毫米汞柱,比安慰剂组下降了很多。对舒张压的影响不太明显,没有达到任何统计学意义。

在这项研究中,对收缩压的影响非常强。舒张压变化不那么明显的一个原因可能是因为开始时这是正常的。

（六）维生素 C 保护内皮氧化

维生素 C 通过阻止 LDL 氧化、血小板聚集和白细胞与内皮的黏附来保护内皮功能。对一组健康男性进行了一项研究,结果表明,低血浆生育酚水平与 ox - LDL 水平升高显著相关。此外,吸烟会进一步提高 ox - LDL 水平。该研究得出结论 α 生育酚可防止细胞氧化损伤。补充维生素 C 将有助于减少这种损害,尤其是在吸烟者中。

许多研究证明,维生素 E 与大剂量维生素 C 结合可减少细胞凋亡(细胞死亡)和对健康心肌和内皮细胞的氧化损伤。在对 AMI(急性心肌梗死)患者进行的一项研究中,据报道,当这些患者补充维生素 E、C 时,粒细胞中自由基的产生减少。

（七）维生素 C 有助于心力衰竭

大剂量维生素 C 可以通过改善血管功能来帮助心脏病患者。当我们的心脏不能有效地泵血来满足我们身体的需要时,我们就会发展为充血性心力衰竭。体征和症状是疲劳和呼吸急促。大多数心力衰竭通常是由潜在的心脏病(如冠状动脉疾病)直接导致的。

德国和法国的研究人员发现,维生素 C 有助于防止血管壁细胞死亡。换句话说,维生素 C 有益于血管壁功能差的充血性心力衰竭患者。

体内破坏性氧的形式称为活性氧,随着病情的发展,它会在血液中积累。这种氧化应激通过破坏内皮细胞而导致内皮功能障碍。由于维生素 C 是一种有效的抗氧化剂,它有助于从体内清除这些破坏细胞的含氧化合物。

（八）维生素 C 预防糖尿病

法里斯·K·蒂米米博士和他在马萨诸塞州波士顿布莱根妇女医院和哈佛医学院的团队发现,短期输注维生素 C 改善了 10 名糖尿病患者的血管功能。

在研究过程中,该团队还检查了内皮和血管内部排列的细胞层的功能,这有助于血管扩张和收缩。他们还得出结论,维生素 C 有助于清除内皮中存在的自由基。这些由氧产生的自由基是随着年龄的增长在体内积累的有害分子。

(九) 维生素 C 有助于高胆固醇血症

维生素 C 是否可以帮助患有高胆固醇血症的人,结果喜忧参半。大多数研究仅使用维生素 C 进行,剂量低于 500 毫克。缺乏始终如一的阳性结果可能是由于剂量相对较小,因此细胞内浓度不足以产生有意义的变化。

二、大剂量维生素 C 和胶原蛋白

除了维生素 C 对内皮壁的公认抗氧化作用外,维生素 C 还具有另一个重要功能。维生素 C 有助于形成负责保持血管系统柔韧和健康的关键胶原蛋白。在血管中,胶原蛋白与弹性纤维一起形成内皮下结缔组织的组成部分(一层非常薄的鳞状上皮细胞,排列所有血管),以及外部弹性组织。

(一) 什么是胶原蛋白?

胶原蛋白是人体内含量最丰富的蛋白质。大多数蛋白质(例如酶和辅助因子)的含量很少,但也有一些例外,特别是血红蛋白(在红细胞中)和遍布全身的胶原蛋白。

胶原蛋白在我们的身体中无处不在。它构成了我们的皮肤、骨骼、牙齿、血管、眼睛、心脏以及基本上整个身体的基础基质。胶原蛋白比同等重量的钢丝更坚固。当它与弹性蛋白和大多糖结合时,会形成结缔组织网络。正是这个网络将我们的身体联系在一起。胶原蛋白在我们的身体中非常重要,没有它,我们的身体功能将无法运作。在哺乳动物身体的所有非矿物质成分中,胶原蛋白占大部分,仅次于水和脂肪。

像其他蛋白质一样,胶原蛋白由长链氨基酸调用肽组成。一分子胶原蛋白包含大约 1 000 个氨基酸和 16 000 个原子。

胶原蛋白包含两种重要的氨基酸。它们是甘氨酸和羟脯氨酸。这 2 个氨基酸的多肽链形成螺旋结构。其中 3 个螺旋链形成一个完整的分子。当他们盘绕在一起时,它实际上类似于绳索的组件。

（二）胶原蛋白是如何制成的

胶原蛋白是一种复杂的分子，其产生分几个阶段。甘氨酸和脯氨酸是两个关键成分。当它们和维生素C合成时，它们会形成一种称为前胶原蛋白的化合物。确切的机制尚不清楚，但研究表明，人类结缔组织培养物长时间接触维生素C会导致胶原蛋白的合成增加8倍，而其他蛋白质的合成却没有增加。

胶原蛋白的主要组成部分是甘氨酸、脯氨酸、赖氨酸和维生素C，其中只有脯氨酸可以由人体从谷氨酰胺中制造出来。

值得注意的是，患有维生素C缺乏症的人动脉中存在广泛的脂肪沉积。

维生素C作为胶原蛋白生成过程中的催化剂至关重要。维生素C的消耗，促进胶原蛋白分子的形成，是维生素C耗竭的另一个原因。随着年龄的增长，胶原蛋白会减少。因此，必须不断合成胶原蛋白以保持身体处于最佳健康状态。

赖氨酸在胶原蛋白合成中也起着重要作用。此外，赖氨酸对胆固醇的亚组脂蛋白（a）具有很强的吸引力，通常称为Lp(a)。Lp(a)在胆固醇合成过程中由肝脏制造。它是一种黏性物质，黏附在血管壁的内皮（最内层）上，导致斑块形成并吸引其他脂肪沉积物，如低密度脂蛋白胆固醇、钙和纤维蛋白原，形成斑块。Lp(a)是心血管疾病的独立危险因素。它是比总胆固醇或低密度脂蛋白胆固醇更敏感和更早的动脉粥样硬化指标。

赖氨酸对Lp(a)有很强的亲和力。因此，如果我们体内有大量的赖氨酸，我们的身体就会清除这种黏性物质，并减少患心脏病的机会。

第三种非必需氨基酸是脯氨酸。它也是胶原蛋白的主要成分。当我们的身体缺乏维生素C时，会导致脯氨酸从尿液中流失，所以体内的胶原蛋白会净流失。与赖氨酸一样，脯氨酸对Lp(a)具有高亲和力，因此能够溶解斑块。它甚至比赖氨酸更强，它不仅可以防止动脉粥样硬化沉积物的进一步积聚，还有助于将已经沉积的脂肪球从血管壁释放到血流中。

简而言之，赖氨酸和脯氨酸、维生素C、辅酶Q10、维生素E和维生素A等化合物可防止动脉粥样硬化斑块在血管中形成。同样重要的是要注意大剂量的维生素C、脯氨酸和赖氨酸是达到这种效果所必需的。

第四节 压力增加心脏病风险

大脑是一个复杂的器官,每秒可能执行多达 1 000 亿次的任务。然而,大脑在某些方面同样受到限制,包括无法区分心理压力和身体压力。

作为对急性压力的反应,身体会触发必要的认知刺激,以保持个人生理功能正常。这种反应是积极的变化,因为身体将压力视为警告,并通过重新调整各种生理机制做出相应的反应。

压力引起的生理变化会激活交感神经系统,导致众所周知的"战斗或逃跑"反应,负责躲避迎面而来的汽车和躲避野生动物的攻击。战斗或逃跑反应导致压力荷尔蒙的释放,包括肾上腺素、去甲肾上腺素和皮质醇。

由交通、人际关系或考试结果等因素引起的慢性压力会产生与危及生命的身体状况相似的生理反应。但是,如果压力长时间持续,就会让身体持续分泌压力激素,处于"战斗或逃跑"状态,从而损害身体健康。

所有类型的压力都可能对您的健康有害,承受压力会导致我们进入战斗或逃跑模式,这会对您的身体、心脏和心血管系统造成损害。

一、压力的分类

通过了解压力的主要类型以及与之相关的负面症状,我们可以更有效地处理自己的压力。

1. 急性压力

急性压力会突然发生,通常会导致人们感到头晕、换气过度或肾上腺素激增。急性压力通常集中在意外和突然的单一事件上,你的身体进入战斗或逃跑反应状态,提高你的肾上腺素并增强你的感官。

急性压力的典型原因是:

(1) 车祸,或其他对自己或亲人的突然伤害;

(2) 亲人去世;

(3) 意外失去工作;

(4) 因自然灾害而失去家园和财产。

在极端情况下,急性压力事件会导致轻度心脏病发作或心血管疾病——有时被称为"心碎综合征"。急性压力会损坏血管内壁并增加血栓形成的可能性。人们也可能会出现头痛和胸痛。

在严重压力时期,优先缓解压力应该是首要任务。练习瑜伽、到户外散步、保持健康的饮食习惯都有助于缓解急性压力对身体的影响。虽然感受到的情绪困扰可能需要时间来治愈,但重要的是要认真对待急性压力对身体和健康的身体影响。定期锻炼和健康饮食可以为心脏和心血管系统带来帮助,即使在艰难时期也能保持它们正常运作。

2. 偶发性急性压力

偶发性急性压力是频繁发生的急性压力,而不是一次性发生。在这些情况下,一个人会定期经历急性压力症状的发作,例如换气过度、头晕和心跳加速。这在高度焦虑或情绪不稳定的个体中很常见。因此,触发因素可能不像您对单一急性压力所期望的那样具有创伤性。

偶发性急性压力可能在以下个体中更为普遍:

(1) 焦虑;

(2) 易怒;

(3) 具有典型的"A 型"性格[高度专注和(或)完美主义者];

(4) 有情绪或精神障碍。

虽然车祸可能会给健康的人带来急性压力,但高度焦虑的人可能会在不太严重的情况下经历偶发性急性压力,例如工作截止日期、公开演讲或突然改变计划。偶发性急性压力会导致您的身体更频繁地进入战斗或逃跑模式——这会给心脏和其他内脏器官带来很大压力。

通常,对抗偶发性急性压力的最佳方法是确定频繁压力的情绪来源,并改变生活方式以缓解或适应它。专注于重新训练您的身心,以在遇到痛苦、恐惧、不可预测或沮丧时放松并保持冷静。

探索中断或抵消战斗或逃跑反应的方法;减慢心率而不是加快心率;平静地行走,而不是僵在原地;做长而深的呼吸,而不是快速、短促的呼吸。随着时间的推移,锻炼、冥想和治疗都非常有助于管理压力。将有益心脏健康的习惯融入您的生活方式,即使您确实感到压力,也能保持心脏健康和弹性。

3. 慢性压力

慢性压力不像急性压力那么剧烈，但可能更危险，因为这种影响会随着时间的推移而加剧。慢性压力是由个人每天或每周经历的重复行为引起的。

慢性压力源的例子包括：

（1）人际关系问题；

（2）交通高峰期；

（3）霸道的老板，还有每天的大工作量。

这些日常压力源可能不会引起恐慌发作，但对您身体的慢性压力会产生长期的负面影响；破坏动脉壁，导致异常高的心率，或导致血压升高。如果您有心脏病、高血压或高胆固醇病史，您可能更容易受到慢性压力的负面影响。

从生物学上讲，慢性压力并不是高血压的真正罪魁祸首。相反，慢性压力会导致导致持续高血压的行为。例如，当经常承受压力时，你更有可能转向高脂肪和咸的食物，或者避免去健身房——或者两者兼而有之。您可能会开始更规律地饮酒或吸烟。如果不加以控制，这些负面行为会导致血压升高，并对心脏造成额外压力。

慢性压力可能难以管理，对心脏的长期影响可能极其有害。对抗慢性压力的心理和生理技巧都有：冥想、积极面对、将大任务分解为小步骤以及依靠朋友和亲人的支持。身体上的解决方案包括定期锻炼、散步、寻找放松或娱乐活动以及改变饮食以加入更多有益心脏健康的食物。

二、压力的常见影响是什么？

压力激素（如肾上腺素和皮质醇）的慢性升高会对身体产生无数的负面影响。

1. 肥胖

皮质醇是一种类固醇激素，可干扰糖类、蛋白质和脂质代谢。通过诱导蛋白质分解和脂肪的产生，皮质醇可以显著增加一个人的体重、血糖水平和血压。过多的蛋白质分解还会导致胶原纤维降解。此外,压力引起的食欲变化并不少见,因为患有慢性疾病的患者可能会为了分心而暴饮暴食。还有一部分患者会出现相反的效果:厌食症和对食物完全失去兴趣。

总体而言,慢性压力会导致体内代谢改变,这通常会导致体重显著增加,从而增加患其他几种疾病的风险。

2. 2型糖尿病

2型糖尿病是全世界最常见的代谢疾病。这种疾病每年夺去数百万人的生命,并使医疗保健经济损失数十亿美元。糖尿病的一些危险因素包括:

(1)肥胖;

(2)久坐不动的生活方式;

(3)慢性压力;

(4)高血压;

(5)糖尿病家族史。

研究表明,大多数这些风险因素与压力和2型糖尿病的影响之间存在明显的联系。

3. 心血管疾病

心血管疾病是一个总称,包含许多疾病,包括冠状动脉疾病、心力衰竭和外周动脉疾病。这些疾病的原因是肾上腺素和皮质醇的慢性升高,这会促进血管收缩,迫使心脏泵血以抵抗更高的压力。此外,压力引起的肥胖会导致血脂异常——高密度脂蛋白(HDL)水平低和低密度脂蛋白(LDL)水平高,进一步加剧了这种情况。

4. 压力的其他并发症:

压力还与以下高风险有关:

(1)神经退行性疾病(如帕金森病、阿尔茨海默病);

(2)头痛;

(3)多动;

(4)肠胃问题;

(5)焦虑。

三、压力如何增加患心脏病的风险？

压力是生活的正常组成部分。但如果不加以管理,压力会导致情绪、心理甚至身体问题,包括：

(1) 心脏病；

(2) 高血压；

(3) 胸痛；

(4) 心律失常。

医学研究人员并不确定压力究竟如何增加患心脏病的风险。压力本身可能是一个风险因素,或者可能是高压力使其他风险因素(如高胆固醇或高血压)变得更糟。例如,如果处于压力之下,血压会升高,可能会吃得过多,可能会减少运动,并且可能更容易吸烟。

如果压力本身是心脏病的危险因素,那可能是因为慢性压力使身体暴露于不健康的、持续升高的压力激素水平,如肾上腺素和皮质醇。研究还将压力与血液凝结方式的变化联系起来,这会增加心脏病发作的风险。

四、压力对每个人的影响都一样吗？

不会。人们对事件和情况的反应方式各不相同。一个人可能会觉得一件事情令人高兴和满足,但另一个人可能会觉得同样的事情痛苦和沮丧。有时,人们可能会以愤怒、内疚、恐惧、敌意、焦虑和喜怒无常的感觉来应对压力,从而使情况变得更糟。其他人可能会轻松面对生活中的挑战。

五、压力的警告信号是什么？

当长期承受压力时,身体会发出警告信号,表明出现问题。这些身体、认知、情绪和行为警告信号不应被忽视。他们告诉你,你需要放慢速度。如果继续承受压力并且不让身体休息一下,很可能会出现心脏病等健康问题。还可能使现有疾病恶化。

表 5 - 1　常见的压力警告信号和症状

体　征	头晕、全身酸痛、磨牙、咬紧牙关、头痛、消化不良、肌肉紧张、睡眠困难、心跳加速、耳鸣、弯腰、手心出汗、疲倦、疲惫、颤抖、体重增加或减少、胃部不适
心理征兆	持续担心、难以做决定、健忘、无法集中注意力、缺乏创造力、缺乏幽默感、记忆力差
情绪标志	愤怒、焦虑、哭泣、抑郁、感觉无能为力、情绪频繁波动、易怒、孤独、消极思维、紧张、悲伤
行为体征	专横、强迫性饮食、对他人的批评态度、爆发性行为、频繁换工作、冲动行为、酗酒或吸毒增加、远离人际关系或社交场合

六、我该如何应对压力?

（一）应对压力的常用技巧有哪些?

在您确定生活中压力的原因后,下一步是学习可以帮助您在与心脏病作斗争的同时应对压力的技巧。一些应对压力的常用技巧如下。

（1）合理饮食。滥用酒精和食物似乎可以减轻压力,但实际上会增加压力。

（2）自信。你不必满足他人的期望或要求。可以说"不"。请记住,自信可以让你在尊重他人的权利和信仰的同时捍卫自己的权利和信仰。

（3）停止吸烟。除了香烟明显的健康风险外,尼古丁还具有兴奋剂的作用,会带来更多的压力症状。

（4）经常锻炼。选择非竞争性的运动并设定合理的目标。有氧运动已被证明可以释放内啡肽(这是天然物质,可以帮助您感觉更好并保持积极的态度)。

（5）放松每一天。

（6）承担责任。控制你能控制的,留下你不能控制的。

（7）减少压力的原因。许多人发现生活充满了太多的要求和太少的时间。在大多数情况下,这些要求是我们选择的。有效的时间管理技能包括在适当的时候寻求帮助、设定优先级、调整自己的节奏以及为自己留出宽裕的时间。

（8）和你的价值观保持一致。你的行为越能反映你的信念,你就会感觉越好,不管你的生活有多忙。

(9) 设定切合实际的目标和期望。意识到你不可能一次在所有事情上都取得100%的成功,这很好,也很健康。

(10) 得到足够的休息。即使有适当的饮食和锻炼,如果不休息,也无法有效对抗压力。你需要时间从锻炼和压力事件中恢复过来。花在休息上的时间应该足够长,以放松你的身心。有些人发现在中午小睡有助于减轻压力。

(二) 我怎样才能保持积极的态度?

积极的态度和自尊可以很好地抵御压力和心脏病,因为它们可以帮助你将压力视为挑战而不是问题。当你的生活发生不可避免的变化时,积极的态度可以让你掌控一切。积极的态度意味着告诉自己你可以做一些事情来改善某些情况,并承认有时你无能为力。要在压力情况下保持积极的态度(或为潜在的压力情况做好准备),请记住以下提示:

(1) 保持冷静,停止你正在做的事情,深深地呼吸,反思你的选择;

(2) 总是告诉自己,你可以渡过难关;

(3) 尽量做到客观、现实和灵活;

(4) 尝试正确看待情况,想想可能的解决方案,选择最可接受和最可行的一种;

(5) 想想结果:问问自己,可能发生的最糟糕的事情是什么?(有可能不会发生);

(6) 告诉自己,你可以从每一种情况中学到一些东西。

(三) 我怎样才能学会放松?

为了应对压力,特别是如果患有心脏病,你需要学习如何放松。放松是一种习得的技能——它需要练习。放松不仅仅是坐下来安静。相反,这是一个积极的过程,涉及使你的身心平静的技术。

有许多放松技巧,包括:

(1) 深呼吸。想象一下你肚脐下方的一个点。向那个地方呼吸,让空气充满你的腹部。让空气从腹部向上充满你,然后呼气,就像给气球放气一样。每次长时间缓慢地呼气时,你都应该感到更加放松。

(2) 渐进式肌肉放松。把你的想法转向你的呼吸。深呼吸几次,慢慢呼气。用精神扫描你的身体。注意感觉紧张的区域。快速放松这些区域。尽可能地释放压力。以平稳的圆周运动旋转头部一两次,前后转动肩膀几次,让你所有的肌肉完全放松。回想一个愉快的想法几秒钟,再深吸一口气,然后慢慢呼气,此时你应该感到放松。

（3）大脑想象。在大脑中想象一个放松和平静的画面或者构筑一个自己的美好世界,这是一种有益的"精神上的逃避",在这里肯定自己,去掉任何负面的和否定自己的信息。

（4）放松音乐。将放松练习与你最喜爱的音乐相结合。选择可以提升您的心情或者你觉得舒缓或平静的音乐类型。

（5）瑜伽。许多类型的瑜伽教你如何放松,同时还有助于保持姿势和柔韧性。

一旦找到适合自己的放松方法,请每天练习 30 分钟。花时间练习简单的放松技巧,让你有机会放松身心,为生活的下一个挑战做好准备。

七、生活方式和营养在缓解压力中的作用

（一）冥想和瑜伽

2014 年的一项荟萃分析结果显示,练习冥想后压力显著缓解,科学家得出结论:正念冥想有助于减轻某些临床人群的焦虑、抑郁和疼痛。《国际预防医学杂志》发表的另一项研究发现,经常练习瑜伽可以减轻压力、抑郁和焦虑的感觉。

（二）限制咖啡因、酒精和尼古丁

刺激性物质如果长期食用会损害身体。此外,这些产品含有多种令人上瘾的成分,会导致身体和心理上的依赖。因此,与其依赖这些物质来减轻压力,更积极的选择可能是促进平静的活动,例如瑜伽、冥想和音乐。

（三）经常锻炼

根据美国焦虑与抑郁协会（ADAA）的说法,运动是减轻压力和控制焦虑水平的最便宜的方法。这种效果是由释放缓解压力的激素介导的,如血清素、内啡肽和多巴胺。此外,以下呼吸练习之一可能有助于缓解焦虑。

（四）更多呼气

延长呼气阶段与副交感神经系统的激活有关,副交感神经系统负责"休息

和消化"反应。延长呼气,会让心率减慢,呼吸变得更有规律,从而减轻压力和焦虑。

正确呼气技巧的步骤:

(1) 正常吸气并逐渐呼气,直至达到最大呼气;

(2) 逐渐延长时间。例如,吸气 4 秒,呼气 5~6 秒;

(3) 做这个练习 6 分钟。

(五) 狮子呼吸

这个练习的重点是强迫呼气:

(1) 盘腿坐下;

(2) 将手放在膝盖上,同时伸展手臂;

(3) 通过鼻子吸气;

(4) 通过嘴呼气,同时发出"哈"的声音;

(5) 每次吸气时,尽量张大嘴巴,伸出舌头;

(6) 吸气时让面部休息;

(7) 重复这个练习七次。

(六) 维生素 C

虽然维生素 C 有多种健康益处,但其绝大多数积极作用是由于其强大的抗氧化特性。在 2015 年的一项研究中,科学家们发现维生素 C 可以减轻焦虑和压力的严重程度,并得出结论,"富含维生素 C 的饮食可能是治疗焦虑症和提高学业成绩的有效辅助手段。"

(七) 维生素 B_1、B_3、B_6

虽然每种维生素 B 都具有一定的健康益处,但它们都具有有效地减少焦虑的特性。在 2019 年的一项大型荟萃分析中,科学家们研究了维生素 B 对情绪、压力、焦虑和抑郁的影响。研究人员推断:"补充维生素 B(单独或与多种维生素一起)也可能有益于健康和高危人群的情绪。"

(八) 镁

镁通过直接作用于下丘脑-垂体-肾上腺轴(HPAA)来改善睡眠,HPAA是负责调节压力的中枢神经系统基质。通过调整自主神经、神经内分泌和对外部压力的行为反应,镁可以减少焦虑和压力的感觉。

（九）姜黄

姜黄素是姜黄中的活性化合物，是某些促炎途径的有效抑制剂，有助于防止慢性压力引起的神经可塑性和抑郁症的失调。补充姜黄可防止神经元及其突触受损，从而降低压力并发症的风险，例如神经认知障碍和抑郁症。

（十）南非醉茄

与镁类似，南非醉茄对下丘脑-垂体-肾上腺轴起作用，以减少皮质醇分泌并减轻压力。这种草药还有其他多种好处，包括改善睡眠。

（十一）健康的睡眠习惯

睡眠障碍（例如嗜睡症、失眠症）与持续的警觉状态有关，这会提高皮质醇水平。长期睡眠不足对身体有害。几种生活方式的改变可以改善睡眠质量。

总的来说，有很多因素会影响身体对压力的感受和反应。幸运的是，个人可以控制这些因素，并且可以用一点时间、精力和注意力来练习健康的压力管理。将精力集中在生活方式因素上，如自我保健、体育锻炼和饮食选择，是最大限度健康地应对压力的好方法。

第五节 慢性炎症和心脏病

炎症是身体愈合反应的一部分，但是如果发展严重，它也可能导致严重的疾病。

一、什么是炎症？

（一）什么是炎症，它有危险吗？

炎症是身体愈合过程的一部分，它是免疫系统如何保护和修复身体、帮助抵抗感染和治愈伤害的重要组成部分。

但炎症也有更危险的一面，它也会导致疾病，或增加疾病的并发症，包括心脏和循环系统疾病。

（二）什么是急性炎症与慢性炎症？

炎症可以是急性的（短期的）或慢性的（持久的）。当您受伤或生病时，急性炎症是身体的最初反应——想想当我们被割伤或碎裂时所看到的红肿。我们可能会在受伤周围看到的发红是由血流量增加引起的。

我们的免疫系统通过释放有助于扩张血管,并应对身体损伤或有害微生物的免疫因子。当这种情况发生时,血管内的组织液体也会从血液中逸出并进入组织,从而发生"渗漏",以使免疫细胞可以到达需要它们的地方,这就会导致身体局部肿胀。其中一些炎症信号也可以作为疼痛信号。例如,缓激肽分子由激活的免疫细胞在受到损伤时释放,有助于扩张血管,但它也可以通过与神经细胞相互作用而引起疼痛。

通常,炎症的急性期仅持续几天,因为不同的免疫细胞会努力应对损伤或感染并启动修复过程。但炎症也可能变成慢性,这些正常保护过程的长期激活开始损害身体。

(三)炎症会导致心脏病发作或卒中吗?

慢性炎症是许多心脏和循环系统疾病的罪魁祸首,包括动脉粥样硬化,可导致心脏病发作和卒中。

动脉粥样硬化是动脉壁上形成的脂肪斑块。如果我们动脉内的细胞受损(例如,吸烟或高血压),由此产生的炎症会使脂肪分子和免疫细胞开始在动脉壁中积聚。

更糟糕的是,随着时间的推移,对这种积聚的免疫反应会导致动脉变硬和变窄,因此可以使血流减少。当这种情况发生在心脏的动脉中时,会导致心绞痛(胸痛)。

斑块本身的炎症也可能使其更容易破裂,阻塞血液流动并导致心脏病发作,如果发生在大脑的动脉中,则会导致卒中。

二、炎症和营养素

饮食和营养素可以减少慢性炎症。炎症本身不是一种疾病,其特征在不同的疾病中程度不一。减少炎症有助于治疗过敏、年龄相关黄斑变性、癌症辅助治疗、心血管疾病、痛风、肠炎、骨关节炎和类风湿关节炎、骨质疏松症。以下饮食和补充剂有助于降低慢性炎症和准炎症。

(一)纤维

对减肥和高敏C反应蛋白(炎症反应的指标)相关的7项研究分析,增加纤维摄入可显著降低超敏 C 反应蛋白。在这些研究中,每日摄入 3.3～7.8 g/MJ(相当于 27～64 g/d,2 000 kcal 的饮食)降低 CRP 25%～54%。健康女性试验中未发现摄入纤维对超敏 C 反应蛋白的作用,却发现摄入更多可溶性和不可溶性纤维与 IL-6 和 TNF-α 降低相关。

(二)镁

在两个大型研究发现,摄入镁(Mg)增加有助于降低 hs-CRP(高敏 C 反应蛋白),IL-6 和 TNF-α 受体。研究显示最低和最高镁的摄入量并未导致 IL-6 和 CRP 水平具有显著差异,但膳食中镁越多,炎症相关的蛋白水平降低。镁在 42 种常见营养素降低 CRP 水平的试验中被评为最具抗炎性的膳食因素。

(三)维生素 D

维生素 D 通过抑制促炎性前列腺素发挥其抗炎活性,抑制炎症介质 NF-kB。在炎症性疾病患者之间维生素 D 缺乏较为常见(包括类风湿关节炎、肠炎、系统性红斑狼疮,糖尿病等)。肥胖和老人会更频繁地发生低水平炎症。在手术后(与急性炎症相关疾病)会减少维生素 D 水平,增加 CRP 水平。在 548 例心力衰竭患者研究中,低维生素 D 水平与 CRP 水平升高相关。

(四)维生素 E

维生素 E 的功能主要是在体内作为一种抗氧化剂。具体来说,维生素 E 可减少低密度脂蛋白(LDL)和保护机体免受氧化损伤,通过其他机制防止动脉粥样硬化。维生素的不同形式具有不同的抗炎机制,补充 α-生育酚具有抗炎作用;γ-生育酚被证明能抑制 COX-2 和 IL-1β 信号。在代谢综合征患者的临床试验中,γ 生育酚和 α 生育酚相结合能有效降低 C 反应蛋白和 TNF-α 水平。研究发现,两种结合比单独使用对氧化应激和炎症的效果更好。

(五)锌和硒

含锌,硒的抗氧化蛋白(如超氧化物歧化酶和谷胱甘肽过氧化物酶)可以减少自由基,间接抑制 NF-kB 活性,防止几种炎症酶和细胞因子产生。锌也可以通过更直接的方式抑制 NF-kB。补锌与炎症减少相关,儿童和老人中容易缺锌。有些研究中老年人适度补锌有助于降低炎症和循环炎症因子(CRP,

TNF-α,IL-8)。在疾病相关的慢性炎症(如脓毒症)中,锌和硒的缺乏最常见。补充硒有助于减少炎症,对治疗效果更好。

（六）姜黄素

广泛的体外和动物研究了姜黄素对炎症性疾病(动脉硬化,关节炎,糖尿病,肝脏疾病,胃肠疾病和癌症)和疾病标志物(脂氧合酶,环加氧酶,TNF-α,IL-1β,NF-κβ,and others)的效果。研究显示姜黄素对炎症相关疾病的效果,数据表明姜黄素有助于改善许多炎症性疾病,包括银屑病、肠易激综合征、类风湿关节炎和炎性眼病。

（七）茶多酚

在体外和动物研究中,绿茶和红茶多酚具有抗炎作用。多酚物质 EGCG 和茶黄素通过抑制 NF-kB 信号通路发挥抗炎作用,从而在细胞培养试验中降低几种炎症蛋白的表达(脂氧合酶,环氧合酶,TNF-α,IL-1β,IL-6 和 IL-8)。在体外试验中,EGCG 也抑制了组胺的生产和释放,是过敏和炎症反应的关键控制物。研究显示,每天 2 杯以上(红茶或绿茶)有助于 CRP 下降 20%,其他 2 个炎症标志物水平也显著降低(血清淀粉蛋白 A 和凝膜,冠心病升高)。临床干预中,红茶更有助于减少炎症标志物。在不吸烟健康男子中,每天饮用 4 杯以上红茶 6 周有助于 CRP 下降 25%。

（八）鱼油

鱼油是 ω-3 脂肪酸 EPA 和 DHA 的最佳来源,人类本身合成有限,因此补充鱼油至关重要。ω-3 脂肪酸有助于预防心血管疾病,降低数十万死亡率,主要是 ω-3 脂肪酸的抗炎性发挥作用。研究证明,鱼油可有效改善炎性疾病,尤其是哮喘、肠炎、类风湿关节炎。

几个大型试验数据证实,食用鱼油/ω-3 脂肪酸有助于降低系统性炎症。对 855 名健康人群随访调查,ω-3 脂肪酸摄入有助于降低 TNF-α。ω-3 脂肪酸摄入多的受试者其炎症标志物(CRP 和 IL-6)浓度低。在 5 677 名没有心血管疾病的多种族动脉粥样硬化研究(MESA),长期摄入 ω-3 脂肪酸(从鱼或补充剂)与血浆多种炎症标志物减少相关(包括 CRP、IL-6、TNF-α 受体、TNF-α 活性测量)。

第六节　辅酶 Q10 和心脏病

一、什么是辅酶 Q10？

辅酶 Q10 几乎存在于身体的每个细胞中，是一种脂溶性、类似维生素的物质，有助于将食物转化为能量。辅酶 Q10 是一种强大的抗氧化剂，可以防止有毒自由基的损害，由人体产生，也存在于许多食物中，在肝脏或肾脏等器官肉中含量更高，如沙丁鱼、鲭鱼、鸡肉、花椰菜、西兰花和芦笋。

辅酶 Q10 有两种形式：泛醌和泛醇。泛醇是辅酶 Q10 的活性抗氧化形式，在体内由泛醌制成。随着年龄的增长，2 种形式的水平都会下降。20 岁时，我们身体产生的泛醌量就开始下降。使问题更加复杂的是，身体也失去了从泛醌制造泛醇的能力。大多数膳食补充剂都含有泛醌，而随着年龄的增长可能最有益的是泛醇补充剂。

辅酶 Q10 的短缺可能会导致氧化应激，从而增加一系列疾病的风险，包括 CVD（心血管疾病）。降低胆固醇的他汀类药物也可能降低辅酶 Q10 的血液水平。

二、辅酶 Q10 如何影响心脏健康？

近期有研究表明，辅酶 Q10，无论是单独使用还是与其他疗法联合使用，都可能对以下病症有益。然而，与所有补充剂一样，患者在服用辅酶 Q10 之前应咨询其医疗服务提供者，以检查它是否适合他们。

（1）心血管疾病（CVD）。最近的研究表明，辅酶 Q10 补充剂可以显著提高 HDL - C 和 ApoA1 水平，即使在服用他汀类药物的人中也是如此，并且可能有助于降低患心血管疾病的风险。补充辅酶 Q10 还降低了被证明是 CVD 危险因素的炎症生物标志物的水平，例如高敏 C 反应蛋白。最后，低辅酶 Q10 水平与心脏病发作期间对心脏和卒中期间对大脑的更大组织损伤有关。

（2）他汀类药物相关的肌肉症状。尽管他汀类药物治疗可以显著降低心脏病发作和卒中的风险，但多达 25％ 的患者在 6 个月内因肌肉酸痛和虚弱等不良反应而退出治疗。在 2014 年发表在《医学科学评议》(*Medical Science Monitor*)上的一项随机临床研究中,有肌肉症状的他汀类药物使用者中有 75％报告说,在每天服用两次辅酶 Q10,30 天后疼痛减轻,而安慰剂组的症状改善为零。研究人员得出结论,将他汀类药物治疗与辅酶 Q10 补充剂相结合可以提高治疗依从性。

(3)心力衰竭(HF)。在一项对 420 名患者进行的多中心随机研究发现,与对照组相比,服用辅酶 Q10 可使重度心衰患者的死亡人数减少一半后,辅酶 Q10 被誉为"十多年来第一个改善心力衰竭死亡率的新药"。研究人员跟踪了患者两年。该研究在里斯本举行的 2013 年心力衰竭大会上发表,后来发表在美国心脏病学会《心力衰竭杂志》上。

(4)心脏病发作后。在一项随机临床试验中,在心脏病发作后不久接受辅酶 Q10 的患者在接下来的 1 年中发生后续心脏事件的概率比对照组低得多(24.6％对 45％)。两组中约有一半的患者也在服用他汀类药物,这促使研究人员在报告中说,"尽管进行了最佳的降脂治疗,但最近心脏病发作的患者使用辅酶 Q10 治疗可能对动脉粥样硬化血栓形成的高风险患者有益。"

(5)高血压。在对 12 项临床研究的分析中,研究人员报告说,辅酶 Q10 有可能将收缩压降低 17 毫米汞柱,将舒张压降低 10 毫米汞柱,而且不会产生明显的不良反应。

三、辅酶 Q10 可以对许多疾病产生积极影响。

辅酶 Q10 对于代谢最活跃的细胞/组织尤其重要,例如我们的心脏、免疫细胞、胃和牙龈。需要不断补充的一件事是我们的能量储备。我们在任何时候只能在体内储存大约 3 盎司(约 90 克)的 ATP。如果没有持续的再生,像跑步这样的运动会在 5～8 秒内耗尽我们体内储存的 ATP。辅酶 Q10 不仅通过帮助产生能量让我们保持正常运转,还通过其对抗自由基的能力保护我们的细胞。它与维生素 E、C 一起作为辅助抗氧化剂,共同对抗自由基。

我们可以通过多阶段过程从酪氨酸制造辅酶 Q10,这个过程需要维生素 B_2、维生素 B_3、维生素 B_5、维生素 B_6、叶酸、维生素 B_{12} 和维生素 C。辅酶 Q10 的结构类似于脂溶性维生素 K。我们不仅可以制造辅酶 Q10,我们也可以从食物中获取。大多数内脏,如心脏、肝脏和肾脏,以及牛肉、豆油、沙丁鱼、鲭鱼和花生都含有辅酶 Q10。仅从饮食中获得治疗水平的辅酶 Q10 可能很困难。从科学的角度来看,需要一磅沙丁鱼或两磅牛肉,或两磅半花生才能提供 30 毫克辅酶 Q10。

辅酶 Q10 缺乏状态可能是由于饮食摄入量低、辅酶 Q10 合成受损(他汀类药物可以抑制辅酶 Q10)以及身体对辅酶 Q10 的过度利用。辅酶 Q10 水平往往在 20 岁左右达到峰值,此后缓慢下降。随着时间的推移,辅酶 Q10 水平的下降与衰老的自由基理论一致,该理论指出衰老是自由基的积累,超过了我们的抗氧化储备。随着我们的辅酶 Q10 水平下降,我们的细胞能量生产也会下降,能量产生和抗氧化能力下降不仅可以等同于衰老,还可以等同于疾病。所以,提高辅酶 Q10 水平可以对许多疾病产生积极影响也就不足为奇了。

辅酶 Q10 已显示出预防转移和增强乳腺癌缓解的能力。32 名高危乳腺癌患者接受了 1.2 克亚麻油酸、3.5 克 ω-3 脂肪酸、抗氧化剂(β 胡萝卜素、维生素 C、维生素 E、硒)和 90 毫克辅酶 Q10 的治疗。在研究期间没有患者死亡,并且都表现出良好的感觉。所有参与者在研究后仍存活 2 年(研究人员预计到那时至少有 6 人死亡)。32 名患者中有 6 名(年龄在 48~82 岁之间)出现乳腺肿瘤缓解。用于控制疼痛的吗啡剂量减少,未观察到转移。发现有 2 名进入缓解期的女性每天服用 300~390 毫克的辅酶 Q10。大约 20% 的乳腺癌患者的辅酶 Q10 水平较低。那些患有乳腺癌的人应该补充更高剂量的辅酶 Q10。辅酶 Q10 可能通过一种称为氧化还原循环和免疫系统增强的过程来对抗癌症。

由于辅酶 Q10 对代谢活跃组织的健康很重要,它已显示出在对抗牙周病和治愈胃溃疡方面的益处。肥胖患者通常会发现辅酶 Q10 水平较低,因为他们肌肉中的线粒体水平可能较低。补充辅酶 Q10 的久坐受试者能够提高他们的最大耗氧量和运动能力。在大鼠研究中,将辅酶 Q10 与丙酰左旋肉碱、烟酰胺、核黄素和泛酸相结合,对骨骼肌、心脏和平滑肌的运动表现产生了积极的功能变化。功能变化使大鼠的工作能力提高了 160%。辅酶 Q10 在偏头痛治疗中也显示出益处。在 3 个月内每天补充 150 毫克辅酶 Q10 可将偏头痛的数量减少 50%。研究人员推测偏头痛可能是线粒体损伤的结果。辅酶 Q10 被证明有帮助的其他情况包括纤维肌痛、肌营养不良、过敏、糖尿病和哮喘。

到目前为止,关于辅酶 Q10 的大部分研究都集中在心血管系统和大脑上。辅酶 Q10 特别适用于通过增强能量产生、改善心肌收缩力(收缩能力)和提供有效的抗氧化活性,特别是防止 LDL(坏胆固醇)氧化来增强心肌(心脏)功能。我们的心脏每天至少跳动 100 000 次,因此他们需要大量的 ATP。在心脏病患者的心肌组织和血液样本中,辅酶 Q10 水平通常会降低。缺乏的程度与疾病的严重程度成正比。

辅酶 Q10 在至少 8 项使用每天 100～200 毫克剂量范围的临床研究中显示出降低血压的能力(收缩压平均降低＝16 毫米汞柱,舒张压＝10 毫米汞柱)。辅酶 Q10 还通过降低与血管收缩和减少血小板聚集相关的类二十烷酸(花生酸,化学物质)的水平来帮助保持我们的血液流动。辅酶 Q10 已显示出降低缺血性心脏病患者血液黏度和减少血小板聚集的能力,也抑制血小板在动脉中的黏性,有助于防止血栓形成和栓塞。所以所有心脏病患者都应使用辅酶 Q10。

在一项研究中,急性心肌梗死患者每天服用 120 毫克辅酶 Q10,持续 28 天。补充辅酶 Q10 的患者表现出心绞痛、心律失常和左心室功能障碍的显著减少。在补充辅酶 Q10 的患者中注意到总心脏事件减少和氧化应激指标降低。研究人员得出结论,如果在症状出现后 3 天内服用辅酶 Q10,则可以为急性心脏病发作患者提供快速保护作用。辅酶 Q10 还显示出对充血性心力衰竭、心肌病和动脉粥样硬化的益处。

就大脑而言,辅酶 Q10 的大部分研究都集中在帕金森病上。据信,线粒体功能不良会损伤大脑黑质部分的多巴胺能神经元。帕金森病患者血小板中的线粒体辅酶 Q10 水平降低。辅酶 Q10 治疗至少可以部分纠正与帕金森病相关的线粒体转运缺陷。帕金森病的研究使用了非常高水平的辅酶 Q10(每天 1 200～2 400 毫克)和维生素 E,除了辅酶 Q10 的价格外,没有明显的不良反应。辅酶 Q10 可将帕金森病的进展速度减慢约 44%。辅酶 Q10 对帕金森病患者的最大益处是在日常生活活动中观察到的,例如进食、穿衣、洗澡和走路。

四、关于辅酶 Q10 需要记住的五个关键事项

(1) 随餐服用辅酶 Q10。辅酶 Q10 是脂溶性的,与食物一起服用时吸收最好。

（2）并非所有的辅酶Q10补充剂都是一样的。年轻人可能从泛醌中获益更多，而老年人可能从泛醇（活性形式）中获益更多。

（3）测试辅酶Q10水平。测量血液中的辅酶Q10是确定您是否需要补充辅酶Q10的唯一方法。

（4）检查"好胆固醇"水平。如果辅酶Q10水平较低，ApoA1和（或）HDL‐C水平也可能较低。同样，如果ApoA1和（或）HDL‐C水平较低，则辅酶Q10水平可能较低。

（5）合规性是关键。如果您正在接受他汀类药物治疗并出现肌肉疼痛和虚弱，则补充辅酶Q10可能会提高依从性。

第七节　如何管理高血脂

一、如何管理甘油三酯

根据美国疾病控制和预防中心的数据，所有成年人中有21.5%甘油三酯水平高于正常水平，也称为高甘油三酯血症或血脂异常。高水平的甘油三酯可能不会伴随特定的症状，但它们可能与高总血胆固醇和低HDL（"好胆固醇"）水平同时发生。血液中甘油三酯过多会增加患心脏病和胰岛素抵抗的风险，特别是如果还患有高血压或高胆固醇。

（一）什么是甘油三酯？

甘油三酯是三个脂肪酸与一个甘油分子结合的分子。甘油三酯是植物和动物界常见的脂质（脂肪）形式。一般来说，人们吃的大部分脂肪都含有甘油三酯——包括动物脂肪、植物油、不饱和脂肪和反式脂肪。

当膳食中所含的卡路里多于消耗的卡路里时，身体会将甘油三酯储存在脂肪细胞中，以备将来使用。这些脂肪细胞形成脂肪组织或体脂肪。甘油三酯也会在血液中循环，这样就可以在血液测试中检测到它们。

（二）什么导致高甘油三酯？

高甘油三酯的2个最常见原因是高脂肪饮食（尤其是动物脂肪）和超重。

其他可能导致高甘油三酯水平的因素包括：

(1) 肝脏、甲状腺或肾脏疾病；

(2) 2 型糖尿病；

(3) 吸烟；

(4) 饮酒；

(5) 避孕药和皮质类固醇等药物。

(三) 什么是正常的甘油三酯水平？

甘油三酯低于 150 毫克/分升(mg/dL)的血液被认为是正常的。任何高于 150 mg/dL 的值都被认为是升高的。为了评估甘油三酯水平，医生通常会进行标准的血液胆固醇检测，其中包括您的甘油三酯、总胆固醇、高密度脂蛋白胆固醇(HDL，或"好"胆固醇)和低密度脂蛋白胆固醇(LDL，或"坏"胆固醇)。

(四) 高甘油三酯的风险

高甘油三酯的主要健康风险是：

(1) 动脉粥样硬化斑块；

(2) 动脉粥样硬化；

(3) 心脏病发作；

(4) 卒中；

(5) 冠心病；

(6) 胰岛素抵抗；

(7) 急性胰腺炎。

(五) 如何自然降低甘油三酯

如果您的甘油三酯偏高，有自然的方法可以降低它们，而无需求助于可能产生不良反应的药物。

1. 限制糖分

限制甚至消除糖分，可以降低甘油三酯。一项研究发现，当体重指数(BMI)为 25 或更高的肥胖女性用白开水代替含糖饮料 9 个月时，其甘油三酯水平从 155 mg/dL 降低到 149 mg/dL。另一项研究表明，食用添加糖的食物会导致儿童甘油三酯水平升高。如果您想吃甜食，可以吃水果而不是含糖食物。尝试天然、无热量的甜味剂,如甜菊叶或罗汉果,而不是添加糖的食品。虽然人造甜味剂不会影响甘油三酯水平,也要避免使用它们,因为它们会带来其他有害的健康后果。

2. 去除精制的大米、小麦食物

白面包、意大利面和土豆含有淀粉,这是一种具有高血糖值的糖类,可以刺激血糖并提高甘油三酯水平。消除这些食物有助于降低甘油三酯。重点吃全谷物,如野生稻、大麦或藜麦,以及各种蔬菜、坚果和种子,它们含有复杂的糖类和纤维,有助于平稳血糖。

3. 锻炼

由于肥胖和超重与较高的甘油三酯有关,因此锻炼是降低高甘油三酯的明显方法。研究表明,有氧运动和阻力训练相结合可以降低甘油三酯水平并有助于减肥。在回顾了许多研究之后,科学家们给出了这些具体建议:将身体活动增加到每天 30 分钟以上,每周 5 次,并结合中等至高强度的阻力训练。

4. 避免饱和脂肪和反式脂肪

为了保持低甘油三酯,避免动物脂肪和反式脂肪。红肉、黄油和奶酪等动物性食物主要含有饱和脂肪,这与较高的甘油三酯水平有关。植物脂肪,包括植物油和坚果油,不会像动物脂肪那样提高血液中的甘油三酯水平。但是当植物油通过氢化(人造黄油或起酥油)固化时,它们会变成"反式脂肪",在体内的作用类似于动物脂肪。

大多数油炸和包装食品,如薯片和饼干,都含有反式脂肪。美国国家医学图书馆建议将反式脂肪摄入量控制在总脂肪摄入量的 1% 以下,饱和脂肪摄入量低于 10%。为获得最佳效果,请完全避免动物脂肪和反式脂肪。食用健康脂肪,如特级初榨橄榄油、椰子油或其他植物性脂肪。

5. 少喝酒(或不喝酒)

酒精不仅提供没有营养价值的卡路里,而且还会提高您的甘油三酯水平。酒精产生的额外热量会迅速转化为脂肪并储存在体内;你的身体脂肪主要由甘油三酯组成。甘油三酯水平正常的人在饮酒时可能会升高甘油三酯水平,即使是适度饮酒也是如此。

6. 减肥

减肥会降低甘油三酯,因为我们的身体会燃烧脂肪以获取能量,而多余的脂肪会被消除。多项研究表明,体重减轻会导致甘油三酯水平降低。一年内体重下降5%～10%的2型糖尿病患者的甘油三酯水平下降了40 mg/dL。在另一项研究中,代谢综合征(糖尿病前期)男性的血脂水平随着体重减轻而降低。许多饮食计划可以帮助您减轻体重,但要警惕"低脂肪"饮食,因为研究表明您的身体需要脂肪,而这些饮食计划通常依赖于包装好的加工食品。

7. 吃降低甘油三酯的食物

如果想知道如何通过改变饮食来降低甘油三酯,请尝试以下食物。

(1) 燕麦。早晨吃燕麦片可以自然地降低甘油三酯,只要它是全麦而不是速食。研究人员发现,吃高纤维燕麦比小麦谷物更能降低甘油三酯。科学家们将纤维与心血管疾病的风险降低联系起来,燕麦是膳食纤维的极好来源。

(2) 豆类。豆类和其他豆类不仅是纤维和营养的重要来源,而且还能降低甘油三酯。与吃米饭多于豆类的成年人相比,吃两份豆类比一份白米(2∶1)的成年人甘油三酯、血压和空腹血糖水平较低。其他几项研究发现,豆类可降低胆固醇和甘油三酯水平。

(3) 牛油果(鳄梨)。无论您是喜欢将它们添加在全麦吐司上,还是与牛油果酱一起食用,牛油果都是抵御高甘油三酯的天然食物。在一项成人研究中,吃7天的牛油果可降低甘油三酯和胆固醇水平。牛油果富含健康油,包括单不饱和脂肪和多不饱和脂肪,一些研究人员建议所有人用牛油果代替不健康的饱和脂肪。

8. 避免与高甘油三酯水平相关的食物

甘油三酯高的人应该避免精制糖、含糖饮料、动物蛋白质、高脂肪乳制品和简单的糖类,如白面包和意大利面。务必阅读营养成分标签并注意添加糖。制造商对糖使用不同的名称,包括葡萄糖、高果糖玉米糖浆、大麦麦芽和甜菜糖。一般来说,如果担心的甘油三酯水平,请避免使用这些食物:

(1) 红肉(牛肉、猪肉);

(2) 牛油;

(3) 奶酪;

（4）含糖饮料；

（5）白面包；

（6）意大利面条；

（7）人造黄油和含有反式脂肪的食物；

（8）酒精。

9. 尝试降低甘油三酯的补充剂

一些营养补充剂可能有助于平衡甘油三酯。研究发现，以下补充剂可以平衡您的甘油三酯水平：

（1）ω-3脂肪酸（选择植物油而非鱼油）；

（2）铬；

（3）大蒜素；

（4）益生菌补充剂。

二、非药物如何降低胆固醇

研究表明，较低的胆固醇水平可能对中年男性或冠心病高危人群有益，但可能不会降低女性或70岁以上没有心脏病的人的死亡率。重要的是要正确看待胆固醇的功能，以及是否胆固醇总是越低越好。50岁以上男性和女性的低胆固醇水平与癌症、肝病和精神疾病导致的死亡有关。弗雷明汉心脏研究发现，较高的胆固醇与40～60岁的受试者的死亡率较高有关，但在70岁之后则不然。几乎一半的心脏病发作或卒中的人都没有高胆固醇水平。胆固醇是大脑功能所必需的（8%的胆固醇在大脑中），胆固醇是所有细胞膜的一部分。

胆固醇在体检报告上，会分为2类，被称为HDL（高密度脂蛋白）和LDL（低密度脂蛋白）的颗粒。一般来说，降低LDL可能是有益的，而提高HDL不仅有益，而且可以否定年龄等风险因素。同时，甘油三酯应在正常范围内（低于150），较高的水平可能表明有前驱糖尿病的倾向。

（一）高胆固醇的6个根本原因

在功能医学中，我们将高胆固醇视为一种症状而不是疾病。至少有6个关键的潜在过程会导致高胆固醇血症：

(1) 代谢功能障碍；

(2) 慢性感染，如幽门螺杆菌，甚至潜伏病毒感染；

(3) 肠道菌群失调；

(4) 甲状腺功能差，这不一定是明显的甲状腺功能减退，它甚至可能是亚临床甲状腺功能减退，或者甲状腺只是功能不足，没有发挥最佳功能。事实上，早在 20 世纪 80 年代，在他汀类药物大量出现之前，即使患者的甲状腺指标检测相对正常，医生也曾使用低剂量的甲状腺激素来治疗高胆固醇；

(5) 环境毒素，尤其是重金属；

(6) 遗传。

(二) 胆固醇的非药物干预

为了改善血脂（血液中的胆固醇和其他脂肪），研究表明鱼油、纤维、植物甾醇、烟酸、红曲米、运动和坚果都是有益的。

(1) 首先考虑鱼油的情况。已发现食用 ω-3 脂肪酸、EPA 和 DHA 可降低心脏病发作和猝死的风险，以及已知心脏病住院患者因任何原因死亡的风险。如果每天服用 2 000～4 000 毫克的 EPA 和 DHA，可以将甘油三酯降低 30%～50%。此外，美国心脏协会建议每周吃 2 次海鱼，如果患有心脏病，可以补充 1 000 毫克来自鱼油的 EPA/DHA ω-3 脂肪酸。良好的饮食来源包括富含脂肪的鱼类，如鲑鱼、鲭鱼、沙丁鱼、鳕鱼肝油或优质鱼油补充剂。

(2) 纤维消耗量不足。建议是女性每天 25 克，男性每天 35 克。研究发现，可以通过每天吃 1.5 杯混合豆类（豆类、豌豆、扁豆）代替饮食中的精制碳水化合物来降低甘油三酯。

(3) 植物甾醇是存在于所有植物中的脂肪，类似于动物中的胆固醇。近 50 年来，人们都知道植物甾醇可以降低胆固醇；研究表明，低密度脂蛋白胆固醇降低 7%～14%，心脏病风险减少 10%～20%。植物甾醇通常添加到称为功能性食品的食品中，例如人造黄油涂抹酱、酸奶、饮料、橙汁和沙拉酱。尽管人们每天在日常饮食中摄入植物油、坚果和种子中的植物甾醇，但其量不足以产生显著的降低胆固醇的作用。每天需要消耗 1～3 克植物甾醇，这些量可以来自功能性食品或补充剂。

(4) 维生素 B_3（烟酸）有烟酰胺和烟酸两种形式，两者都可以预防糙皮病，这是一种严重缺乏烟酸的疾病。然而，当以药理剂量服用时，烟酸形式是一种降胆固醇剂，这意味着其含量高于烟酸的维生素作用。研究表明，每天3次饭后服用1 000毫克可降低总胆固醇、脂蛋白(a)并增加高密度脂蛋白胆固醇。烟酸会导致潮红(血管舒张)，最好从少量开始。

（5）红曲米是用一种叫做红曲霉的霉菌发酵的大米，这种霉菌使它呈红色。它在中国被用作烹饪菜肴和传统医学。红曲米的一种产品是一种天然存在的他汀类药物，称为洛伐他汀。试验表明，每天2.4克可以显著降低低密度脂蛋白胆固醇。已知他汀类药物会干扰人体产生辅酶Q10；因此，由于红曲米是他汀类药物，建议同时服用辅酶Q10以避免肌肉疲劳的不良反应。

（6）每周只需进行2小时的体育锻炼，即可降低心脏病发作或卒中的风险。在女性健康研究中，45～90岁的女性每周进行5小时适度运动的风险降低了41％。

（7）不饱和脂肪酸有助于心脏健康。科学证据表明，每天1.5盎司(约为45克)坚果可以降低患心脏病的风险。杏仁、松子、榛子、山核桃、花生、开心果和核桃都是单不饱和脂肪酸的良好来源。

第八节　静脉曲张的自然康复

由于激素的影响，它们是老年人或孕妇的常见问题，随着时间的推移，它们往往会随着年龄的增长而发展，并且由于炎症水平上升，静脉失去了自然弹性。

女性患静脉曲张的可能性至少是男性的2倍，但任何年龄和种族的人都可能受到影响。它们通常在肤色较浅的人身上最引人注目——因此也是最受关注的人。

有许多不同的方法可以预防和治疗静脉曲张，从昂贵的手术到使用天然精油。在转向刺激性处方药膏或昂贵的激光手术之前——这并不总是有效，应该真正被视为最后的选择，最好先尝试静脉曲张的家庭疗法，以降低肿胀静脉的可见度，而不会带来太大风险。

一、什么导致静脉曲张？

静脉曲张呈蓝色的原因是因为它们含有缺氧的血液。它们最常发生在腿部（尤其是大腿和小腿），但由于任何静脉都可能发生静脉曲张，因此它们有时也会出现在身体的其他部位，包括面部、腹部或下背部。

（一）谁最容易患静脉曲张？

根据宾夕法尼亚大学医院介入放射外科的研究，最有可能患上静脉曲张的人是：

（1）老年人，特别是 40 岁以上的人；

（2）超重或肥胖的人；

（3）从事需要坐或站数小时的工作的人，使血液"积聚"在腿部或血液流动减慢；

（4）那些体力活动水平低和久坐不动的生活方式的人；

（5）因饮食不良、缺乏运动、四肢受伤、激素失衡和压力过大等原因导致血液循环不良和炎症水平高的人；

（6）孕妇或刚生完孩子的人；

（7）青春期的青少年、服用避孕药的女性或更年期的女性；

（8）静脉曲张遗传史；

（9）皮肤较薄的人受到大量的阳光照射和皮肤损伤。

除了出现难看的静脉外，静脉曲张患者有时还会出现疲劳、肌肉酸痛和"四肢沉重"等症状。

大多数皮肤科医生会告诉你，静脉曲张没有单一的原因，尽管它们发展的机制已经很清楚了。静脉曲张形成的根本原因是静脉被拉伸并充满了停滞的血液。正如血管疾病基金会所描述的那样，"在重力的压力下，这些静脉继续扩张，随着时间的推移，它们可能会变得更长、扭曲、有袋状、增厚和疼痛。"

正常情况下，血液通过动脉和毛细血管网络从身体周围的心脏流向各种细胞。然后它通过静脉返回心脏，静脉通常只向一个方向移动血液。肌肉运动有助于挤压静脉，从而将血液泵回心脏（经常锻炼有利于血液循环的原因之一）。

静脉包含单向瓣膜，该瓣膜可帮助血液回流，但在静脉曲张中，一部分血液开始向回流动,从而导致血管肿胀。静脉瓣的功能下降会导致血液循环不良。随着血液开始在静脉曲张中聚集,静脉壁变得僵硬,失去一些自然弹性和有效将血液泵回心脏的能力。

因为在瓣膜停止正常工作的地方会形成静脉曲张,所以它们经常出现在深静脉或穿孔静脉周围。大隐静脉,有时也称为长隐静脉,是腿部内的一条大的皮下静脉,是非常常见的引发静脉曲张的静脉之一。这种血液在某些静脉中积聚的问题称为静脉功能不全,随着血液停滞和静脉变硬,最终会使静脉扩张。

（二）静脉曲张的原因

（1）激素变化,例如怀孕或更年期:研究表明,由于激素的影响,女性比男性更容易患上静脉曲张。人们认为,以女性为主的激素往往会更频繁地扩张静脉并增加回血的可能性,尤其是在怀孕、青春期、服用避孕药或过渡到更年期期间。孕妇也会产生更多的血液来支持成长中的婴儿,因此在试图对抗重力和压力时,容易在腿部或胃部附近积聚血液。

（2）静脉的结构（先天性）异常。

（3）静脉内发炎的静脉或血块。

（4）静脉受伤、心脏病或阻塞正常血流的阻塞物。

（5）体重增加:如果某人体重增加,如果该人的炎症也增加,则循环会减慢,另外,当需要体重增加时,静脉会承受更大的压力。

二、天然静脉曲张干预

静脉曲张是潜在静脉功能不全疾病的症状。如果你去看皮肤科医生或医生讨论治疗方案,你可能会被建议先进行某些生活方式的改变,然后再考虑手术或其他治疗。这些方法可以极大地帮助减少静脉中的血液淤积,同时还提供许多其他好处,如更多的能量、更清洁的皮肤、更好的心脏健康和改善消化。除此之外,静脉曲张的自然疗法也有助于恢复。

（一）锻炼

定期锻炼是改善血液流动和降低炎症的极佳方法之一。美国国家心血肺研究所指出,坐着（尤其是姿势不良,如头部前倾或双腿交叉）或长时间站立不动,会增加静脉曲张和其他形式的风险的血液汇集。

当不运动时,静脉将更难有效地将血液泵回心脏并对抗重力的影响。运动也是帮助自然平衡荷尔蒙、减轻体重或保持健康体重以及降低血压的好方法,这些都会导致静脉曲张。

美国卡罗来纳州血管研究所建议通过抬腿、抬高小腿、骑自行车和侧弓步来加强和拉伸腿部周围的静脉来预防静脉曲张。低冲击力的运动,例如步行、游泳和骑自行车,也是静脉曲张患者的理想选择,因为它们可以减轻压力。

如果在开始锻炼时感到疼痛,请慢慢来,并在锻炼后尝试冰敷或加热酸痛的肌肉。还可以抬高双腿以帮助减轻肿胀和疼痛,或尝试使用弹力袜在腿上产生轻微的压力,防止血液积聚。

（二）保持健康的体重

超重的人更容易患上静脉曲张,尤其是超重的女性和老年人。体重增加会给静脉带来更大的压力,并可能导致炎症或反流,尤其是在最大的浅静脉中,例如腿部的隐静脉。

根据《赫芬顿邮报》发表的关于肥胖和静脉曲张之间联系的报告,对于超重的人来说,静脉曲张通常更难评估和治疗,因为它们通常会被忽视,直到它们进展为发炎和严重的症状。

（三）平衡荷尔蒙的精油

许多不同的精油有利于改善血液流动,同时还可以降低炎症和荷尔蒙失衡。专门治疗静脉问题的最佳方法之一是柏树油,它具有增加循环和支持循环系统的能力。尝试在有问题的区域涂抹5滴柏树精油,每天2次,持续数周。如果感到肌肉酸痛、肿胀或皮肤起水泡,请尝试少量使用其他稀释的精油,如薄荷、茶树和薰衣草油,以缓解问题部位。

（四）抗炎饮食

某些食物有助于逆转炎症并改善血液流动,从而可以更快地治愈静脉曲张并防止未来静脉曲张的形成。不良饮食,富含反式脂肪、糖、咖啡因、酒精和加工食品等,会导致动脉损伤、高血压问题、激素失衡和体重增加。这些食物中的许多也是高钠食物,会让人脱水,并且含有会加重静脉曲张肿胀的毒素。一些减少静脉曲张外观的最佳抗炎食物如下。

1. 高纤维食物

纤维有助于改善心脏健康,也是健康消化功能所必需的。每天吃30～40克纤维是预防便秘的好方法,便秘会导致腹胀和腹部和腿部周围静脉压力增加。高纤维食物包括奇亚籽和亚麻籽(它们也是ω-3食物,具有抗炎作用)、蔬菜、新鲜水果、浸泡/发芽的豆类和古老的谷物。

2. 高抗氧化食物

抗氧化剂,如类黄酮(存在于浆果中)、维生素C和维生素E(均存在于绿色蔬菜和柑橘类水果中),有助于强化静脉、对抗炎症和改善动脉健康。众所周知,维生素E有助于预防血栓,起到天然血液稀释剂的作用,并与心脏健康息息相关。维生素C是一种强大的抗炎剂,对皮肤健康有益。

3. 天然利尿剂

医生有时会使用利尿药丸来帮助增加排尿量并减少水潴留或肿胀。您可以通过食用新鲜香草(欧芹、香菜、罗勒)、茴香、蒲公英、黄瓜、芦笋和芹菜等来安全地获得相同的效果。

4. 富含镁的食物

血液淤积、血压问题和腿抽筋(如不宁腿综合征)是钾和镁等电解质缺乏的警告信号。为了克服这些症状,可以增加绿叶蔬菜、鳄梨、香蕉、十字花科蔬菜和红薯等食物的摄入量。

5. 辛辣食物

含有辣椒或咖喱等香料的食物有助于加热身体和促进血液流动,促进健康的循环,甚至控制食欲、体重。

6. 野生捕捞的鱼

鱼类和海鲜,如野生鲑鱼、鲭鱼、凤尾鱼、沙丁鱼和金枪鱼,提供ω-3脂肪酸,这对正常的血液流动很重要。

7. 苹果醋(ACV)

ACV可改善静脉壁的功能,是一种有效的抗炎剂。许多人发现在静脉曲张上使用ACV和金缕梅有助于减轻肿胀并在短短几周内改善他们的外观。

(五)天然草药,包括越橘和七叶树

越橘和七叶树这两种具有数千年历史的民间偏方植物,已被发现对治疗静脉曲张既有效又安全。两者都被研究用于慢性静脉功能不全,导致疼痛、脚踝肿胀、沉重感、瘙痒和夜间腿部抽筋。它们也有利于降低水潴留、循环系统问题、肿胀、腹泻、经前综合征痉挛和其他皮肤相关疾病。

越橘植物的果实可食用或制成提取物或茶。七叶树(有时称为七叶树)产生种子、叶子、树皮和花,有提取物、乳霜/乳液、茶或胶囊的形式。寻找标准化的七叶树种子提取物,其中含有 16%～20% 的七叶皂苷(escin),即活性成分。七叶树应该每天服用一次,剂量约为 100 毫克。建议每天两次服用约 160 毫克的越橘。

(六)维生素 E

维生素 E 是一种有效的抗氧化剂,可以减少自由基对循环系统的破坏作用。维生素 E 还具有抗炎作用,可以通过减少静脉内壁的炎症来潜在地帮助预防和管理静脉曲张。此外,维生素 E 通过防止血小板聚集来稀释血液。初步研究还表明,维生素 E 可以通过抑制维生素 K 的凝血作用而不损害正常的凝血活性来防止腿部血栓的形成。在一项临床试验中,每天 600 IU 的维生素 E 可将静脉血栓形成或静脉血栓形成的发生率降低 21%。坚果和种子是维生素 E 的良好膳食来源,尤其是杏仁、葵花籽、核桃、山核桃、开心果和芝麻。

(七)复合维生素 B

复合维生素 B 为循环系统的健康提供多种重要功能,包括确保健康的红细胞和胆固醇的产生。有几种 B 族维生素对静脉健康非常重要,如下。

(1)维生素 B_3 或烟酰胺,可预防和减少内皮细胞的炎症,形成静脉内壁的细胞,提高内皮细胞的能量产生,并改善一氧化氮的功能,一氧化氮是一种可以放松血管并促进健康的化合物循环。富含维生素 B_3 的食物包括鸡肉、金枪鱼、鲑鱼、鳄梨、糙米和青豆。

(2)维生素 B_6、B_{12} 和叶酸,降低同型半胱氨酸(Hcy)的水平,Hcy 与血管炎症,氧化应激,动脉硬化,和受损的血小板功能相关联的高度破坏分子,可导致腿部血管血液凝块。同型半胱氨酸还会降低一氧化氮的活性。维生素 B_6 可以在金枪鱼、鲑鱼、牛肉、菠菜、淀粉类蔬菜和非柑橘类水果中找到。维生素 B_{12} 存在于所有动物性食物中,但不存在于植物中。叶酸在绿叶蔬菜、豆类和肝脏中含量丰富。

(八)维生素 C

维生素 C 具有抗氧化和抗炎作用,还以多种方式支持静脉功能。维生素

C 刺激内皮细胞的产生,保护一氧化氮,并促进胶原蛋白的产生,胶原蛋白是静脉壁的重要组成部分。通过这些方式,维生素 C 可以保护和支持健康的静脉,并防止可导致静脉曲张发展的内皮功能障碍。

维生素 C 还与维生素 E 搭配,可以保持静脉健康。一项针对吸烟者的研究发现,2 000 毫克维生素 C 和 400 国际单位维生素 E 可改善内皮功能并降低血液中促进凝血的因子水平。

柑橘类水果是维生素 C 的重要来源,但不要忽视其他美味食物,它们为静脉健康提供大量这种重要营养素,例如：猕猴桃、甜椒、草莓、木瓜、西兰花、番茄和羽衣甘蓝。

（九）维生素 K

维生素 K 对于健康的血液凝固至关重要,例如当有割伤或擦伤时,维生素 K 还通过预防内皮功能障碍和增加一氧化氮水平来支持静脉健康。维生素 K 以两种形式存在,K_1 存在于深色叶菜类蔬菜中,K_2 存在于动物性食物和发酵植物性食物中。

（十）铜

铜通过促进红细胞生成来帮助循环健康,并通过帮助生成构成静脉的结缔组织来促进静脉健康。此外,铜有助于调节和维持铁的安全水平,如果铁积累,则可能对细胞造成损害。其他极好的铜来源包括鱼和海鲜、坚果和种子、豆类和深绿叶蔬菜。

（十一）生物类黄酮

这些植物化合物具有丰富的抗氧化、抗炎和稀释血液的功效。生物类黄酮已被证明可以改善慢性静脉功能不全患者的静脉循环。

要在饮食中摄取大量生物类黄酮,请多吃新鲜的全植物食物,包括浆果、苹果、石榴、洋葱、大蒜、绿茶、西兰花和羽衣甘蓝。

第九节　高血压自然康复

高血压是常见疾病,常与心脏病、糖尿病、卒中和高胆固醇同时出现。根据美国疾病控制中心的数据,大约每 3 个美国成年人中就有 1 个患有高血压,而只有大约一半的人得到控制。由于通常没有明显的症状,被描述为"沉默的杀手",高血压是心脏病发作、卒中、心力衰竭、肾衰竭、脑病和动脉瘤的主要危险因素。血压是测量心脏收缩时(收缩压)和心脏静止和再充盈时(舒张压)血流对动脉壁的作用力。

身体通过一个称为体内平衡的过程,根据身体的需要来控制自己的血压。有几个因素有助于调节这个过程。每次收缩时心脏泵出的血液量(称为心排血量)的变化可能会受到心率和每搏输出量(每搏从左心室泵出的血液量)等因素的影响。此外,由血管的宽度或狭窄程度、血液的黏性(厚度)以及血管长度的变化(如体重增加所见)等因素决定的血管阻力变化可能还会影响血压。

自主神经系统(ANS)负责重要器官功能的稳态调节,分为交感神经和副交感神经系统。交感神经系统(SNS)刺激去甲肾上腺素和肾上腺素等化学物质的释放,这些化学物质充当血管收缩剂,并通过附着在心脏和血管中的 α 和 β 受体上来使血管直径变小,从而在战斗或搏斗中增加心率和血压。飞行情况,将血液分流到重要器官。它们还刺激肾上腺分泌醛固酮,导致肾液潴留和血容量增加。颈动脉和主动脉中的专门压力感受器(压力感受器)监测对它们的压力水平,

所有这些监管系统都可能因多种因素而失效或变得不平衡,其中许多因素可以通过生活方式和饮食的改变来改变。原发性或原发性高血压对饮食和生活方式的改变最敏感,占病例的 90%。原发性高血压是一种与遗传、环境和生活方式因素有关的疾病。高血压的诱因包括标准美国饮食,其中含有大量不健康的脂肪、糖、盐和加工食品;肥胖、久坐的生活方式、酗酒、压力/交感神经系统支配地位、过度使用兴奋剂、甲状腺功能减退、吸烟、高胰岛素血症、激素、类固醇和非甾体抗炎药等药物;营养失衡(高钠、低钾和低镁)、食物过敏和钠敏感性。其他因素可能包括氧化应激,氧化应激会导致血管炎症,导致内皮功能障碍和自身免疫激活。

一、高血压的影响

高血压通常是无症状的,因此被称为"沉默的杀手",并且可以在没有症状

的情况下升高数年,除非定期监测血压。有时,非常高的血压会导致神经系统症状,例如视力模糊、头痛、头晕、耳鸣和流鼻血。高血压会给心脏带来巨大压力,损害大脑和肾脏中的血管,并增加斑块破裂和血凝块形成的风险。有时,高血压的首次诊断可能是在损害已经完成、卒中或心脏病发作时做出的。

二、高血压的自然疗法

治疗高血压的自然疗法侧重于确定根本原因,然后使用饮食和生活方式改变、压力管理、草药补充剂,偶尔使用药物来帮助控制。自然疗法医生会辨别高血压的不同个体特征:钠敏感性、血管松弛、自主神经功能障碍、动脉硬化(动脉硬化),并以此指导治疗干预。草药或补品可能在文献中显示出前景,但这并不意味着它对每个人都适用;这就是从业者的自然疗法原理和治疗知识的用武之地。

自然疗法医生(ND)可能会要求检测肾功能、甲状旁腺功能亢进、甲状腺功能和血液中的炎症标志物(如 CRP)以及其他因素,如醛固酮与肾素活性比和同型半胱氨酸,因为它们可以指示高血压的可能原因。尿液检测也可能有帮助。必须深入评估患者的心血管危险因素,因为这些危险因素通常与高血压有关。肥胖、睡眠呼吸暂停、血脂异常、胰岛素抵抗和全身炎症都应在这项检查中考虑在内。

一些人认为,高血压在医学范式中经常管理不善,目前将高血压视为一种疾病而不是一种症状的趋势是问题的根源。最重要的是尽可能确定高血压的真正原因,以便采取真正的治疗措施。虽然正在确定原因,但可以使用药物或自然管理技术来保护心血管健康并降低由于血压水平升高而导致进一步器官损伤的风险。最常用的自然疗法包括饮食干预、生活方式改变和减压,以及使用草药和补充剂。

（一）饮食干预

饮食改变是几乎所有类型疾病的最基本干预措施之一,高血压也不例外。特定的饮食系统,如地中海饮食和 DASH 饮食,是控制血压升高和导致血压升高许多条件(如胰岛素抵抗、Ⅱ型糖尿病和肥胖症)的基本策略之一。

地中海饮食侧重于蔬菜、新鲜水果、全谷类、鱼类和海鲜、豆类、坚果、特级初榨橄榄油,而红肉和加工肉类是有限制的,乳制品是适量的。众所周知,地中海饮食对高血压有良好的影响。许多大规模观察性研究表明,地中海饮食对收缩压和舒张压降低都存在显著的负相关。

DASH 饮食被认为是一种均衡且易于遵循的营养系统,旨在支持心脏健康的生活方式。DASH 饮食侧重于全食物饮食,加工食品含量低,包括大量水果和蔬菜、全谷物、无脂或低脂乳制品、鱼、家禽、豆类、坚果和植物油。该计划限制了饱和脂肪含量高的食物,包括红肉、全脂乳制品以及椰子油和棕榈油。此外,应避免使用甜点、苏打水和其他添加甜味剂的食物。事实证明,与其他流行的饮食系统(如原始饮食、低糖类饮食、低脂肪等)相比,DASH 饮食对血压的影响最大。

(二)压力管理

由于压力和交感神经系统过度刺激似乎在高血压中起作用,因此控制压力很重要。高水平的压力会通过刺激交感神经系统导致高血压,然后导致一系列生理效应,导致血管收缩。压力可以通过实施针灸、冥想和生物反馈等非药物干预来有效管理,所有这些都已被证明可以降低高血压。锻炼对压力管理也很有用,并有助于降低血压。一次运动会立即引起血压降低,并持续至少 24 小时。整体上变得更活跃可以使收缩压平均降低 4~9 毫米汞柱。

(三)补充剂

许多草药和补充剂也可用于帮助控制高血压。来自各种类别的营养素,包括氨基酸、维生素、矿物质和草药,可以成为将血压保持在最佳范围内的有用工具。然而,一个重要的考虑因素是各种营养素或草药的作用可以累积,必须注意不要将血压降得太低,尤其是将草药和补充剂与降低血压的药物结合使用时。

L-精氨酸是一种常用的心血管疾病补充剂。L-精氨酸是一种氨基酸,是产生一氧化氮(NO)的前体。一氧化氮在放松血管方面很重要,它使血液更容易流动并降低血压。精氨酸补充剂已被证明可以与高血压患者的 DASH 饮食一样有效地降低血压,并支持非高血压患者的健康血压。已证明每天 10 克精氨酸可将血压降低高达 6.8 毫米汞柱。此外,无论精氨酸来自补充剂还是食物,都获得了类似的结果。

　　牛磺酸是一种含硫氨基酸，不用于蛋白质合成，但在心肌本身中含量很高。牛磺酸降低血压和心率，调节异常心跳、充血性心力衰竭症状，并作为利尿剂增加钠和水的排泄，改善胰岛素抵抗，并可以改善血管壁的功能。在一项针对高血压前期患者的研究中发现，每天服用 1.6 克（1 600 毫克）牛磺酸，持续 12 周会使收缩压下降 7.2 毫米汞柱，舒张压下降 4.7 毫米汞柱。

　　除了氨基酸，其他对血压也有益的营养素包括 ω-3 脂肪酸、纤维和辅酶 Q10。研究表明，每天摄入 2 克 ω-3 可以在短短六周内显著降低血压。纤维，尤其是可溶性纤维也可能有帮助。研究表明，增加纤维消耗可以通过改善胰岛素敏感性、降低交感神经系统刺激来支持血压，并作为利尿剂减少体液潴留。辅酶 Q10 是另一种对高血压，尤其是原发性高血压患者有显著益处的营养素。与血压正常的患者相比，原发性高血压患者辅酶 Q10 缺乏症的发生率高 6 倍。

　　维生素和矿物质还可以支持身体保持健康的血压。事实上，在 8 周内每天两次服用低至 250 毫克维生素 C 的临床试验表明，收缩压下降 5～7 mmHg，舒张压下降 3～5 mmHg。维生素 B_6（吡哆醇）也有帮助，因为低水平的 B_6 已被证明与人类高血压的发展有关。就矿物质而言，在大多数报告的流行病学、观察性和临床试验中，每天至少 500～1 000 毫克的高镁膳食摄入量可降低血压。镁还可以提高所有抗高血压药物类别的有效性。

（四）植物药

　　在植物学领域，有许多草药有助于促进健康的血压和心血管健康。在谈到草药和心血管系统时，草药山楂（*crataegus oxyacantha*）是最有竞争力的。山楂属于蔷薇科，由鲜绿色的叶子、白色的花朵和鲜红色的浆果组成。山楂提取物具有广泛的心血管益处，包括抗氧化和抗炎特性、支持健康的脂质代谢、增加血管舒张和保护血管内壁。

　　大蒜（*allium sativum*）是另一种对血压有显著益处的草药。几项精心设计的研究表明，大蒜补充剂可以显著降低收缩压和舒张压。大蒜调节一氧化氮、减少炎症和作为 ACE 抑制剂的能力都得到了认可。

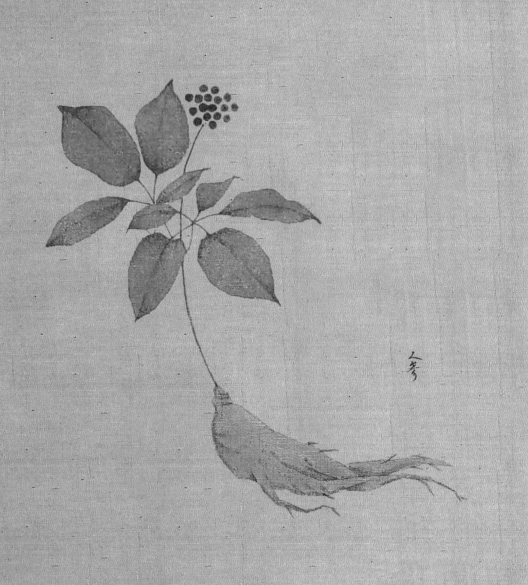

第六章

大脑细胞衰老

第一节　重金属对大脑的危害

一、重金属概述

金属随处可见。它们是环境的自然组成部分，但也可以从日用产品和化工产品的制造过程中添加。许多金属可以通过这种方式进入食品系统。它们可能会进入我们饮用的水或食物。我们可能通过以下方式接触金属。

（1）我们购买的物品范围，如玩具、珠宝、盘子。

（2）工业废料。

（3）来自药物（抗酸剂）或医疗（透析和静脉输液管喂食）的铝。

（4）受污染的油漆或土壤。

（5）金属含量高的食物或饮料。

一些金属在体内起着重要的作用，但是它们在量大时仍然有害。大多数金属会影响大脑，使它们变得危险。

我们认为是"正常"衰老的许多疾病实际上可能是我们身体积累重金属和其他毒素的表现。

重金属是指任何具有较高密度（分子量）并且在低浓度下有毒或有毒的金属化学元素。重金属是地壳的天然成分。它们不能被降解或破坏。这些金属可以通过食物、饮用水和空气进入我们的身体。作为微量元素，一些金属（例如铜、硒、锌）对于维持我们的功能和新陈代谢的关键过程至关重要。然而，在较高浓度下，它们有毒性。

重金属包括汞(Hg)、镉(Cd)、砷(As)、铬(Cr)、铊(Tl)和铅(Pb)。重金属的危害倾向于生物累积。这意味着即使人体内的化学物质浓度很小，也会随着时间的推移产生有害影响。任何时候，化合物都会在生物体内积累，它们被吸收和储存的速度比分解(代谢)或排泄的速度要快。

研究表明，体内的重金属可能与阿尔茨海默病和认知能力下降、行为问题、肾功能障碍、帕金森病、癫痫和心血管疾病等各种疾病有关，已发现暴露于包括汞、铅、铝和镉等重金属的吸烟的母亲，在婴儿的脐带血中也发现了重金属。

二、重金属的危害

(一) 汞

汞用于许多行业。已经发生过多次汞中毒事件。日本工业将废物倾倒在许多人钓鱼的海湾中，因此吃鱼导致许多居民汞中毒。墨西哥制造的一款美容霜发现含有高含量的汞。

1. 在家里

汞可以在恒温器、荧光灯泡、气压计、玻璃温度计和血压计中找到。如果设备损坏，汞可能会溢出。汞的蒸气也可能释放到空气中。

如果发现大量的汞泄漏，您要采取以下步骤：

(1) 保持该区域关闭，关上门，避免污染其他房间；

(2) 关掉暖气。这将减缓汞的蒸发；

(3) 打开窗户；

(4) 不要用吸尘器或扫帚清扫汞；

(5) 关闭风扇和空调。它们可以在整个房子里泄漏；

(6) 让儿童远离泄漏物。如果可能的话，让他们远离房子；

(7) 不要让任何人解除泄漏物；

(8) 不要将水银倒入下水道或冲入马桶。

2. 化妆品

眼部化妆品也可能含有汞。美国食品和药物管理局(FDA)密切关注化妆品问题报告，如果发现汞含量高，产品可能会被禁止。

3. 牙科填充物

一种牙科填充物含有一些汞。牙科汞合金或银填充物含有约 50% 的汞。随着时间的推移,汞蒸气会释放出来。

神经系统对所有形式的汞都非常敏感。甲基汞和金属汞蒸气比其他形式的汞更有害,因为这些形式的汞更多地到达大脑。接触高浓度的金属、无机或有机汞会损害大脑、肾脏和发育中的胎儿。对大脑功能的影响可能会导致烦躁、颤抖、视力或听力改变以及记忆问题。"疯帽子"一词指的是 19 世纪的工人,他们使用汞来制作帽子,结果秃顶并患有严重的肌肉震颤、痴呆症和无法控制的狂笑。

短期接触高浓度金属汞蒸气可能会导致健康问题,包括肺损伤、恶心、呕吐、腹泻、血压或心率增加、皮疹和眼睛刺激。汞毒性与高血压、认知功能下降和阿尔茨海默病、冠心病、心脏病发作、卒中、全身性动脉粥样硬化和肾脏疾病有关。

幼儿比成人对汞更敏感。母亲体内的汞会传递给胎儿并可能积聚,它可以通过母乳传给哺乳婴儿。建议女性在怀孕和哺乳之前和期间避免填充牙齿。汞可能从母亲传给胎儿的有害影响包括脑损伤、智力低下、缺乏协调、失明、癫痫和无法说话。汞中毒的儿童可能会出现神经和消化系统问题以及肾脏损伤。汞对胎儿组织有亲和力,并解释了它对出生缺陷的影响。2002 年,美国国家科学院发现了强有力的证据,证明甲基汞对儿童发育中的大脑具有毒性,即使是在低剂量暴露水平下也是如此。

(二)铅

铅会在大脑中积聚并对细胞造成伤害。大脑有一个天然屏障,可以让细菌和其他物品远离大脑。铅会导致此屏障破裂。它允许药物和毒素更好地进入大脑。铅还会损害大脑中对学习和记忆、行为和肌肉协调很重要的细胞。这就是为什么确保儿童不吃油漆碎片或吸入含铅粉尘如此重要的原因。

1. 收藏品

一些带有铅釉的收藏品,如古董、瓷瓶等。

2. 画

含铅涂料是铅中毒的另一个来源。大多数 1978 年之前建造的房屋都使用含铅涂料。铅可以在室内灰尘中找到,可以吸入或从油漆碎片上剥落。婴儿可能会将薄片或灰尘放入口中。当地卫生部门提供计划以帮助去除可能对家中儿童构成风险的铅。

3. 土壤

铅自然存在于土壤中。含铅气体沉积物(不再使用)、外部区域的油漆碎片或工业增加了该土壤中的铅含量。食用土壤时会发生铅暴露,这在幼儿中也很常见。在受铅污染的土壤中生长的蔬菜也会增加体内的铅含量。

4. 水暖

较旧的建筑物可能包含腐蚀的铅管道和固定装置。不经常使用的管道也可能发生暴露。水在管道中停留的时间越长,它接触的铅就越多。

(三)铝

铝存在于常见产品中,例如抗酸剂(maalox advanced regular strength,mylanta)、止痛药(bufferin)、止汗剂、化妆品和锅碗瓢盆。很容易看出铝是如何进入人体的。还有一些不太明显的铝源,包括我们的许多食物和水源。

铝是地壳中最常见的金属。它在人体中没有自然的作用。这可能就是我们的肠道吸收它的能力很差的原因。我们所吃的铝中只有不到1%被人体吸收。健康的肾脏通常可以去除吸收的物质。有肾脏问题的人可能难以去除铝,这可能导致危险的疾病、老年痴呆和其他大脑或脊柱问题。

许多金属在体内起着重要的作用,但高水平会导致麻烦。一些疾病也可能使身体难以摆脱可能导致问题的金属。已知会造成伤害的金属有锰、铁、铜、铊和镉。汞、铅和砷可能是对人类健康最严重的金属威胁。

(四)镉

镉的毒性作用源于它与锌的化学相似性,锌是植物、动物和人类必不可少的微量营养素。近年来,镉已成为更普遍的关注问题。像铅一样,它是一种地下矿物质,在作为锌矿的一部分被开采之前,它并没有大量进入我们的空气、食物和水中。现在,镉对环境造成了广泛的污染。镉实际上可能会在其一些重要的酶促和器官功能中取代锌,并会干扰这些功能。锌镉比非常重要,因为缺锌会大大增加镉的毒性和储存,而良好的锌含量可以防止镉对组织造成损害。

镉具有生物持久性。一旦被吸收，它会在体内停留数年（甚至数十年），但最终会被排出体外。我们通过食物生长的土壤从食物中获得大部分暴露。幸运的是，镉不能很好地被消化吸收。香烟烟雾和金属的工业燃烧会将一些镉释放到空气中。在工业城市，大气中的镉含量要高得多，吸入时危害更大。土壤中的镉含量因水中的镉、污水污染、空气中的镉和高磷肥料而增加。

咖啡和茶可能含有大量镉、马铃薯等根茎类蔬菜可能会吸收更多土壤中的镉，而谷物也可能会吸收更多的镉。海鲜，尤其是甲壳类动物，包括螃蟹和龙虾，以及软体动物，如蛤蜊和牡蛎，镉含量较高，但其中锌含量也较高，目的是锌镉平衡，减少镉的危害。在小麦和大米等谷物的生长过程中，镉（来自土壤）集中在谷粒的中心，而锌主要存在于胚芽和麸皮中。随着精炼，锌会流失，增加镉的比例。与全食物相比，精制面粉、大米和糖的镉与锌的比例相对较高。

一包香烟含有约 20 微克镉，或每支香烟约 1 微克。其中大约 30% 进入肺部并被吸收，其余 70% 进入大气被他人吸入或污染环境。长期吸烟会增加镉中毒的风险。

金属工人、锌矿工和任何从事镀锌工作的人都可能积累更多的镉。吸烟或吸入二手烟的人、喝咖啡和茶的人，以及吃精制面粉、糖和白米的人也可能接触到更多的镉。

镉的职业暴露与肺癌和前列腺癌的显著增加有关。镉毒性与产生前列腺肥大有关，可能是通过干扰锌。镉还可能导致人类和动物的骨缺损（骨软化症、骨质疏松症）。此外，镉可能与血压升高有关，并影响动物的心肌。镉还可能导致贫血、黄牙变色和嗅觉丧失（嗅觉丧失）。这种金属可能会导致血压升高并影响动物的心肌。

三、重金属预防

（一）避免在工作场所、家庭、食物中接触

（1）对汞合金牙齿填充物说不，如果可能，请一位了解重金属的牙医，更换现有汞合金填充物；

（2）避免使用铝制炊具；

（3）限制食用含汞高的鱼，包括箭鱼、鲨鱼和长鳍金枪鱼；

（4）在您家的水源处检测所有重金属，从饮用水中过滤氟化物和铅；

（5）避免使用含氟化物的牙膏；

（6）评估家中产品的有毒金属（例如，化肥、杀菌剂、昆虫或啮齿动物毒药、含铅油漆、修补化学品、家用清洁剂、照相化学品、电池等）；

（7）每次购买产品时都要阅读标签，并尽可能选择更安全的产品；

（8）将所有可能有毒的产品远离儿童；

（9）安全处理灯泡、电池和其他物品。

（二）身体可以清除体内许多有害物质

它通常可以在这些毒素造成损害之前分解或传递它们。然而，身体可能更难清除重金属。大量的这些金属会导致多种健康问题。

四、大脑作为重金属的靶器官

（一）毒素会形成特定的器官

这将决定什么症状。重金属通常会影响大脑和脊髓，并可能导致以下问题。

（1）精神状态或性格的变化；

（2）紧张；

（3）容易感到烦躁；

（4）失眠；

（5）谵妄；

（6）震颤；

（7）肌肉无力；

（8）疲劳；

（9）记忆力差；

（10）手臂和腿麻木和刺痛；

（11）肌肉抽搐；

（12）听力、视力或味觉的改变或丧失；

（13）注意力不集中的问题；

（14）癫痫发作。

（二）影响儿童发育及健康

大脑和脊柱在童年时期发育迅速。在此期间，毒素会比成年后期造成更大的伤害。儿童每磅体重摄入的卡路里也比成人多。这可能会增加食物中有毒金属的含量。

婴儿也有往嘴里放东西的习惯。这会增加某些金属的暴露，尤其是铅。血液中的高铅水平与较低的智商、较差的学习成绩和行为问题有关。高水平的血铅可能危及生命。

第二节　肠道影响大脑健康

最近的研究表明，大脑会影响肠道健康，肠道也可能会影响大脑健康。肠道和大脑之间的通信系统称为肠-脑轴。

一、肠道和大脑是如何连接的？

肠-脑轴是连接肠道和大脑的神经信息网络的医学术语，这两个器官以多种不同的方式在物理和生物化学上相连。

（一）迷走神经和神经系统

神经元是在大脑和中枢神经系统中发现的细胞，它控制的身体如何行动。人脑中大约有1000亿个神经元，而肠道含有5亿个神经元，它们通过神经系统中的神经与大脑相连。迷走神经是连接肠道和大脑的极大神经之一。它向两个方向发送信号，也就是说肠道可以影响大脑，大脑也可以影响肠胃。

例如，在动物研究中，压力会抑制迷走神经发送的信号，还会导致胃肠道问题。同样，一项针对人类的研究发现，肠易激综合征（IBS）或克罗恩病患者的迷走神经张力降低，表明迷走神经功能降低。一项有趣的小鼠研究发现，给它们喂益生菌会减少它们血液中的压力激素含量。然而，当他们的迷走神经被切断时，益生菌就没有效果了，这表明迷走神经在肠-脑轴及其在压力中的作用中很重要。

（二）神经递质

肠道和大脑也通过称为神经递质的化学物质相连。大脑中产生的神经递质控制感觉和情绪。

例如，神经递质血清素有助于产生幸福感，也有助于控制你的生物钟。有趣的是，许多这些神经递质也是由肠道细胞和肠道数万亿微生物产生的。大部分血清素是在肠道中产生的。

肠道微生物还会产生一种称为 γ-氨基丁酸（GABA）的神经递质，它有助于控制恐惧和焦虑的感觉。对实验室小鼠的研究表明，某些益生菌可以增加 GABA 的产生并减少焦虑和抑郁样行为。

（三）肠道微生物产生影响大脑的其他化学物质

生活在肠道中的数以万亿计的微生物也会产生其他影响大脑工作方式的化学物质。肠道微生物会产生大量短链脂肪酸（SCFA），例如丁酸盐、丙酸盐和乙酸盐它们通过消化纤维来制造短链脂肪酸。SCFA 以多种方式影响大脑功能，例如降低食欲。

一项研究发现，食用丙酸盐可以减少食物摄入量，并减少大脑中与高能量食物奖励相关的活动。另一种 SCFA：丁酸盐和产生它的微生物对于形成大脑和血液之间的屏障也很重要，这被称为血脑屏障。肠道微生物还代谢胆汁酸和氨基酸，以产生影响大脑的其他化学物质。胆汁酸是肝脏制造的化学物质，通常参与吸收膳食脂肪。然而，它们也可能影响大脑。

两项针对小鼠的研究发现，压力和社交障碍会减少肠道细菌产生的胆汁酸，并改变参与其产生的基因。

（四）肠道微生物影响炎症

肠-脑轴也通过免疫系统相连。肠道和肠道微生物通过控制进入体内的物质和排泄的物质，在您的免疫系统和炎症中发挥重要作用。

如果免疫系统开启时间过长，就会导致炎症，这与许多脑部疾病有关，如抑郁症和阿尔茨海默病。脂多糖（LPS）是一种由某些细菌产生的炎症毒素，如果太多的 LPS 从肠道进入血液，它会引起炎症。

当肠道屏障发生渗漏时，就会发出现这种情况，这会导致细菌和 LPS 进入血液。血液中的炎症和高 LPS 与许多脑部疾病有关,包括严重的抑郁症、阿尔茨海默病和精神分裂症。

二、益生菌、益生元和肠-脑轴

肠道细菌会影响大脑健康,因此改变肠道细菌可能会改善大脑健康。益生菌是活的细菌,如果食用可以带来健康益处。然而,并非所有的益生菌都是一样的。

影响大脑的益生菌通常被称为"心理微生物"。一些益生菌已被证明可以改善压力、焦虑和抑郁的症状一项针对肠易激综合征和轻度至中度焦虑或抑郁患者的小型研究发现,服用一种名为长双歧杆菌 NCC3001 的益生菌 6 周可显著改善症状。

益生元通常是由肠道细菌发酵的纤维,也可能影响大脑健康。一项研究发现,服用一种叫做低聚半乳糖的益生元 3 周可以显著减少体内压力激素(皮质醇)的数量。

三、哪些食物有益于肠-脑轴?

有几组食物对肠脑轴特别有益,以下是一些最重要的几种。

1. ω-3 脂肪酸

这些脂肪存在于深海鱼类中,在人脑中也大量存在。对人类和动物的研究表明,ω-3 脂肪酸可以增加肠道中的有益细菌,并降低患脑部疾病的风险。

2. 发酵食品

酸奶、酸菜和奶酪都含有健康的微生物,如乳酸菌。发酵食品已被证明会改变大脑活动。

3. 高纤维食物

全谷物、坚果、种子、水果和蔬菜都含有对肠道细菌有益的益生元纤维。益生元可以减少人类的压力荷尔蒙。

4. 富含多酚的食物

可可、绿茶、橄榄油都含有多酚,它们是被肠道细菌消化的植物化学物质。多酚可增加健康的肠道细菌,并可能改善认知能力。

5. 富含色氨酸的食物

色氨酸是一种氨基酸,可转化为神经递质血清素。色氨酸含量高的食物包括小米、鸡蛋和奶酪。

四、如何改善记忆力减退

尽管遗传在记忆力减退中发挥作用,但这并不意味着我们必须成为脑退化症肆虐的无助受害者。如果发现记忆力减退,请立即采取行动,可以在为时已晚之前逆转患痴呆症和阿尔茨海默病的风险。一项研究表明,9/10 的患者能够逆转他们的记忆丧失。研究对象还表现出记忆功能的显著长期改善。

受试者接受了饮食和生活方式的改善,包括改变他们吃的东西、定期锻炼、补充营养素、更好的睡眠和锻炼他们的大脑。改善是如此深刻以至于一些受试者能够再次工作,因为之前由于记忆丧失而失去工作。在 10 个研究对象中,唯一一个没有改善的对象患有晚期阿尔茨海默病,这表明在为时已晚之前采取行动扭转记忆丧失是多么重要。

(一)功能性神经学可逆转记忆丧失

在这项研究中,受试者通过以下也常用于功能性神经病学的方法来逆转他们的记忆丧失。

(1) 从饮食中去除所有简单糖类(白米、意大利面、面包、糖等);

(2) 消除加工食品;

(3) 无麸质饮食;

(4) 多吃农产品和野生鱼类;

(5) 做瑜伽和减轻压力的活动;

(6) 将睡眠时间从每晚 4～5 小时增加到 7～8 小时;

(7) 补充甲基 B_{12}、维生素 D_3、鱼油、辅酶 Q10、姜黄素、白藜芦醇、南非醉茄和椰子油;

(8) 每周至少锻炼 4～6 次,每次 30 分钟;

(9) 不吃零食;

(10) 必要时使用激素疗法。

研究人员发现研究中最大的挑战是受试者对所有改变的不适应。然而,除此之外,所有人都获得了显著的好处。

(二)功能性神经病学如何逆转记忆丧失

扭转记忆丧失的更重要的因素之一是减少简单和加工糖类的消耗。这些食物会使血糖升高,使大脑发炎,并引发一系列慢性健康问题。事实上,一些研究人员将阿尔茨海默病称为 3 型糖尿病,因为过量的糖和碳水化合物对大脑具有如此大的破坏性。锻炼是另一种逆转记忆丧失的重要策略,因为它对大脑有很多有益的影响。每晚获得足够的睡眠以扭转记忆力减退也很重要。这是因为睡眠期间产生的脑电波的一个目的是将记忆从短期存储转移到大脑的长期存储区域(海马体到新皮质)。睡眠太少会破坏这个过程。无麸质饮食可以成为逆转记忆丧失的重要工具——在某些人中,麸质会引发炎症或脑组织的自身免疫性破坏,破坏记忆功能。其他食物,如奶制品、鸡蛋、大豆和谷物也可以这样做。尽管大多数人认为麸质敏感性会导致肠道问题,但事实是它更常见的是导致神经损伤。

(三)修复大脑缺陷以逆转记忆丧失

除了饮食和生活方式方法外,功能性神经病学康复技术可以帮助逆转记忆力减退。如果大脑的某个区域处于活跃状态或过度活跃状态,功能性神经学锻炼可以恢复大脑的平衡和功能,将有助于改善整体大脑功能,包括逆转记忆力减退。

五、注意力不集中怎么办

儿童的大脑会对环境中的刺激产生免疫和炎症反应,导致行为问题和营养缺乏,这会严重影响他们的学习能力和生长发育。借助饮食中的功能性药物、整体生活方式改善,我们可以提高记忆力并更好地学习。

注意缺陷障碍(ADD)或注意力缺陷与多动障碍(ADHD)是一系列症状的集合:无法集中注意力、注意力不集中和多动症。如果这些都是症状,功能医学需要找到根本原因。

首先,炎症和免疫反应在成人和儿童注意力障碍的根本原因中起着重要作用。在注意力缺陷患者中也发现了低水平的血清素,所以需要对肠道细菌的健康状况和肠道产生血清素的能力进行检测。

其次,有些人对重金属敏感有遗传倾向。重金属负担高的儿童和成人可能排毒能力差,谷胱甘肽状态降低,这使他们面临大脑健康问题的更大风险。更好的学习取决于大脑中健康的氧化应激水平,这会影响记忆力的保留以及个人成长和健康。

以下是有助于改善大脑健康的策略。

（一）减少糖分摄入

糖、糖浆和人造甜味剂通过减少大脑中一种称为脑源性神经营养因子（BDNF）的特殊蛋白质来减少大脑化学物质。通过从蔬菜中获取更多碳水化合物,从白面粉等精制食物中获取更少的碳水化合物,为我们的大脑创造稳定的能量来源。

（二）服用植物营养素和抗氧化剂

最好的超级食品是来自天然的食物,任何颜色深或鲜艳的蔬菜都富含抗氧化剂和植物营养素,可促进脑细胞的健康和神经可塑性,这是大脑在一生中最主要的能力。

（三）吃健康的脂肪

大脑的 60% 由脂肪组成,在这种情况下,优质的脂肪很重要。来自鱼、藻类的 ω-3 脂肪酸可促进健康的脑细胞膜和大脑内健康水平的炎症。

（四）食用抗炎食物

炎症与阿尔茨海默病、痴呆症、注意力缺失症和抑郁症以及其他心理健康问题有关。炎症细胞因子产生导致氧化损伤,引起大脑能量不足。

（五）应对压力

压力的影响是时刻存在的,对思想和情绪以及生理状况会产生不良影响。在困难时期制定应对策略对于增强心理弹性至关重要。从简单的练习开始,比如感恩日记或冥想,以促进大脑健康和放松。

（六）利用正确的补充剂改善整体健康

通过利用正确的补充剂的帮助,可以很好地支持大脑健康、学习和记忆的功能性和整体性方法。

（1）磷脂酰丝氨酸支持学习和记忆；

（2）辅酶 Q10 支持大脑和身体中线粒体的能量产生。线粒体越高效、越

强大,可供大脑使用的能量就越多;

（3）你的大脑的大部分是由脂肪组成的。如果饮食中不含 DHA 和 EPA,可以通过 ω-3 补充剂支持健康水平的氧化应激和大脑内的炎症;

（4）狮子鬃毛蘑菇支持大脑内神经生长因子（NGF）的产生,以及健康神经系统的整体功能;

（5）镁参与体内 300 多种反应,在处理任何类型的大脑健康时都是必不可少的;

（6）维生素 B 调节压力反应,在能量中发挥作用,并为大脑中的许多其他反应提供辅助因子。

第三节　增强线粒体功能,增强大脑功能

慢性线粒体功能障碍是导致大脑功能不良和精神疾病的主要潜在因素之一。

线粒体是身体每个细胞内的独特结构。身体有数万亿线粒体,约占全身重量的 10％。线粒体被认为是"细胞的动力源",它通过将营养转化为 5′-三磷酸腺苷（ATP）来产生体内大部分能量。ATP 是您身体细胞燃料的主要来源,大脑需要足够的 ATP 才能正常工作。

与肠道细菌一样,线粒体至关重要,需要产生足够的 ATP 以克服抑郁和焦虑,并达到最佳的大脑和心理健康。线粒体在您的脑细胞中尤为丰富,并参与大脑中许多重要的生物过程,包括自由基和神经递质的调节。事实上,负责单胺神经递质代谢的单胺氧化酶（MAO）位于线粒体外膜内。

一、相关性

大量研究表明,大脑中的线粒体功能受损与许多精神和神经退行性疾病之间存在相关性,包括:

（1）躁郁症;

（2）严重抑郁症;

（3）多发性硬化症；

（4）帕金森病；

（5）阿尔茨海默病；

（6）慢性疲劳综合征；

（7）精神分裂症；

（8）精神病；

（9）社交焦虑；

（10）广泛性焦虑症和其他压力相关疾病。

事实上，一些研究人员确信，线粒体功能障碍几乎涉及所有慢性疾病。线粒体功能障碍会降低 ATP 能量产生并增加氧化应激，这在患有大脑和精神健康障碍的人的大脑中很常见。

线粒体功能障碍的认知症状还包括注意力、执行功能和记忆力受损。不幸的是，许多精神科药物会损害线粒体并使功能障碍恶化。但幸运的是，有办法阻止和逆转线粒体衰变。

营养补充剂和生活方式的改变可以通过增加 ATP 生产所需的蛋白质的可用性来改善线粒体健康。它们还充当抗氧化剂，协助线粒体减少氧化应激。

二、生活方式和补充剂

以下一些生活方式的改变和补充剂也可以增加细胞内线粒体的数量。可以使用它们来恢复最佳的大脑和心理健康。

（一）吃营养丰富的全食物

多吃新鲜、营养丰富的天然食物是为线粒体提供动力的非常有效措施之一。线粒体需要植物营养素、抗氧化剂、健康脂肪和蛋白质。美国艾奥瓦大学临床医学教授特里·沃尔斯（Terry Wahls）博士是营养与线粒体健康之间关系的领先专家。

十多年前，她被诊断出患有多发性硬化症（MS），但通过强化营养策略修复她的线粒体，逆转了神经退行性脑病。通过对她的方案的研究表明，患者见证了"疲劳的显著改善"。

她建议每天吃六到九杯蔬菜和水果，包括绿色蔬菜（羽衣甘蓝、菠菜）、颜色鲜艳的蔬菜(甜菜、胡萝卜、辣椒)和富含硫的蔬菜(西兰花、花椰菜)。

（二）避免某些食物和成分

吃劣质食物也会损伤线粒体。应该避免精制糖、加工面粉、工业油和反式脂肪。它们会损坏线粒体并阻止它们正常产生能量。沃尔斯博士还建议避免使用所有麸质、乳制品和豆制品，以获得最佳的线粒体健康。

（三）多吃必需脂肪

健康脂肪，包括 ω-3 脂肪酸，有助于构建和加强线粒体膜。它们还被证明可以改善大脑中的线粒体功能。这就是为什么沃尔斯博士建议每天吃有机草饲牛肉或野生捕获的鱼，如鲑鱼。鳄梨、坚果、种子、椰子和橄榄油也富含健康脂肪。补充磷虾油是另一个很好的选择。

（四）运动

运动通过增加氧气和血流量并激活产生新线粒体的生化途径来增强线粒体。跑步者比非跑步者拥有更多的高功能线粒体，力量训练和高强度间歇训练也会增加线粒体数量并提高现有线粒体的效率。许多专家建议锻炼对大脑健康。运动还可以增加脑源性神经营养因子（BDNF）。

（五）白藜芦醇

白藜芦醇是一种有益的抗氧化化合物，存在于葡萄和红酒中。它不仅会增加 BDNF 水平，还会激活 SIRT1 基因。该基因会触发许多积极的生化反应，保护和改善线粒体的功能。热量限制和间歇性禁食也会触发 SIRT1 基因。2006 年，哈佛大学的研究人员发现，白藜芦醇通过保护线粒体来延长寿命。

（六）烟酰胺腺嘌呤二核苷酸（NADH）

NADH 是一种天然存在的化合物，存在于所有生物体的细胞中。它在细胞内产生能量方面起着关键作用，并且高度集中在线粒体中。

NADH 的消耗与许多疾病有关，包括抑郁症、慢性疲劳综合征、阿尔茨海默病和帕金森病。但稳定的口服 NADH 已被证明可以改善所有这些情况。

（七）维生素 B

维生素 B 在维持线粒体功能方面发挥着重要作用。事实上，如果缺乏任何维生素 B，线粒体就会受到损害。如果服用某些药物，则更有可能出现缺乏症。出于这个原因,维生素 B_1、B_2、B_3、B_5、B_6 和 B_{12} 都包含在营养补充剂中。

（八）核糖

核糖是一种由我们的身体自然产生的五碳糖。尽管它是一种糖,但研究表明它不会提高血糖水平。相反,我们的身体会将其储存在线粒体中。核糖被线粒体用来产生 ATP,如果我们没有足够的能量,我们会经历低能量。

慢性压力会消耗核糖,某些情况与慢性核糖缺乏有关,包括抑郁症和慢性疲劳综合征。这就是为什么我建议人们在患有这些疾病时补充核糖,因为它可以帮助减少精神和身体的嗜睡。

（九）辅酶 Q10

辅酶 Q10 是一种存在于身体每个细胞中的抗氧化分子。它特别集中在线粒体中,在能量生产中起着关键作用。它还可以保护线粒体免受氧化损伤。没有辅酶 Q10,身体就无法合成 ATP,因为辅酶 Q10 是线粒体电子传递链的重要组成部分。

辅酶 Q10 是许多大脑健康问题的绝佳治疗方法,包括抑郁症、慢性疲劳综合征和阿尔茨海默病。

低水平的辅酶 Q10 会导致脑雾、精神疲劳、注意力不集中、记忆力减退、抑郁和易怒。研究人员发现,抑郁症患者的辅酶 Q10 水平显著降低。不幸的是,慢性氧化应激和药物会进一步消耗辅酶 Q10。但是补充辅酶 Q10 可以增加线粒体能量的产生并减轻抑郁和慢性疲劳的症状。

（十）吡咯喹啉醌（PQQ）

吡咯喹啉醌（PQQ）是一种类似维生素的酶,也是植物性食物中的强效抗氧化剂。它具有广泛的大脑健康和线粒体益处。它已被证明可以通过保护线粒体免受氧化损伤来保护和增强记忆力、注意力和认知能力。它还促进大脑中新线粒体的生长。

由于它有助于新线粒体的生长,如果患有抑郁症,它可能会对你有所帮助,因为在抑郁症患者中发现的线粒体较少。活性氮（RNS）和活性氧（ROS）对脑细胞和线粒体造成严重压力。PQQ 也被证明可以抑制 RNS 和 ROS。

研究人员还发现,补充 PQQ 可以通过增加线粒体活动水平来保护神经。

（十一）镁

镁是体内的重要矿物质。线粒体被认为是镁的"储存单位"，因为它们可以容纳身体中的大量镁。镁还保护线粒体，并在线粒体内产生和转移 ATP 中发挥作用。

研究表明，如果缺乏镁，脑细胞的线粒体就会减少，其健康状况也会变差。

（十二）肉碱和硫辛酸

肉碱是一种氨基酸，可提高线粒体活性，并在能量产生中发挥重要作用。众所周知，肉碱将脂肪酸直接输送到脑细胞的线粒体中并产生 ATP，缺乏肉碱与大脑中线粒体功能的降低有关。

补充肉碱可使脂肪酸更容易穿过血脑屏障并滋养大脑内的线粒体。这可以改善您的情绪、记忆力和能量水平。

几项研究表明，肉碱可缓解慢性抑郁症患者的抑郁症状并提高生活质量。孤独症患者大脑中的肉碱水平通常会降低。

肉碱与硫辛酸（ALA）具有协同作用，这意味着当我们将它们一起服用时，它们可以更有效地支持我们大脑中的线粒体。

ALA 是一种线粒体酶和抗氧化剂。它是脂溶性的，可以很容易地穿过血脑屏障。它已被证明可以通过减少大脑中的氧化应激来提高认知能力。它还保护现有的线粒体并在大脑中产生新的线粒体。

第四节　如何逆转"脑漏"

脑雾或脑漏（leaky brain）让人筋疲力尽且令人沮丧，尤其是在肠道受损和自身免疫病的情况下。当在母亲的子宫中成长时，肠道和大脑从第一天起就连接在一起。这就是为什么经常将肠道称为"第二大脑"。

肠漏症，当肠道内壁受损并导致消化道组织出现间隙时，就会发生肠漏。这个过程也称为肠道通透性增加，导致来自称为连蛋白（zonulin）和闭合蛋白（occludin）的蛋白质的抗体升高，从而对肠道和大脑造成损害，并可能导致"脑漏"。

一、什么是漏脑?

肠道中有一个"小脑",称为"肠神经系统"(ENS)。与大脑不同,这个"小脑"调节消化和肠道健康。ENS与中枢神经系统(CNS)直接相关,这就是肠脑连接。

由于这种直接联系,在肠漏的晚期阶段会发生脑漏。这是由于全身炎症增加、抗LPS抗体增加、微生物组平衡不良等导致的。这些条件有利于肠道中的机会性病原体繁殖,并破坏大脑屏障。最终,这会导致大脑渗漏。

二、漏脑的症状

脑漏是肠漏的结果,可导致注意力不集中、记忆力减退、无法集中注意力和疲劳。

三、与脑漏相关的常见症状

(1) 焦虑;

(2) 沮丧;

(3) 偏头痛和头痛;

(4) 失眠;

(5) 情绪障碍;

(6) 纤维肌痛和慢性疼痛;

(7) 脑雾;

(8) 疲劳和精疲力竭。

四、脑漏的常见诱因

(一) 甲状腺问题

甲状腺激素失衡已被证明会引起炎症免疫反应。甲状腺通过下丘脑-垂体-甲状腺轴(HPT)接收来自大脑的正确信息,因此如果下丘脑发炎,它会导致脑-甲状腺轴功能障碍。最终结果导致炎症的恶性循环。

(二) 肾上腺疲劳

正如我们有脑-甲状腺轴一样,我们也有脑-肾上腺(HPA)轴。以肾上腺为基础的昼夜节律的功能障碍可表现为肾上腺疲劳,此时压力激素皮质醇失控,抑制您的免疫系统。与甲状腺问题一样,由于这种特殊的脑激素联系,脑漏既可能是肾上腺疲劳的原因,也可能是其后果。

（三）病毒感染

爱泼斯坦-巴尔病毒（Epstein-Barr）等低度慢性病毒感染与慢性疲劳综合征等多种炎症问题有关。病毒感染可能导致的众多问题之一是阻断人体的维生素 D 受体,因此不能使用摄取的维生素 D,可能是爱泼斯坦-巴尔病毒感染的原因。

（四）漏肠综合征

肠道和大脑有着千丝万缕的联系,它们甚至是由您在母亲子宫内生长时的同一个胎儿组织形成的。在医学文献中,脑漏综合征与肠漏密切相关,并且被称为脂多糖（LPS）的肠道细菌毒素的增加已被证明会影响大脑炎症。

（五）念珠菌过度生长

微生物组中过多的酵母,会增加炎症细胞 IL－1（白细胞介素－1）、IL－6（白细胞介素-1）和肿瘤坏死因子（TNF）,这会导致身体和大脑中的炎症过多。

（六）组胺不耐受

有些人——尤其是有上述肠道问题的人,更容易出现所谓的组胺不耐受。当身体不能正确分解免疫细胞组胺或对其存在反应过度时,就会发生这种情况,这会导致释放超氧化物,这是一种令人讨厌的自由基,会导致大量炎症损伤,从而影响大脑。

（七）睡眠不好

如果你晚上睡不好,你不需要我告诉你就会知道这会影响你的大脑健康。睡眠不足会减少抗炎症的抗氧化剂谷胱甘肽,它会增加下丘脑的氧化应激,导致脑漏。

（八）甲基化障碍

甲基化是一种生化过程,每秒在您体内发生 10 亿次。我们的器官,包括我们的大脑,依赖甲基化来维持健康和解毒。许多人都有基因甲基化突变,例如 MTHFR 基因突变,这会阻碍这种解毒过程,增加全身炎症的可能性。

（九）糖

它可能很好吃（尤其是当你上瘾的时候），但各种形式的精制糖无处不在，它是脑毒。如果我们的目标是拥有健康的大脑，那么精制糖应该是我们生活中最先从生活中剔除的清单。为什么这么糟糕？精制糖主要通过两种机制对我们的大脑功能产生毒性作用。

首先，糖实际上抑制了大脑中一种称为脑源性神经营养因子（BDNF）的关键生长激素的活性。脑源性神经营养因子对正常运作的大脑非常有益，但众所周知，抑郁症患者的水平低。其次，吃含糖食物会引发体内一系列复杂的化学反应，从而上调慢性全身炎症。随着时间的推移，炎症会破坏免疫系统的正常功能并对大脑造成严重破坏。好消息是，一旦从饮食中去除糖分，水果等天然甜食的味道就会像糖果一样甜，我们将不再渴望精致的垃圾食品。

（十）谷物

你可能听说过全麦是健康的，但无论是精制还是全麦，吃谷物的方式有很多种会对您的大脑产生负面影响。谷物会导致血糖不稳定，就像精制糖一样，会导致炎症。谷物蛋白质如面筋和外源凝集素也是参与肠炎症和渗透性，这又可以影响大脑炎症和血-脑屏障渗透性的文献相连。

（十一）人造甜味剂

在一项双盲研究中关于阿斯巴甜对情绪障碍患者的影响，研究结果表明，使用含有阿斯巴甜的人造甜味剂产品的人严重症状大幅增加。阿斯巴甜由分离的氨基酸苯丙氨酸制成，苯丙氨酸具有神经毒性，会直接进入大脑，消耗血清素水平，甚至可能更糟。当降低血清素时，它会引发各种不同的情绪障碍。此外，人工甜味剂已被证明会导致微生物群失调，再次影响肠脑轴并可能影响情绪。这两个因素都意味着，为了你的大脑，最好远离人工甜味的东西。

（十二）味精

味精是一种加工过的增味剂，通常添加到许多方便食品中，例如汤、加工肉类和冷冻晚餐，也是亚洲餐厅中无处不在的成分。虽然有些人声称不会受到影响，但味精是一种兴奋性毒素，会影响大脑化学反应和身体的内分泌（激素）系统。有时很难发现含有味精的食物，因为它隐藏在许多不同名称后面的食品成分标签中，包括谷氨酸、谷氨酸盐、自溶酵母蛋白、天然香料和水解玉米。

（十三）有毒家用产品

毫无疑问,这个世界比以往任何时候都更加有毒,我们体内和周围都有毒素。其中一些我们无能为力,但我们可以立即控制一些有效的事情。例如,常见的家用清洁产品中使用的化学物质与大脑功能的改变有关。改用不含工业化学品的天然植物清洁剂,这就朝着正确的方向迈出了一大步。此外,当今使用的大多数美容产品也充满了化学物质,这些化学物质会干扰身体的荷尔蒙,影响感觉和思考方式。

（十四）重金属

传统医生并不倾向于将慢性重金属毒性视为大脑问题的一个因素,但功能医学认为,汞或铅的慢性重金属水平（与急性水平相反）可能是抑郁、焦虑、慢性疲劳和脑雾等慢性病的潜在问题,并且已与几乎所有的情绪或大脑障碍有关。慢性重金属中毒未被确诊的原因之一是与重金属在血液中循环的急性中毒不同,慢性金属中毒已渗入骨骼、脂肪和大脑等身体组织。这可能会使查找变得更加困难,因为血液检查可能是正常的。

五、逆转脑漏的方法

可以采取 5 个步骤来开始自然地逆转脑漏。

（一）确定微量营养素缺乏症

由于土壤成分差、加工食品、压力和慢性疾病,营养缺乏极为常见。可以采取的改善大脑健康的重要的第一步是恢复营养水平。一些最常见的缺乏症包括锌、维生素 D、维生素 B、脂肪酸和镁。

即使是单一的微量营养素缺乏也会导致神经系统失衡和紊乱。维生素、矿物质、氨基酸和脂肪酸每天执行数百个过程,是生命的必需品。缺乏症通常会导致一连串的症状和事件,从而损害您的身体发挥最佳功能的能力。

（二）营养你的大脑

用健康的食物喂养大脑也能带来平静和放松的状态,并有助于减少焦虑。给它更多营养丰富的全食物、抗氧化剂和功能性食物,以驱动精神集中、情绪和耐力。旨在尽可能多地吃营养丰富的饮食并实施以下饮食改变。

（1）增加健康脂肪的摄入量（比如鳄梨、蛋黄、草食肉类、橄榄油、酥油）。

（2）定期添加超级食品和抗氧化剂（比如甜菜根、黑巧克力、有机浆果和绿叶蔬菜）。

（3）尽可能多吃未加工食物。

（4）选择非转基因和有机食品来限制神经毒素和杀虫剂。

（5）在每餐中平衡大量营养素（蛋白质、糖类和脂肪）以稳定血糖水平。

（三）支持大脑的 7 种特定营养素

1. 胆碱

胆碱缺乏会减少大脑中的灰质，是产生神经递质乙酰胆碱所必需的，乙酰胆碱在记忆中发挥作用。在牧场饲养的蛋黄、鸡肉、火鸡、芦笋、羽衣甘蓝、瑞士甜菜、抱子甘蓝和花椰菜中发现了高浓度的胆碱。

2. 必需脂肪

膳食脂肪占我们大脑的一半，是产生能量的必需品。日常生活中添加中链甘油三酯脂肪，大脑可以将其用于产生能量。包括椰子油、中链脂肪酸（MCT）和酥油。

3. 野生蓝莓

花青素是蓝莓中的抗氧化剂，赋予蓝莓紫色。众所周知，这种色素有助于治愈血脑屏障，并显示出具有神经保护和抗氧化作用。野生蓝莓的这种色素含量最高。此外，蓝莓有助于缓解使大脑老化的氧化应激。其他富含花青素的食物包括巴西莓、黑莓、黑醋栗和覆盆子。

4. 动物内脏

每周食用一次草饲牛肝或牧场饲养的有机鸡心会自然增加脂溶性维生素（A、D、E 和 K）以及有助于吸收的矿物质。

5. 豆瓣菜

豆瓣菜等微型蔬菜有助于大脑和身体自然排毒，这对最佳大脑健康至关重要。其他有助于自然排毒的蔬菜包括深色绿叶蔬菜和十字花科蔬菜，如卷心菜和抱子甘蓝。建议在饮食中添加香菜，这有助于专门排除体内的重金属。

6. Nrf2 基因激活剂

Nrf2 基因（我们的主要调节器和恒温器）在我们身体对压力的反应中发

挥作用。通过加入更多激活该基因的食物，我们能够减少因脑漏而导致的氧化应激和自由基损伤。包括姜黄、西兰花和西兰花芽等食物。另一种出色的Nrf2基因激活剂是绿茶。并非所有的绿茶(或一般的茶)都是一样的。确保您的茶经过筛检，不含有害物，包括真菌、重金属和污染物。

7. ω-3脂肪酸

DHA对于最佳大脑健康和减少炎症至关重要。每周至少2～3天食用更多的野生鲑鱼和沙丁鱼，可以真正增强您的大脑和EPA/DHA。

(四)考虑限制或避免促进漏脑的食物

1. 麸质和乳制品

如果患有自身免疫病，由于免疫系统攻击血脑屏障和组织的某些触发因素，麸质和乳制品会引起自身免疫反应。麸质是一种存在于小麦、黑麦、大麦中的蛋白质，但也隐藏在许多其他包装食品和调味品中。

2. 加工食品

油炸食品、薯片、反式脂肪蛋糕、饼干等加工食品含有一种叫做丙烯酰胺的神经毒素，会刺激身体和大脑。此外，加工食品会引发晚期糖基化终产物(AGEs)的形成，最终可能会破坏血脑屏障。许多这些食物还含有味精和人工化学物质，如阿斯巴甜，可导致毒性和神经元损伤。

3. 重金属

尽可能减少通过食物接触重金属以支持您的大脑非常重要。重金属存在于我们周围的许多事物中——药物、家居用品、污染物等。食物来源包括贝类、金枪鱼等大型鱼类、巧克力、咖啡、植物蛋白质粉和茶。这些食物通常含有较高水平的汞和铅，它们是神经毒素。

4. 过量的糖

我们的大脑很容易对糖上瘾。糖的问题在于它会引起多巴胺增多，但是也会经常突然下降，让我们想要和渴望更多的糖。此外，如假丝酵母菌喜欢糖！频繁摄入过量的糖，无论其来源如何，都会导致身体和大脑发生更多炎症。减少高糖食物的摄入量并仅偶尔食用将有助于改善大脑功能。

(五)减少炎症

炎症是肠漏和脑漏的主要诱因。可以通过加入更多抗炎香料(如姜黄和生姜)来自然地减少炎症;通过消除或限制糖、酒精、咖啡因和加工食品来减少炎症。

（六）消除食物敏感性

食物敏感性是慢性健康状况的常见原因,它们在肠道通透性中起着巨大的作用。必须从饮食中识别并消除所有食物敏感性,以治愈肠道。

当治愈肠道时,食物敏感性会改善。如果难以忍受健康的食物,这通常是由于肠道不平衡引起的组胺反应。消除食物敏感性是肠道愈合过程中非常重要的开始阶段之一,但往往被忽视。

（七）去除肠道感染

治愈肠道显然是治愈脑漏的最重要步骤。治愈肠道的过程可能需要至少 1 年甚至几年的时间。潜在的肠道感染是肠道和大脑功能不良的常见罪魁祸首。

（八）支持脑漏的补充剂

1. ω-3

ω-3 必需脂肪酸有助于减少大脑中激活 Nrf2 基因的炎症。EPA/DHA ω-3 脂肪酸有助于调节情绪、新陈代谢和炎症通路。从食物中获取所有 EPA 和 DHA 可能很困难,因此建议与医生讨论开始使用优质鱼油。

2. 姜黄素

特殊形式的姜黄素能够穿过血脑屏障,有助于减少大脑炎症。

3. 谷胱甘肽

谷胱甘肽是我们身体的主要抗氧化剂,负责减少自由基并帮助打开解毒途径。补充谷胱甘肽和(或)谷胱甘肽前体可防止破坏脑细胞的有害自由基的积聚。除了对身体更具生物利用度的脂质体谷胱甘肽外,还推荐 N-乙酰-胱氨酸作为脑漏的谷胱甘肽前体。

4. 益生菌

有益细菌对肠道至关重要,因此有助于与大脑进行交流,这样我们就不会经历脑雾。由于我们肠道的健康在我们的大脑健康中起着如此重要的作用,我们需要确保我们的微生物组具有足够的多样性。因此选择合适的益生菌对于改善漏脑至关重要!

5. 中链脂肪酸(MCT)

我们的大脑有 60％的脂肪！与任何其他常量营养素相比,我们更需要脂肪来为我们的大脑提供能量。食用 MCT 油或将其添加到冰沙中几乎可以在摄入后立即改善认知功能,因为它起效快,是首选的能量来源。

6. TRS

TRS 是一种由沸石制成的毒素去除产品。它是减少体内重金属积累的最有效方法之一,因此可以改善精神清晰度、注意力、焦虑、抑郁和脑部炎症。

7. 维生素 D

维生素 D 缺乏已被证明会增加患早期痴呆症和阿尔茨海默病的风险。建议先测试你的水平,大多数人都低于最佳范围,使用 5 000 单位 D_3 和 K_2 来帮助吸收,直到他们的水平达到最佳水平。

8. 甲基化 B 族维生素

由于遗传原因,许多人很难将非活性维生素转化为活性维生素。例如,身体需要将无活性的 B_{12}(称为氰钴胺素)转化为活性 B_{12}(称为甲基氰钴胺素)。许多人很难做到这一点,这就是为什么测试遗传学如此重要的原因。

确保正确地甲基化是大脑(以及体内所有系统)的关键。甲基化包括修复我们的 DNA、帮助我们排毒、控制同型半胱氨酸水平并将炎症保持在健康水平的生化过程。它对情绪也很重要,有助于减少焦虑和抑郁。补充甲基化维生素 B 有助于优化甲基化中的这些生化过程。

9. 镁

超过 75％的美国人缺乏这种镇静矿物质,这种矿物质对我们体内 300 多种酶促反应至关重要。我通常建议在晚上补充镁以获得最佳睡眠和大脑支持。镁有助于支持中枢神经系统,让我们感到放松。当我们准备入睡时,它可以使身体的肌肉甚至大脑平静下来。

为获得最佳效果,请与医生讨论服用 2 种形式的镁、甘氨酸盐和柠檬酸盐的组合。除了已经通过食物和其他补充剂(例如多种维生素)摄取的镁之外,大多数人还可以服用 200～400 毫克镁。

10. 其他需要注意的关键维生素

通常,有脑漏的人的辅酶 Q10、左旋肉碱、α 硫辛酸和精氨酸水平较低。这些可以为大脑提供能量的线粒体。长期的压力、肠道感染、营养和抗氧化剂缺乏以及持续的毒性积累会损害线粒体，导致人们经历很多疲劳和认知障碍。

另一个需要考虑的补充领域包括有助于缓解焦虑、抑郁和过度刺激的草药和氨基酸，例如愈合适应原、玫瑰红景天等草药，以及支持神经递质（如 L－茶氨酸和 GABA）的营养素，这些营养素有助于放松和睡眠。

（九）实验室测试

美国国家心理健康研究所估计，近 20％的美国成年人患有精神障碍。抗抑郁药的使用量每年增加 10 倍，现在是市场上处方最多的药物。

除了常规肠道测试（例如肠道通透性和 DNA 粪便分析以查看特定细菌菌株并排除肠道感染）之外，还推荐这些特定实验室，以在您治愈肠道时优化大脑健康。

（1）毛发组织矿物质分析：识别重金属的积累。

（2）微量营养素分析：识别独特的维生素、矿物质、氨基酸和脂肪酸缺乏症。

（3）遗传学：例如确定您是否有任何 MTHFR 基因缺陷。

（4）同型半胱氨酸：研究与血脑屏障损伤相关的关键炎症标志物。

（5）糖化血红蛋白：看血糖，因为高血糖会破坏血脑屏障。

（6）抗脂多糖和血脑屏障蛋白：更先进的测试，以确定血脑屏障是否实际上已被破坏。

（7）食物敏感性：即使是健康的食物，也会因肠道通透性而增加体内炎症。

通过实施这些肠道健康提示，您将迈向专注、敏锐和蓬勃发展的大脑！话虽如此，每个人都是不同的，没有一种万能的方法。个性化饮食和补充剂对于优化大脑健康和改善漏脑极为有效。

第五节　阿尔茨海默病的病因

失去记忆、忘记亲人以及无法完成基本任务有时被视为衰老的自然过程。但是痴呆症导致的认知障碍会影响您的大脑，从而改变您的记忆、思维、推理和行为能力。

阿尔茨海默病（AD）是最常见的痴呆症。大多数人认为，如果我们的APOE 基因发生基因突变，特别是 APOE 4，就注定会患上阿尔茨海默病，但事实并非如此。拥有该基因确实会增加患病的风险，但是可以采取许多措施来降低风险。

目前的阿尔茨海默病研究已经花费了数百万美元专注于药物，针对疾病本身，但是却忽略了认知能力下降开始的根本原因。

针对如此复杂的多方面疾病的单一治疗药物并没有取得多大成功。在 2000~2010 年间测试的 244 种阿尔茨海默病药物中，只有一种获得批准，而这种药物只能将疾病进程减慢几个月。人是一个整体，只治疗大脑神经是行不通的，阿尔茨海默病，是基因和多种环境因素共同作用的结果。

有新研究表明，当开始从整体上看待身体时，可以预防甚至在某些情况下逆转认知能力下降。关键是尽早开始治疗，以提供最佳逆转机会。

一、阿尔茨海默病基础知识

大脑是您体内极为复杂的器官之一。它包含 1 000 亿个称为神经元的神经细胞，它们相互连接和传递信息。这些神经元是参与您的认知过程的主要细胞，可帮助您思考、记忆、学习和执行任务。

我们的神经元会不断自我修复，尤其是在睡觉的时候，修复任何导致它们功能障碍的损伤。无法自我修复或大脑中某些化合物过量会损害您的认知。

阿尔茨海默病是由大脑 β-淀粉样变，Tau 蛋白的积累导致认知功能障碍。之前的阿尔茨海默病治疗重点是减少大脑中这些变性和蛋白质的积聚。

通过功能医学，阿尔茨海默病终于被著名专家和神经学家布伦森（Bredesen）博士的研究视为一种全身性疾病。他的研究表明，β-淀粉样变，Tau 蛋白的过量和积累是感染、慢性炎症、环境毒素以及遗传因素共同作用的结果。

二、阿尔茨海默病和认知能力下降不仅取决于基因

尽管携带一个 ApoE 4 突变基因会增加 30% 的阿尔茨海默病风险，携带 2 个基因会增加 50% 或更多的风险，但这并不是唯一的原因。实际患上阿尔茨

海默病的可能性在很大程度上取决于环境因素。

根据布伦森博士的研究，阿尔茨海默病是由以下主要原因引起的：

（1）炎症：由感染、饮食、肠漏（肠道通透性）、慢性胰岛素抵抗引发；

（2）萎缩：由缺少营养素、激素和营养因子引发；

（3）毒素：由接触化学品、真菌毒素、有毒金属引发。

如果有阿尔茨海默病基因，并不意味着一定会患上它。我们可以通过减少开启该基因的环境因素来控制这一点。

三、扭转认知衰退

布伦森博士认为可以通过干预阿尔茨海默病和认知能力下降的根本原因，来改善阿尔茨海默病。布伦森博士发现了至少 36 个导致阿尔茨海默病发展的危险因素：

（1）胰岛素抵抗、糖尿病和肥胖；

（2）麸质敏感性、肠漏症、精制碳水化合物、反式脂肪；

（3）缺乏运动和运动；

（4）慢性压力；

（5）慢性炎症；

（6）氧化应激；

（7）营养缺乏；

（8）激素失衡；

（9）微生物组失调；

（10）肠道健康；

（11）基因；

（12）睡眠问题；

（13）抽烟；

（14）牙齿感染；

（15）环境毒素和重金属；

（16）真菌毒素；

（17）莱姆病；

（18）疱疹和其他病毒。

我们的身体是一个整体，多种病因共同作用可能会影响阿尔茨海默病或任何与此相关的疾病的发展。因此，阿尔茨海默病和轻度认知障碍的最佳治疗方法是综合治疗方法。

第六节　抑郁症的原因

虽然抗抑郁药可以挽救某些人的生命，它们并不适合所有人。对一些人来说，它们不能缓解抑郁症状；而对另一些人来说，它们会导致一系列新的不良反应。但是，如果你目前正在服用抗抑郁药，如果没有医生的指导和支持，你不应该停止服用。功能医学可以识别抑郁症的原因，并且有更安全和有效的干预方法。

抑郁症的功能医学方法，都是为了识别和解决问题的根本原因。事实上，这也是任何慢性病的功能医学方法，这意味着治疗的重点是解决导致抑郁症的原因，无论是肠道菌群失调、慢性压力、感染等。

一、抑郁症的常规治疗

（一）抑郁症的症状

抑郁症严重影响身体健康、日常功能和人际关系。它会导致以下症状：

（1）深深的悲伤；

（2）绝望；

（3）疲劳；

（4）内疚感或无价值感；

（5）对生活失去兴趣；

（6）睡眠和食欲模式的变化；

（7）易怒；

（8）难以集中注意力；

（9）移动或说话比平时慢；

（10）烦躁；

（11）无法解释的疼痛、痉挛、头痛，甚至消化问题；

（12）死亡或自杀的想法。

虽然有些人在他们的生活中可能只经历过一次抑郁发作，但多次发作是很常见的。抗抑郁药是抑郁症最常见的常规治疗方法。事实上，在 2011 年至 2014 年期间，1/8 12 岁及以上的美国人报告称服用过抗抑郁药。

（二）抗抑郁药的疗效

一些研究表明，抗抑郁药并不像他们通常声称的那样有效。初始治疗可能仅在一半左右的时间内有效缓解症状，而抗抑郁药对轻度和中度抑郁症可能没有任何优于安慰剂的益处。而且这些药物也会引起不良反应。

（1）焦虑；

（2）性欲减退；

（3）恶心；

（4）体重增加；

（5）口干；

（6）便秘；

（7）头晕；

（8）疲倦和（或）失眠；

（9）出汗。

并不是说抗抑郁药在治疗抑郁症方面没有立足之地。这是因为，对于某些人来说，它们可以有效缓解症状而不会引起令人担忧的不良反应。简而言之，他们为了工作。但不幸的是，并不是每个人都这样，即使它们确实缓解了症状，抗抑郁药也无助于解决抑郁症的根本原因。对于那些在抗抑郁药中没有得到缓解的人来说，基于功能医学的精神病学方法可能会提供新的帮助。

二、抑郁症的 10 个根本原因

我们大多数人都熟悉抑郁症的传统解释：神经递质失衡理论。该理论指出，抑郁症是由大脑中的神经递质失衡引起的，需要抗抑郁药来操纵这些神经递质的水平，理论上，这应该可以纠正问题。

神经递质失衡理论有很大的错误。也就是说，研究表明，只有 25% 的抑郁症患者的神经递质水平较低,而其他人的神经递质水平较高。它也没有认识到我们看到的慢性炎症和抑郁之间的联系。这意味着,如果不是经历神经递质失衡的那一小部分人中的一员,那么抗抑郁药将无法解决问题。为此,我们需要解决抑郁症的真正根本原因。

（一）血糖失调与肥胖

胰岛素会影响中枢神经系统,影响神经元回路的形成,并影响神经突触可塑性,这意味着它对我们的心理健康起着重要作用。如果我们的血糖失调并且正在经历胰岛素抵抗,大脑和身体其他部位都会感受到这种影响,并可能导致焦虑和抑郁。

肥胖、血糖失调和抑郁密切相关。这种联系可能是多因素和复杂的;但是由于肥胖是一种炎症状态,而且我们看到有证据表明肥胖患者体内有更高水平的炎症信号分子,称为细胞因子,因此炎症很可能在肥胖与抑郁的联系中起着关键作用。

（二）慢性压力

慢性压力也会对身体产生炎症影响,神经系统受到炎症影响产生免疫反应,可能会导致抑郁、焦虑和其他情绪失衡。

压力水平与下丘脑-垂体-肾上腺轴（HPA）之间的关系很复杂。在健康的关系中,剧烈的压力事件会刺激交感神经系统发挥作用,触发 HPA 释放压力荷尔蒙,以帮助我们应对压力源。在压力事件之后,副交感神经系统应该发挥作用,减少 HPA 轴的活动并减少压力荷尔蒙的产生。但是,如果我们正在经历慢性压力,交感神经系统和 HPA 轴会长期保持激活状态,从而导致许多健康问题（包括抑郁症）。

HPA 轴也会作用于甲状腺。任何与压力相关的 HPA 轴功能中断都可能导致甲状腺出现问题,这也会导致抑郁症状。

（三）环境因素

环境毒素也会影响您的心理健康。室内真菌暴露会引发复杂的炎症反应,导致多种认知方面的不良反应,包括抑郁症。接触霉菌会触发炎性细胞因子的释放并损害神经元的可塑性（这两者都会导致抑郁症状）。

空气污染是另一种会影响心理健康（以及整体健康和长寿）的毒素。环境空气污染会导致神经炎症,从而增加患抑郁症的风险。对于在生命的前10年遇到空气污染的人来说,这些影响似乎尤其显著。

一些研究还表明,电磁场(EMF)产生的辐射也可能与抑郁症有关。EMF可能通过改变大脑中电压门控钙通道的活动而导致抑郁。这会导致许多神经精神症状,如疲劳、头痛、失眠、易怒和抑郁情绪。

(四)遗传学

某些遗传变异可能与抑郁症有关:

(1)亚甲基四氢叶酸还原酶(MTHFR)基因:MTHFR基因变异都与抑郁症(以及焦虑、孤独症和精神分裂症)有关;

(2)谷氨酸脱羧酶(GAD)基因:GAD变异可能降低谷氨酸转化为γ-氨基丁酸(GABA),这可导致严重抑郁障碍。

(五)感染

研究表明,几种慢性感染与抑郁症有关,如下:

(1)莱姆病;

(2)弓形虫;

(3)西尼罗河病毒;

(4)艰难梭菌。

这种联系背后的机制可以用抑郁症的病原体-宿主防御理论来描述(这个理论由查尔斯·雷森博士提出)。根据这个设想,抑郁症的一些行为症状实际上可能是对感染的行为反应,表明人类抑郁症是由疾病演变而来的。慢性感染也与慢性炎症有关,后者与抑郁症状有关。

(六)肠漏和肠道菌群失调

肠道健康通过肠-脑轴影响心理健康。该轴通过炎症介质、肠道微生物代谢物、应激激素、神经递质和迷走神经在肠道和中枢神经系统之间传递信息。

肠道屏障的完整性和平衡的肠道微生物群是健康肠道的两个关键组成部分,如果它们被破坏,肠道健康(以及潜在的心理健康)将受到影响。

肠漏是肠道屏障被破坏后,外来物质从肠道异常"泄漏"到血液中的情况。这包括称为脂多糖的内毒素,它在进入血液后会引起炎症细胞因子的释放。强有力的研究还表明,我们肠道微生物组的组成变化与重度抑郁症有关。破坏肠道屏障和肠道微生物群的因素可能会增加未来患精神疾病的风险。

（七）社会关系

我们的社会关系在我们保持健康的能力方面发挥着巨大的作用。社会孤立与抑郁症（以及其他严重的健康状况）的发生率更高有关，而拥有强大社会关系网络的人往往拥有更好的健康状况和较低的炎症水平。孤独与更高的死亡风险有关，即使在控制了身体健康、饮酒和吸烟等因素之后也是如此。

1. 创伤也可能是抑郁症的诱因

童年时期的创伤（甚至包括童年欺凌）可以强烈预测未来患抑郁症和其他心理健康障碍的风险，这可能是通过长期改变 HPA 轴的功能并导致慢性全身炎症。成年期的创伤也会导致抑郁；包括以下内容。

（1）在军队服役；

（2）卷入严重事故或自然灾害；

（3）照顾生病的父母或亲人；

（4）在经历长期的工作相关或学业压力。

传染病大流行本身也可以被定义为一种创伤性事件，经历亲人去世、失业和经济困难等事情肯定会造成创伤。

2. 社会决定因素

在发展为抑郁症时，健康的社会决定因素也会对我们的风险水平产生重大影响，如下：

（1）获得健康食品；

（2）当地空气和水质；

（3）教育；

（4）邻里关系；

（5）社会经济状况；

（6）教育；

（7）种族；

（8）性别。

（八）久坐的生活方式

经常锻炼与良好的心理健康有关，但久坐不动的生活方式与所有年龄段的人的抑郁症有关。虽然运动最初会产生炎性细胞因子(与抑郁症有关),但很快就会产生抗炎物质。这被称为激素效应,初始压力源会在体内产生补偿性反应,这对健康具有积极的长期影响。

(九)睡眠不足和人工光照

随着我们中越来越多的人醒着的大部分时间都花在屏幕前,我们的现代生活越来越多地暴露在人造光下。这对我们的睡眠产生了令人担忧的影响。夜间光照会抑制褪黑素的产生并导致失眠增加,并且与抑郁风险增加有关,即使在控制睡眠质量和慢性健康状况之后也是如此。

(十)西方饮食

研究表明,深加工食品的消费与抑郁症有关,而标准的西方饮食就包含这些食物。西方饮食会损害肠道微生物群,并可能导致肠道渗漏。营养缺乏也是这种饮食的一个问题。

三、抑郁症的功能医学治疗选择

饮食和生活习惯会影响健康的方方面面,包括心理健康,因此,如果正在与抑郁症作斗争,那么在这些方面做出调整是重要的一步。

(一)改变你的饮食

富含深加工食品的饮食与抑郁症有关。然而,抗炎饮食与健壮的心理健康有关。健康饮食也是营养丰富的食物,是确保您获得有益于心理健康的营养素的绝佳选择,例如:

(1)维生素 B_6 和 B_{12};

(2)平衡的锌和铜;

(3)镁;

(4)ω - 3 脂肪酸;

(5)多酚;

(6)5 -羟色氨酸(5 - HTP);

(7)肌醇;

(8)锌。

有利于肠道健康的饮食。它富含健康纤维,不含会加剧肠道状况的食物。

建议添加发酵食品以获得额外的益生菌益处。

（二）采用健康的生活方式干预

养成更健康的习惯也有助于缓解抑郁症。这可能包括如下方式：

（1）获得足够的睡眠；

（2）定期锻炼；

（3）在桑拿房消磨时光；

（4）在大自然中游玩；

（5）建立良好的社会关系；

（6）腾出时间玩；

（7）练习正念并开始冥想练习。

（三）尝试其他治疗方案

认知行为疗法是一种谈话疗法，专注于改变不支持心理健康的思维和行为模式。接受这种治疗的人会学习新的应对方法，例如：

（1）面对恐惧；

（2）培养信心；

（3）学习让心平静；

（4）使用解决问题的技巧来处理困难的情况。

（四）新兴的抑郁症治疗方法

（1）亮光疗法：这包括每天接触全光谱、10 000勒克斯的光，并且已被证明有助于缓解季节性情感障碍和抑郁症。

（2）眼动心身重建疗法（EMDR）：这种治疗形式通常通过眼球运动或专用设备刺激大脑的两个半球。最初旨在治疗创伤，但已被证明对复发性抑郁症有效。

第七节　有益睡眠的营养素

睡眠对身心健康至关重要。人们需要的睡眠量各不相同，但是当获得所需的睡眠时，可以获得广泛的健康益处。可以轻松地将许多有助于睡眠的营养素融入生活方式。

一、维生素 C

研究表明，缺乏维生素 C 的人容易在夜间醒来。在饮食中添加一些富含维生素 C 的食物，尤其是绿叶蔬菜、辣椒、猕猴桃和柑橘类水果，可为我们提供健康剂量的这种维生素，并提高免疫力。

二、血清素

血清素是褪黑素的前体——睡眠激素。虽然褪黑素只能通过医生的处方获得，但可以通过食用一些富含糖类的食物（意大利面、糙米和土豆）自然地促进血清素的产生。糖类可增强色氨酸的吸收，色氨酸是一种氨基酸，可在大脑中转化为血清素。通过多吃鸡蛋、奇亚籽、大麻籽、南瓜子、杏仁、香蕉、酸奶、鸡肉和火鸡来提高色氨酸水平。

三、钾

对于睡眠不足的人来说，一个常见的问题不是入睡而是保持睡眠；这被称为睡眠维持。钾可以帮助解决这个问题，所以试着喝椰子水，吃香蕉、绿叶蔬菜、土豆、海藻、糖蜜、坚果和种子，这些都是这种营养素的丰富来源。

四、钙

钙缺乏与快速动眼（REM）周期紊乱有关，尤其是在儿童中。当这个循环被打乱时，它会影响一个人学习复杂任务的能力，这就是为什么它对儿童早期发展如此重要。可以用羽衣甘蓝、羽衣甘蓝、芥菜、沙丁鱼和芝麻来增加钙含量。

五、维生素 D

阳光维生素——维生素 D 对睡个好觉有很大帮助。当没有足够的维生素 D 时候，白天会出现过度嗜睡，影响一整天的精力和晚上的睡眠。虽然可以多吃鱼、奶制品、鸡蛋、肝脏和豆奶来提高其水平，但最好的办法是吸收一些自然阳光。有时这在冬天会更困难，因此在阳光少的月份使用优质补充剂可能是满足身体所需的好方法。

六、维生素 B_6

为了放松神经系统并缓和您身体的压力反应（这两者对于良好的睡眠至关重要），您需要维生素 B_6。维生素 B_6 有助于将 5 - HTP 转化为血清素，并有助于由于压力引起的肾上腺功能，这也会影响睡眠质量。幸运的是，维生素 B_6 很容易进入饮食。尝试多吃香蕉、酸奶、坚果、鳄梨、番茄、菠菜、库马拉和鸡蛋，以提高 B_6 水平。

七、镁

在放松身体方面，镁是工作的极佳的营养素之一。持续的压力会导致镁缺乏，影响入睡和保持睡眠的能力。给身体所需的关键在于投入了什么以及削减了什么。经常饮用咖啡、茶和软饮料（基本上任何含有咖啡因的饮料）都会降低镁水平，因为它们会迫使肾脏释放超过需要的量，从而耗尽身体的供应。尝试在生活方式中加入优质补充剂，并减少咖啡因的摄入量，看看有什么不同。

因此，无论是否有入睡、保持睡眠或重新入睡的问题，都有一些自然的方法来支持睡眠。虽然最终目标是确定失眠的根本原因，但有时它就像改变一些生活方式一样简单。增加自然促进适当闭眼的食物，减少咖啡因的摄入量或补充一些额外的维生素、矿物质或草药可能会有所帮助。

有时很难获得足够的睡眠。事实上，美国国家睡眠基金会最近的一项民意调查发现，令人震惊的 84％ 的成年人承认在 1 周内感到疲倦——主要是因为他们睡眠不好，或者他们没有获得足够的睡眠时间。除了感觉更加警觉外，充足的休息还有许多健康益处，包括支持健康的免疫系统、健康的皮肤和健康的心脏。然而，增加每晚的睡眠时间说起来容易做起来难。

幸运的是，研究人员已经确定了食物中的特定微量营养素和其他物质，它们对我们中间的疲倦和疲倦有效果。

八、褪黑素

你可能熟悉这种睡眠激素的补充形式。然而，它也存在于食物中，由大脑的松果体自然产生。褪黑素不是一种镇静剂，可以像地西泮一样使你昏昏欲睡。相反，它是调节生物钟的关键荷尔蒙之一。哥伦比亚大学营养医学副教授、哥伦比亚欧文医学中心睡眠卓越中心主任玛丽·皮埃尔·圣昂格（Marie-Pierre St-Onge）博士解释说，褪黑素水平在夜间最高，在早晨下降（阳光抑制其分泌），然后在晚上，即入睡前几小时开始上升。

我们的身体会从食物中发现的一种叫做色氨酸的氨基酸中合成褪黑素，但大量的主食，如西红柿、燕麦、牛奶等，都含有直接的褪黑素。即使在同一类型的食物中，褪黑素的含量也会有很大差异，这取决于植物的生长方式，甚至奶牛的挤奶时间等因素。有趣的是，当奶牛在晚上挤奶时，牛奶褪黑素的浓度最高。

然而，有一些证据表明，植物来源的褪黑素浓度往往高于动物来源的褪黑素，而且已经表明，吃水果和蔬菜最多的人体内的褪黑素含量高。

虽然健康的成年人通常会自己产生足够的褪黑素，但饮食来源可以为您的睡眠提供额外的刺激。发表在《睡眠医学评论》杂志上的 17 项研究的荟萃分析发现，平均而言，摄入褪黑素有助于有睡眠问题的参与者入睡更快，总睡眠时间增加了多达 25 分钟，并显著提高了睡眠效率。

根据临床试验，这种激素还具有强大的抗氧化、抗炎和增强免疫的特性，可能对老年人特别有帮助。这是因为随着年龄的增长，昼夜节律会发生变化，体内褪黑素的水平自然会下降——这是这个群体经常出现更多睡眠问题的一个重要原因。

褪黑素的食物来源：蛋、瘦肉、鱼、牛奶、葡萄、草莓和酸樱桃、番茄、辣椒和蘑菇、坚果（尤其是开心果和核桃）、玉米、大麦、大米和燕麦、

九、ω-3 脂肪酸

大量研究表明，摄入这种健康脂肪（在富含脂肪的鱼，如鲑鱼、核桃、鳄梨和亚麻籽中发现）与改善睡眠质量和持续时间之间存在关联。而且由于身体

无法自行产生 ω-3,因此饮食(食物或补充剂)是唯一的补充途径。

发表在《营养品》(*Nutrients*)杂志上的一项随机对照试验的结果发现,服用含有 ω-3 补充剂的参与者比服用安慰剂的参与者睡得更快,睡得更久。这项研究考察了两种主要存在于动物性食物中的 ω-3 脂肪酸——DHA 和 EPA,但有证据表明,名为 α-亚麻酸(ALA)的营养物也有益。在牛津大学的一项研究中,儿童每天服用 600 毫克 DHA,持续 16 周,与试验前相比,他们的睡眠时间平均增加了近一个小时,夜间醒来的次数平均减少了 7 次。

虽然一些研究使用的补充剂剂量高于通过鱼或坚果获得的剂量,但研究确实表明,饮食中含有最多 ω-3 的人比那些吃得最少的人有更健康的睡眠模式。

ω-3 脂肪酸的食物来源:海鲜(尤其是鲑鱼、金枪鱼和沙丁鱼)、菜籽油、牛油果、核桃、亚麻种子等。

十、维生素 D

维生素 D 是昼夜节律调节器之一——它使睡眠-觉醒周期保持一致并正常工作。研究发现低血清维生素 D 水平(低于 20 ng/mL)与睡眠不佳、睡眠时间减少和白天嗜睡有关。一项试验测量了 3 000 多名老年男性的睡眠模式,发表在《睡眠》杂志上,研究表明,维生素 D 含量低的参与者的休息质量和时长都低于维生素 D 水平充足的参与者。研究人员指出,这些发现表明维生素 D 在维持健康睡眠方面具有潜在作用。

有证据表明,缺乏维生素 D 也会增加睡眠呼吸暂停的风险。您可以从一些食物中获取维生素 D,包括富含脂肪的鱼类,如鲑鱼,以及强化谷物和乳制品。但它被称为"阳光维生素"是有原因的:50%~90%的维生素 D 来自紫外线照射。15~20 分钟的阳光直射您的皮肤会导致您的身体产生需要的东西。因此,除了饮食之外,建议每天在户外花 15 分钟,我们的皮肤也可以合成维生素。

维生素 D 的食物来源:鳟鱼和鲑鱼、蘑菇、蛋;富含维生素 D 的食物,如谷物和植物性牛奶、牛奶。

十一、镁

根据美国国立卫生研究院,镁缺乏与情绪障碍的增加有关,例如抑郁和焦虑。镁能让你平静下来,它是一种"抗焦虑药",可以帮助放松并让你自然地入睡。另外,它与调节昼夜节律有关。在一项针对老年人(年龄是低镁的危险因素)的研究中,那些连续8周每天服用500毫克镁的人打瞌睡快了12分钟,睡眠时间延长了36分钟,清晨醒来的次数也比平时少。同时,安慰剂组的睡眠几乎没有变化。提高那些缺乏镁的人的镁水平也与更多的慢波睡眠有关。

镁的食物来源:坚果和种子(尤其是南瓜子、奇亚籽、腰果、花生和杏仁)、菠菜、毛豆、黑豆、土豆、酸奶、香蕉、强化早餐麦片。

十二、铁

缺铁性贫血——当你身体的血液没有携带氧气所必需的足够的铁来产生血红蛋白时,就会让你感到疲倦,无论你得到多少休息。但它也与睡眠问题有关。

这种必需矿物质参与大脑中与睡眠生理相关的某些化学过程。对微量营养素和睡眠研究的回顾发现,与铁含量充足的人相比,缺铁性贫血患者的夜间醒来次数更多,睡眠时间更短。它还被证明可以摆脱他们不同阶段的睡眠。另一方面,将铁摄入量增加到正常水平的缺铁者睡得更好、更久。

还有很多证据表明,低铁水平会导致不宁腿综合征,通常发生在晚上,这是一个神经肌肉问题,与你的大脑如何运输铁有关。事实上,在控制了可能影响睡眠的其他因素后,土耳其的一项研究发现,68%的缺铁性贫血患者有睡眠问题,另一项得出结论认为,24%的人患有不宁腿综合征——比正常人高出9倍。

铁的食物来源:菠菜、生蚝、豆腐、沙丁鱼、豆类(尤其是扁豆、白豆和鹰嘴豆)、牛肉、鸡、强化谷物。

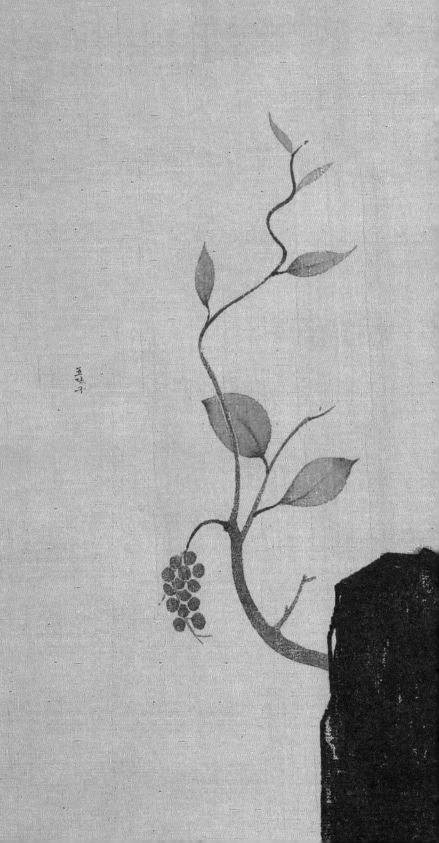

第七章

甲状腺-肾上腺-性腺细胞衰老

第一节 什么是肾上腺疲劳

您是否知道慢性压力会影响身体从身体、精神或情绪压力中恢复的能力？几乎每个人都会在他或她的生活中压力特别大的时候在某种程度上经历肾上腺疲劳，也称为肾上腺皮质功能减退症。

因为肾上腺影响身体的许多功能，肾上腺疲劳的症状和许多疾病的症状相似，所以并不总是很容易识别。

肾上腺疲劳症状，如脑雾、情绪低落和睡眠困难，可能预示着许多疾病，但往往被医生忽视。但越来越多的人开始意识到，这些健康问题的组合通常表明肾上腺疲劳的开始。

如果您有肾上腺疲劳，它会对您的整体健康产生重大影响。幸运的是，可以通过关注营养摄入和生活方式选择来自然地改善这个常见问题。

一、什么是肾上腺疲劳？

1998 年，自然疗法和脊椎按摩师詹姆斯·L·威尔逊（James L. Wilson）博士提出了一个相对较新的术语"肾上腺疲劳"作为一种新病症。他的假设是，长期压力对肾上腺的过度刺激可能导致血液中皮质醇（压力激素）的水平失衡。

除了这种超负荷或压力激素水平不当外，肾上腺疲劳的人通常没有足够的脱氢表雄酮（DHEA），这种"母体激素"负责在体内产生许多必要的激素。

（一）发展过程

Wilson 博士描述了一整天肾上腺疲劳的独特发展过程。

（1）如果没有大量咖啡因，你会醒来并无法正常工作；

（2）在一天的中午，你终于感受到了能量的提升；

（3）然后你的能量水平在下 2 点左右崩溃，在下午 6 点左右上升，在晚上 9 点左右再次下降；

（4）你的能量终于在晚上 11 点再次达到顶峰。

（二）肾上腺

1. 肾上腺疲劳为什么难以被诊断？

肾上腺疲劳很难被诊断的主要问题是无法将其症状和其他疾病的症状区分开来。因为肾上腺疲劳的症状是非特异性的。

这种情况的诊断很困难的原因，因为压力激素水平通常会落在传统医学所说的"正常范围内"，尽管症状对患有这种疾病的人来说很明显。

2. 肾上腺是什么？

肾上腺是位于肾脏上方的两个拇指大小的器官，是内分泌系统的一部分。它们参与产生 50 多种激素，这些激素几乎驱动所有身体功能，其中许多对生命至关重要。

肾上腺在称为下丘脑-垂体-肾上腺轴（HPA 轴）的系统中与下丘脑和脑垂体密切合作。

肾上腺在压力反应中起着巨大的作用。以下是它的工作原理：

（1）大脑会感受压力，无论是情感上的、精神上的还是身体上的；

（2）肾上腺髓质释放皮质醇和肾上腺素，以帮助对压力做出反应（战斗或逃跑反应），扩张大脑、心脏和肌肉的血管，增加血液量；

（3）然后肾上腺皮质释放皮质类固醇来抑制消化、免疫系统反应和其他对立即生存不必要的功能等过程。

3. 肾上腺功能问题

在了解肾上腺功能问题时，重要的是要了解肾上腺疲劳与肾上腺皮质功能不全、艾迪生病或库欣综合征/库欣病不同。

4. 肾上腺皮质功能不全和艾迪生病

在肾上腺皮质功能不全中发现，但在肾上腺疲劳中没有发现的症状包括主要的消化问题、体重减轻、低血糖、头痛和出汗。

原发性肾上腺功能不全即艾迪生病,当肾上腺因某种类型的创伤而受损并且不能产生足够的皮质醇或醛固酮时就会发生。

当垂体停止产生促肾上腺皮质激素(ACTH)时,会发生继发性肾上腺皮质功能不全(更常见)。ACTH 是刺激肾上腺产生皮质醇的物质。

这种情况与肾上腺疲劳有何区别? 通常情况下,肾上腺疲劳是由过多的压力荷尔蒙水平造成的,而肾上腺皮质功能不全是持续无法产生皮质醇。

它们之间最大的区别是,肾上腺疲劳患者的皮质醇水平通常处于"正常"水平但不是"最佳"水平,而肾上腺皮质功能不全患者的皮质醇水平始终在正常范围之外。

5. 库欣综合征

库欣病是一种极其罕见的疾病,涉及皮质醇的过度产生,超出正常水平,最常影响 25～40 岁的女性。

这种情况有时是肿瘤的结果,而在其他情况下,没有已知的原因。库欣病可以逆转,美国国立卫生研究院将其定义为"可治愈"病症。

库欣综合征(由垂体瘤引起时称为库欣病)的独特症状包括腹部/面部体重增加、男性阳痿、月经不调、流产风险增加、高血糖和高血压。

二、肾上腺疲劳的症状

当肾上腺停止有效产生激素时会发生什么? 每一个身体机能都会受到影响,随着肾上腺激素水平的异常波动,即使是正常的日常活动都会受到影响。有许多症状可能与其他潜在疾病有关,包括一些非常常见的女性健康问题。

研究表明,肾上腺疲劳症状包括:

(1) 自身免疫病;

(2) 慢性疲劳(总是感到疲倦);

(3) 脑雾;

(4) 脱发;

(5) 激素失衡;

(6) 抗压能力减弱;

（7）胰岛素抵抗；

（8）头晕目眩；

（9）性欲减退；

（10）喜怒无常和易怒；

（11）沮丧；

（12）肌肉松弛或骨质流失；

（13）皮肤病；

（14）睡眠障碍、睡眠呼吸暂停；

（15）体重增加；

（16）对甜、咸食物的渴望；

（17）食欲不振。

三、肾上腺疲劳的原因

肾上腺疲劳是一种身体和肾上腺无法跟上许多人每天承受的巨大压力的情况。急性压力发作或长期(尤其是1年以上)持续压力会导致肾上腺超负荷和无效,然后不正确地释放皮质醇。他们认为肾上腺素低下可能由以下原因引起。

（1）压力大的经历,例如亲人去世、离婚或手术。

（2）接触环境毒素和污染。

（3）由于经济困难、糟糕的人际关系或工作环境以及其他导致无助感的情况而导致长期压力。

（4）消极思维和情感创伤。

（5）缺乏睡眠。

（6）不良饮食(包括速食和营养不均衡)和缺乏运动。

（7）疼痛。

（8）食物敏感性。

（9）童年不良事件。

（10）外科手术。

（11）依赖咖啡因或能量饮料等兴奋剂。

（12）类风湿关节炎。

（13）糖尿病、血糖水平受损。

四、肾上腺疲劳的干预

肾上腺疲劳有传统和自然疗法。第一步是诊断问题，这可能很困难，因为大多数人仅仅处理他们的症状就花了太长时间。

（一）诊断和肾上腺疲劳测试

如果长时间出现一种或多种肾上腺疲劳症状，并且症状已经开始干扰正常生活、人际关系和（或）活动（例如工作、家庭时间或学校），那么是时候去看医生并询问了关于肾上腺疲劳。

（二）肾上腺疲劳测试

不幸的是，肾上腺疲劳测试是许多人感到困惑的另一个原因。我们应该提前知道这些测试必须由了解肾上腺疲劳性质的人完成，并且肾上腺疲劳的测试很少是确定性的。

这些测试中最常见的包括测试体液中的皮质醇。在这方面，验血几乎从来没有帮助，但 24 小时唾液检查可以帮助医生识别异常皮质醇模式，包括压力反应缺乏或超负荷。由于这些激素系统相互关联的方式，许多医生还结合皮质醇水平测试甲状腺功能。

可用于帮助诊断或确认肾上腺疲劳的其他测试包括如下几种。

（1）ACTH。

（2）TSH 测试（促甲状腺激素）。

（3）游离 T3（FT3）。

（4）总甲状腺素（TT4）。

（5）皮质醇/DHEA 比率。

（6）17 - HP/皮质醇比率。

（7）神经递质测试。

（8）虹膜收缩测试：该测试背后的理论是，当肾上腺功能减弱的人暴露在光线下时，虹膜将无法正常收缩。测试包括坐在一个黑暗的房间里，反复用手电筒短暂地照射眼睛。如果您有肾上腺疲劳，则眼睛收缩可能持续不超过两分钟,即使仍然暴露在直射光下,眼睛也会扩张。

(9)直立性低血压测试:在健康个体中,从卧位上升时血压会升高。使用血压计,可以在躺下和站立后测试压力。如果水平没有上升或下降,则肾上腺可能已经减弱。

(三)常规治疗

由于这种情况存在争议,可能需要寻找自然疗法医师,他会结合饮食建议和补充剂建议以及任何激素或其他必要的药物来帮助您治疗肾上腺疲劳。

研究表明,一些人推荐口服 20 毫克氢化可的松用于常规皮质醇管理,偶尔可以开出 50 毫克的剂量,但不应定期或以更高的剂量服用。医生或内分泌学家应该帮助我们了解这种药物和任何其他推荐药物的潜在不良反应。

(四)自然疗法

1. 遵循肾上腺疲劳饮食

在肾上腺恢复的每种情况下,饮食都是一个重要因素。有许多食物可以提供肾上腺支持,帮助补充肾上腺能量,使系统恢复完全健康。

首先,必须首先清除环境中任何难以消化的食物和任何毒素或化学物质。肾上腺疲劳饮食背后的想法是去除任何对肾上腺有不良影响的东西。

(1)应避免的食物

① 咖啡因:咖啡因会干扰睡眠周期,并使肾上腺难以恢复。如果必须喝咖啡或含咖啡因的饮料,那么在早上中午之前且限制数量。

② 糖和甜味剂:尽量避免额外的糖。这包括避免使用高果糖玉米糖浆和人造甜味剂。避免含糖食物、谷物、糖果和甜食。请注意,糖是许多面包、调味品和调味品的添加剂。寻找野生蜂蜜或甜菊叶作为替代品,并始终适度使用任何类型的甜味剂。

③ 碳水化合物:虽然碳水化合物对我们来说并不都是坏事,但当经历肾上腺疲劳时,它们可能引起的炎症尤其成问题。许多人在压力大时渴望高碳水化合物的食物,这会提供暂时的满足感,但最终会给肾上腺带来更多负担。如果感到不知所措和压力过大,请尝试停止摄入麸质和淀粉类的糖类一段时间,看看这是否可以调节您的疲劳和能量水平。

④ 加工食品和微波食品:首先,微波炉有其自身的危险,但此外,大多数

可微波加工的深加工食品含有许多难以消化的防腐剂和填充物,它们会消耗身体的能量和消化周期。

⑤ 加工肉类:过多的蛋白质会给荷尔蒙带来比我们想象的更大的压力,而传统加工肉类(尤其是牛肉和牛排等红肉)中添加的激素和缺乏营养会导致系统快速失控。购买肉类以支持肾上腺时,请坚持吃草饲牛肉和散养鸡肉,并仅适量食用这些富含蛋白质的肉类。

⑥ 氢化油:大豆油、菜籽油和玉米油等植物油具有高度炎症性,可导致肾上腺炎症。尽量只使用优质脂肪,如椰子油、橄榄油、有机黄油或酥油。

(2) 添加易于消化且具有治疗功效的营养丰富的食物

这些食物有助于克服肾上腺疲劳,因为它们营养丰富、糖分低且含有健康的脂肪和纤维。

① 椰子;② 橄榄;③ 鳄梨和其他健康脂肪;④ 十字花科蔬菜(花椰菜、西兰花、抱子甘蓝等);⑤ 脂肪鱼(如野生鲑鱼);⑥ 散养鸡肉;⑦ 骨汤;⑧ 坚果,如核桃和杏仁;⑨ 种子,如南瓜籽、奇亚籽和亚麻籽;⑩ 海带和海藻;⑪ 富含益生菌的发酵食品;⑫ 白桦茸和冬虫夏草。

2. 补充剂和草药

克服肾上腺疲劳的另一个重大变化是使用辅助草药服用正确的补充剂。因为获得足够每天所需的每种营养素仍然是一个挑战,因此可以使用补充剂来确保获得对肾上腺支持至关重要的维生素和矿物质。此外,某些草药、香料和精油可以帮助对抗肾上腺疲劳并支持充满活力的生活。

(1) 适应原草本植物,包括南非醉茄、红景天、五味子和圣罗勒:研究表明,适应原草本可能有助于降低皮质醇水平并调节体内的压力反应。通过在食物准备中使用这些草药,可以减轻肾上腺的一些压力。

(2) 甘草根:这种香料以提取物形式提供,已被证明有助于增加体内的脱氢表雄(DHEA)。甘草根与一些不良反应有关,有时可以通过服用去甘草酸(DGL)来避免。研究表明,孕妇和有心脏、肝脏或肾脏问题的女性应避免食用甘草。一次不要服用超过 4 周。确保监测血压,因为某些患者的血压水平会升高。

(3) 鱼油(EPA/DHA):补充鱼油有很多好处(或者,对于素食或其他植物性饮食的人来说,藻油)。其中一些包括抵消一些与肾上腺疲劳相关的症状和并发症,例如糖尿病、精神功能障碍、关节炎、免疫系统功能、皮肤问题、体重增加和焦虑、抑郁。

(4)镁:镁是对抗肾上腺皮质功能不全的必需营养素之一。虽然其机制尚不完全清楚,但如果患有肾上腺疲劳,可能会从补充镁中受益。

(5)维生素 B:研究发现,维生素 B_{12} 缺乏可能与某些动物的肾上腺皮质压力有关。维生素 B_5 是另一种常见的肾上腺压力患者缺乏的维生素。

(6)维生素 C:维生素 C 被称为"消除压力"的营养素,似乎可以最大限度地减少压力对人的影响,并减少从压力事件中恢复所需的时间。

(7)维生素 D:除了维持体内镁和磷之间的平衡并支持强壮的骨骼外,维生素 D 还可能影响其他疾病,包括肾上腺功能障碍和疾病。

(8)硒:至少一项动物研究发现,硒缺乏会对肾上腺功能产生负面影响。

(9)薰衣草油:人类和动物研究表明,薰衣草精油具有镇静作用,可以减轻压力。研究还表明,吸入它可能会降低高皮质醇水平。

(10)迷迭香油:迷迭香精油(连同薰衣草)可降低皮质醇浓度并减少细胞的氧化应激。

请记住使用来自信誉良好正规厂商的全食品补充剂,并且仅使用 100%、治疗级、经过认证的有机精油。

3. 减轻压力

恢复肾上腺功能最重要的关键是注意您的思想和压力需求。注意你的身体,试试以下天然的减压方法。

(1)当感到疲倦时,请尽量休息。

(2)每晚睡 8～10 小时。

(3)避免熬夜并保持规律的睡眠周期——最好在晚上 10 点之前上床睡觉。

(4)每天笑着做一些有趣的事情。

(5)尽可能减少工作和关系压力。

(6)规律饮食,减少对咖啡因和糖的依赖。

(7)运动(即使是适度运动和步行也有帮助)。尤其是瑜伽,可以帮助提高生活质量并减少压力反应。如果在运动后感到疲倦,有时只步行直到肾上腺充分愈合是有益的。

（8）避免消极和自言自语。

（9）为自己腾出时间，做一些放松的事情。

（10）为任何创伤经历寻求咨询或支持。

4. 恢复时间

需要多长时间才能恢复？这不是一个容易回答的问题，因为从未研究过肾上腺疲劳恢复时间。

不过，肾上腺疲劳的恢复可能需要一段时间。毕竟，肾上腺需要数月甚至数年的时间才能消耗殆尽，因此再次增强它们的力量需要一点时间。要使肾上腺完全恢复，您可以期望：

（1）轻微肾上腺疲劳需要 6～9 个月；

（2）中度肾上腺疲劳需要 12～18 个月；

（3）严重肾上腺疲劳需要 24 个月。

最好的方法是彻底改变生活方式，以获得持久的效果。有些人在食用了有助于身体排毒和肾上腺疲劳补充剂这类更好的食物几周后，他们的整体健康状况有所改变。

如果你的目标是平衡的生活方式，拥有健康的睡眠、锻炼、娱乐和积极的环境，那么你最有可能保持肾上腺系统的强大！

第二节　甲状腺健康指南

甲状腺主要是分泌甲状腺激素，对人体功能有广泛的调节作用，能促进物质与能量代谢，促进生长和发育过程，而且对神经系统、心血管系统的活动有明显的影响。

某些营养缺乏（如碘和硒过少）可能是甲状腺功能减退的原因，事实上，自身免疫病是大多数甲状腺疾病病例的原因，例如，甲状腺功能减退的桥本甲状腺炎和甲状腺功能亢进的格雷夫病。

尽管免疫系统功能障碍是这些问题的根源，但饮食在甲状腺管理中仍起着重要作用。健康、有益于甲状腺的饮食可以支持您的甲状腺功能和治疗,帮助您保持或减轻体重,甚至可能有助于减轻您的某些症状,如疲劳、便秘,而且新陈代谢慢。为了维护甲状腺的健康,有必要调整饮食和生活方式,维护健康的甲状腺功能

一、限制饮食压力

(一)饮食压力来源

体内的饮食压力是由食用会产生以下物质的食物引起的:

(1)炎症、食物过敏或过敏反应;

(2)血糖飙升或快速波动;

(3)可以触发免疫反应的毒素或化学物质;

(4)大量不健康的脂肪。

(二)消除饮食压力的方法

可以通过进行一些饮食改变来帮助消除饮食压力。

1.消除深加工食品

加工食品对甲状腺功能没有直接影响,但是当它们经过大量加工时,例如冷冻比萨、微波炉晚餐和甜甜圈,它们对任何人都不健康。一些深度加工食品(如加工肉类)甚至含有某些被认为致癌的成分。

此外,经过大量加工的食物通常含有大量的空卡路里,根本无法支撑我们的身体。如果可以,最好选择新鲜水果、蔬菜、全谷物和经过最少加工的食物。

2.避免食盐过量

由于许多包装食品已经含有钠,因此在食品中添加食盐可能会超标。有一些有限的证据表明,天然形式的盐更健康,但任何形式的钠如果摄入过多都可能不健康。

3.添加优质脂肪

在饮食中加入更多有益脂肪,如橄榄油、鳄梨和健康坚果。这些具有抗炎特性,可能有助于我们的免疫系统。三文鱼也是优质脂肪的极好来源。

尽可能使用草饲代替谷饲有机肉类。与谷物喂养的动物相比,草食动物

的肉含有更多更健康的脂肪和营养素,而总体脂肪含量更低。

4. 限制甜食

吃太多精制糖会增加炎症,患有甲状腺疾病会增加患 2 型糖尿病的风险。为了帮助降低这种风险和降低饮食压力,请减少或消除蜂蜜、甜食和其他形式的糖,并完全从饮食中减少含糖饮料和人造甜味剂。

5. 减少咖啡因摄入量

咖啡因是一种强大的兴奋剂。这意味着每天大量摄入咖啡、浓茶或含咖啡因的饮料会使我们的肾上腺筋疲力尽,提高皮质醇水平,实际上会加剧血糖失衡。

6. 适量饮酒

酒精饮料通常含有大量碳水化合物和糖。对于大多数人来说,偶尔喝酒影响不大,但过度饮酒会给肝脏、免疫系统和血糖带来压力。

7. 避免一次吃太多

吃到饱会导致血糖飙升,通常会出现血糖急剧下降或崩溃。这是一种饮食压力源,可以通过使膳食在卡路里方面更加均衡并在感到满意时停止来避免。

8. 不要在太晚的时间进餐

尽量在晚上 8 点后停止进食,并在吃早餐前让身体休息 10～12 小时。当睡觉时,身体开始产生甲状腺、肾上腺和生长激素。它从你储存的脂肪中提取能量,在睡觉时燃烧它。

9. 排除毒素

激素、抗生素和杀虫剂都是毒素,它们会引发自身免疫和炎症反应。从食物中去除这些毒素越多,这些食物对免疫和内分泌系统造成的压力就越小。尽可能购买有机、无激素、无抗生素、自由放养、野生捕捞和无农药的食物。

二、尝试对甲状腺有益的饮食

由于甲状腺会产生影响整个身体的激素,因此甲状腺对吃的东西很敏感。给自己施加的饮食压力越大,就越有可能出现炎症,从而恶化自身免疫反应并干扰甲状腺功能。可以尝试以下一些方法,这些方法对甲状腺有益并且可以减少炎症。

（一）无麸质饮食

乳糜泻是一种自身免疫病，会导致消化系统对麸质（小麦、大麦和黑麦中的一种蛋白质）产生免疫反应，从而导致小肠受损。患有这种疾病会导致对甲状腺健康至关重要的营养素（如碘和硒）吸收不良，并降低身体吸收甲状腺激素替代药物（左甲状腺素）的能力。乳糜泻在桥本甲状腺炎和格雷夫斯病患者中的发病率是一般人群的 3 倍。

对于患有乳糜泻的人来说，无麸质饮食可能有助于减少炎症和减轻体重。如果尚未被诊断出患有乳糜泻，但根据您的症状和（或）家族史，认为自己可能患有乳糜泻，请务必让医生进行检查。即使只是对麸质敏感，也可以从低麸质饮食中受益。

（二）低升糖指数饮食

升糖指数（GI）是对于所有食用的含糖食品中转化为血液葡萄糖数量的测量指标，是反映食物引起人体血糖升高程度的指标，是人体进食后机体血糖生成的应答状况。在消化过程中迅速分解并且将葡萄糖迅速释放到循环系统的糖类具有高升糖指数。反之，在消化过程中缓慢分解并且将葡萄糖逐渐释放到循环系统的糖类具有低升糖指数。低升糖指数食品有益于大多数人的健康。

（三）清除自身免疫饮食

清除自身免疫性饮食重点是减少炎症和修复你的免疫系统。它适用于任何类型的自身免疫病，包括在 6～8 周内消除特定食物，然后慢慢重新引入它们。

（四）清除过敏饮食

食物不耐受和过敏原（例如乳制品、大豆和坚果）会引起炎症并使我们更难减肥。尝试消除饮食和（或）进行过敏测试以确定是否有任何食物敏感性或过敏症。

三、注意致甲状腺肿的食物

导致甲状腺肿的食物会减慢您的甲状腺并促进其增大，称为甲状腺肿。

虽然不需要完全避免这些食物,但应该避免经常食用大量未加工的食物,特别是如果患有甲状腺功能减退。

尤其要注意可能含有抑制甲状腺激素(如羽衣甘蓝和菠菜)合成的生食物。烹饪和蒸煮这些食物有助于降低致甲状腺肿的特性,但即便如此,如果甲状腺治疗没有得到优化并且感觉不太好,避免生吃这些食物。

抑制甲状腺激素的食物包括:西兰花、抱子甘蓝、花椰菜、羽衣甘蓝、草莓、桃子和花生。

四、增加纤维摄入量

许多患有甲状腺疾病的人都在与便秘和体重增加作斗争。可以提供帮助的关键策略之一是增加纤维摄入量。纤维对消化、心脏健康、健康排便和增强饱腹感很重要。

美国农业部指南建议成年人每天摄入 22～33 克纤维,具体取决于年龄和性别。纤维最好来自豆类、全谷物和带皮苹果等高纤维食物。但如果需要,可以将食物和天然纤维补充剂(如车前草)结合使用,以每天达到更高的纤维水平。

请记住,如果你开始吃高纤维饮食,你应该在 8～12 周内重新检查你的促甲状腺激素(TSH),看看你是否需要调整剂量,因为纤维会影响甲状腺激素替代药物的吸收。

五、喝足够的水

我们可以做的有效的事情之一是确保喝足够的水来保持健康。保持水分有助于新陈代谢更有效地运作,它还可以降低食欲,消除水潴留和腹胀,改善消化,并对抗便秘和疲劳。如果需要减肥,请尝试在进食前喝水。它可能有助于抑制你的食欲,让你吃得更少,达到减肥减少卡路里的目标。

六、保持足够的维生素和矿物质水平

营养缺乏会加重甲状腺疾病的症状。尽管它们不是自身免疫性甲状腺疾病发生的原因,但它们在格雷夫斯病和桥本甲状腺炎患者中很常见。确保有足够水平的某些营养素对健康非常重要。

虽然增加富含这些营养素的食物的摄入量并没有什么坏处，但在急于购买大量补充剂之前，请让医生测试是否有任何缺陷。如果水平良好，服用补充剂可能会导致毒性，从而使甲状腺症状恶化并导致其他健康问题。

（一）维生素 D

维生素 D 对免疫系统健康至关重要。它是由于暴露在太阳紫外线下而在皮肤中产生的，并且也存在于某些食物中。科学研究发现，维生素 D 缺乏可能与自身免疫性甲状腺疾病的发展有关，并且在患有这些疾病的人群中更为常见。研究还表明，补充维生素 D 可能有助于降低自身免疫性甲状腺疾病患者的甲状腺过氧化物酶（TPO）和甲状腺球蛋白（Tg）抗体。

1. 维生素 D 的好处

（1）帮助您的身体吸收钙以保持骨骼健康。

（2）调节您的免疫系统。

（3）可能会降低血压。

（4）可能会降低患心脏病和糖尿病的风险。

2. 富含维生素 D 的食物

金枪鱼、鲭鱼和鲑鱼、谷物、奶酪、蛋黄。

（二）维生素 B_{12}

维生素 B_{12} 缺乏症在患有自身免疫性甲状腺疾病的人、老年人和遵循纯素饮食的人中也更常见。由于其在红细胞形成和神经功能中的重要作用，维生素 B_{12} 缺乏会导致疲劳、能量损失和贫血（红细胞计数低）呼吸急促，以及神经功能受损导致的麻木和刺痛。

1. 维生素 B_{12} 的好处

（1）帮助您的身体制造 DNA。

（2）保持红细胞健康。

（3）预防贫血。

2. B_{12} 含量高的食物

肉、鸡、鱼、乳制品、蛋。

（三）硒

硒对甲状腺健康至关重要，尤其是因为甲状腺含有体内最多的硒。低水平的硒与甲状腺功能减退、甲状腺肿以及桥本甲状腺炎和格雷夫斯病的风险增加有关。

科学家发现一些证据表明，服用硒补充剂的自身免疫性甲状腺疾病患者可以在 12 个月后显著降低 TPO 和 Tg 抗体，并改善情绪和幸福感。

1. 硒的好处

（1）对甲状腺激素的产生必不可少。

（2）有助于防止细胞损伤。

（3）增强免疫系统。

（4）可能会降低患心脏病的风险。

（5）可能会降低患癌症的风险。

2. 硒含量高的食物

巴西坚果、海鲜，如虾、金枪鱼、大比目鱼和牡蛎、葵花籽、鸡、蛋、碎牛肉、牛排和火腿等肉类。

（四）铁

铁蛋白是一种蛋白质，可储存身体的铁质，并在需要时将其释放。铁蛋白水平需要保持正常，以便细胞能够正确吸收和处理甲状腺激素和铁。如果它们不足，铁水平也会降低，这会导致疲劳和可能的贫血。也有可能在没有贫血的情况下缺铁。

缺铁也可能导致甲状腺功能减退症。由于缺铁的许多症状与甲状腺功能减退症的症状相似或同时发生，甚至可能没有意识到自己有问题。如果正在服用左甲状腺素，但仍然感觉不舒服，请让医生测试您的铁水平。

1. 铁的好处

（1）对制造血红蛋白至关重要，血红蛋白将氧气输送到全身。

（2）制造肌红蛋白所必需的，肌红蛋白将氧气输送到肌肉。

（3）对促甲状腺激素（TSH）的产生至关重要。

2. 含铁量高的食物

红肉、肝脏和内脏等器官肉、强化谷物、家禽、海鲜，如牡蛎、鲑鱼和金枪鱼以及干豆、干果、全谷类。

（五）锌

锌是产生和加工甲状腺激素所需的矿物质之一，但它在体内有多种作用。低水平的锌可能是甲状腺功能减退症的诱因。因为我们的身体没有办法储存锌，所以每天摄入它很重要。

1. 锌的好处

（1）帮助甲状腺激素代谢。

（2）增强免疫系统，帮助抵抗感冒和感染。

（3）促进伤口愈合。

（4）可能会降低患年龄相关疾病（如黄斑变性）的风险。

2. 含锌量高的食物

海鲜，如牡蛎、螃蟹和龙虾、红肉、家禽、全谷类、豆类和坚果、乳制品、强化谷物。

（六）适当的碘摄入量

碘对于甲状腺激素三碘甲腺原氨酸（T3）和甲状腺素（T4）的产生至关重要。缺碘会损害甲状腺功能，因为身体没有足够的原材料来产生必要的甲状腺激素。与此同时，摄入过多的碘也会带来问题，导致甲状腺肿大，并可能导致自身免疫性甲状腺疾病发作和恶化。

（七）注意吸收问题

在服用甲状腺激素替代药物至少1小时后，才可以喝咖啡，包括不含咖啡因的咖啡。这是因为咖啡会影响药物的吸收并降低其效果。

在服用甲状腺药物后至少等待4小时，然后再喝钙强化果汁、吃豆制品、服用钙或铁补充剂或服用某些其他药物（如抗酸剂）也很重要，因为这些也可能会降低药物的吸收并降低其有效性。

（八）益生菌

益生菌是富含一种良好活细菌的食物和补充剂，可帮助保持肠道细菌的平衡。正确的益生菌可以帮助增强免疫系统、改善消化、对抗腹泻和便秘以及对抗感染。

甲状腺患者有如此多的健康益处，确保饮食中富含益生菌，或在必要时补充益生菌,是一种安全健康的方式来帮助您的健康。

第三节　如何改善甲状腺脱发

虽然甲状腺脱发可能不是甲状腺功能障碍的更危险症状之一,但它可能是更令人沮丧的症状之一,它不断提醒你的身体有些不对劲。

一、脱发是甲状腺问题的症状

长头发比你想象的要复杂。我们的血管、皮肤细胞和皮脂腺都负责强健健康的头发。然而,当荷尔蒙分泌受到干扰,特别是 T3 和 T4(甲状腺产生的主要和次要激素)的分泌受到干扰时,它会影响每根头发的生命周期。这包括头发在根部的发育、它在脱落前的生长时间以及它被新生长的替代。

二、甲状腺脱发是什么样的?

甲状腺脱发通常看起来是头皮或眉毛上的毛发普遍变薄。甲状腺脱发可能发展缓慢;甲状腺功能减退或甲状腺功能亢进的患者会注意到他们的头发逐渐变薄,而不是局部的秃斑脱发。

三、如何逆转甲状腺脱发?

好消息是甲状腺脱发是可以治疗的。恢复强壮健康的头发首先要解决甲状腺状况并采取必要的措施来扭转它。

(一)确保甲状腺实验室是最佳的

如果正在处理甲状腺脱发,建议进行完整的甲状腺检查,以确保促甲状腺激素(TSH)、游离 T4(FT4)、游离 T3(FT3)和反向 T3(RT3)水平都处于最佳状态。即使 TSH 和 T4 是"正常的",仍然可能有甲状腺功能障碍和症状,包括甲状腺脱发。

(二)确保甲状腺激素补充剂类型和剂量正确

一旦了解了所有甲状腺水平,就可以与医生合作,以确保服用了正确类型和剂量的甲状腺激素补充剂。确定哪种补充激素适合是逆转甲状腺脱发的关键一步。

（三）为甲状腺健康优化饮食

逆转甲状腺脱发的下一步是确保饮食已经针对甲状腺健康进行了优化，包括放弃有毒和炎症性食物，并添加必要的甲状腺功能所需的大量营养素。许多患者在无麸质饮食后发现他们的甲状腺测试结果有所改善。乳制品是甲状腺患者遭受甲状腺脱发的另一个罪魁祸首，因为它与麸质的化学性质相似，而且对许多人来说它具有很强的炎症性。在解决甲状腺脱发问题时去除的其他炎症性食物包括玉米、大豆、茄属植物、鸡蛋、坚果和种子。

相反，我们需要专注于食用富含甲状腺健康所需营养素的真正的全食物，包括碘、硒、锌、铁、维生素 D、维生素 B 和维生素 A。如果缺乏这些营养素，甲状腺无法充分产生激素，无法将 T4 转化为 T3，或无法让 T3 进入细胞以附着在甲状腺受体上，这会导致甲状腺功能减退症状，例如甲状腺脱发。

（四）服用优质复合维生素来支持甲状腺功能

虽然吃富含这些营养素的饮食是保持每个人甲状腺健康水平的重要一步，但不幸的是，我们的食物所含有的营养素含量越来越低。这就是为什么建议每个人每天服用高质量的复合维生素。

（五）增加铁

虽然上面列出的所有营养素都是甲状腺健康的关键，但缺铁尤其是导致绝经前女性甲状腺脱发的常见原因。甲状腺脱发的大多数女性都缺乏铁，特别是铁蛋白，这是一种储存铁的蛋白质。因为女性每月来一次月经，会导致体内铁含量减少。这在遵循素食或纯素饮食的女性中尤为常见。如果你是经期女性或铁含量低，建议每天服用铁补充剂来帮助逆转甲状腺脱发。

（六）加入胶原蛋白

胶原蛋白是一种富含氨基酸的蛋白质，包括谷氨酰胺。它赋予头发强度、皮肤弹性、支持健康的骨骼和关节，并有助于保持肠道健康。身体会自行产生胶原蛋白，但是，随着年龄的增长，胶原蛋白的产生量会减少，如果患有慢性病或压力过大，则产生胶原蛋白的能力会降低。

（七）检查低胃酸

我相信你很熟悉"吃什么你就是什么"这句话。然而，我更愿意说，"你就是你消化吸收的东西！"如果患有慢性疾病，例如甲状腺功能障碍或自身免疫病，可能无法完全消化和吸收对甲状腺功能和健康头发至关重要的所有营养素。造成这种情况的主要原因是胃酸过低，如果胃酸或消化酶减少，就会导致营养素在肠道吸收减少。

低胃酸的一些明显迹象包括胃酸反流、胀气和腹胀，尤其是在富含蛋白质的大餐之后。可以通过一个简单的测试来确定胃酸是否不足。可以在饭前用水服用一粒 HCL（主要的胃酸成分）胶囊，然后在大约 30 分钟后观察感觉。如果有灼烧感，则 HCL 水平很好。但是，如果没有任何感觉，则可能需要添加 HCL 补充剂。

（八）平衡你的激素

当我们的身体经历重大的激素变化时，许多女性在怀孕或更年期期间出现甲状腺功能障碍。如果雌激素水平过高，由于激素变化或慢性压力，过多的雌激素会增加您的 TBG（甲状腺结合球蛋白）水平。这是一种蛋白质，可以让甲状腺激素通过血液运输。当甲状腺激素附着在 TBG 上时，它们不会发挥作用，因此 T4 无法储存在您的组织中或转化为游离 T3，从而导致甲状腺功能减退症状，例如甲状腺脱发。

（九）平衡你的血糖

吃大量糖类而没有足够的优质蛋白质和健康脂肪会使血糖像过山车一样急剧波动。血糖的这些剧烈波动会促使身体将更多的 T4 转化为反向 T3，这是一种不活跃的甲状腺激素。这会减慢所有代谢过程，并可能导致甲状腺脱发。

（十）解决肾上腺疲劳

肾上腺会产生肾上腺素并管理战斗或逃跑反应，但你是否知道，作为内分泌系统的一部分，它们也会产生影响主要代谢过程的糖皮质激素，这些激素有助于调节血压、电解质平衡、血糖、免疫反应、消化等。

我们中的许多人每天都面临慢性压力，这会使肾上腺长时间处于超负荷状态，处于肾上腺疲劳状态。压力激素的泛滥和最终暴跌对甲状腺有许多负面影响。它会减慢甲状腺的生成,降低将甲状腺激素转化为活性形式的能力,并增加细胞对甲状腺激素的抵抗,导致甲状腺功能减退症状,包括甲状腺脱发。

虽然压力可能是我们现代生活方式中不可避免的一部分,但我们可以做很多事情来管理我们的压力水平及其对甲状腺健康的影响,无论是在户外散步、练习冥想还是放松身心。

第四节　环境毒素如何伤害甲状腺

在过去的几十年里,甲状腺疾病的患病率猛增。越来越多的研究表明,暴露于环境毒素是甲状腺疾病难题的关键部分。了解对甲状腺有害的毒素类型,以及如何帮助患者最大限度地减少有毒物质暴露,从而保护他们的甲状腺健康。

一、哪些类型的毒素会影响甲状腺?

甲状腺分泌甲状腺素,这些激素参与调节新陈代谢以及内分泌、心血管、神经和免疫功能。尽管甲状腺在体内发挥着强大的作用,但它很容易受到环境毒素等外源性影响的损害。这是由于这些环境毒素在结构上与甲状腺激素相似,从而影响真正的甲状腺素的功能。此外,甲状腺对卤族元素和金属具有天然的高亲和力。虽然这种亲和力会将碘和硒吸收入甲状腺以产生和甲状腺激素,但它也可能导致有害的重金属及卤素在腺体内积聚。因此,影响甲状腺的毒素类型主要是模拟甲状腺激素结构、含有卤素或重金属的物质。这些毒素可根据来源分为四大类:工业化学品、杀虫剂和除草剂、消费品中的毒素和重金属。

（一）工业化学品损害甲状腺功能

全球环境污染正以令人担忧的速度增加。3种最常见的工业污染物是高氯酸盐、多氯联苯(PCB)和二噁英。已发现这3种污染物会严重破坏甲状腺功能。

　　高氯酸盐是一种高活性化合物,主要是人造的;少量高氯酸盐在自然界存在于干旱环境的土壤中,但这些对环境污染的贡献微乎其微。高氯酸盐广泛用于军事应用,包括火箭燃料和炸药,以及皮革、橡胶、油漆和电池的生产。高氯酸盐会积聚在地表水、地下水、土壤和受污染土壤中生长的食物中。来自在受污染土壤上饲养的动物的饮用水、谷物、农产品和乳制品可能含有高浓度的高氯酸盐。

　　甲状腺是人类高氯酸盐毒性的主要攻击目标。尿高氯酸盐水平代表身体的高氯酸盐负荷,与甲状腺素(T4)降低和促甲状腺激素(TSH)增加有关。研究还表明,高氯酸盐在高剂量和低剂量下都能破坏甲状腺功能。高氯酸盐中含有氯,它是一种与碘具有相同离子电荷的卤素。因此,高氯酸盐通过与碘化物(T4的重要组成部分)竞争被甲状腺摄取,从而破坏甲状腺功能。这导致甲状腺激素的产生减少。研究表明,低碘会增加高氯酸盐对甲状腺的影响。相反,摄入更多的碘可能有助于保护甲状腺免受高氯酸盐的破坏性影响。

　　多氯联苯(PCB)是另一组对甲状腺有害的工业毒素。这些人造化学品具有耐高温和耐压性能,因此已被用于电气设备、润滑剂以及塑料、黏合剂和油漆的生产中。尽管1979年在美国被禁止,但多氯联苯在环境中降解极慢,因此在环境中持续存在。研究表明,多氯联苯通过多种机制破坏甲状腺功能。它们抑制甲状腺激素受体的产生,减少体内甲状腺激素可以与之结合的受体数量。PCB与甲状腺转运蛋白结合,降低血液T4,并损害负责将T4转化为T3的转氨酶。还发现多氯联苯可提高甲状腺抗体水平并促进甲状腺肿大。PCB中氯(一种卤素)的存在,以及PCB与甲状腺激素之间的结构相似性,有助于解释PCB对甲状腺的广泛影响。

　　与高氯酸盐和多氯联苯一样,二噁英是制造过程的副产品,包括杀虫剂和塑料生产。在美国二噁英暴露与T4下降和甲状腺功能下降有关,女性比男性受到的影响更显著。二噁英模拟甲状腺激素结构,似乎通过与细胞受体结合来降低T4,同时也增强葡萄糖醛酸化,这是一种促进激素从体内排泄的生化过程,所以引起正常的甲状腺素从体内过多的排出。

　　(二)杀虫剂和除草剂导致甲状腺功能减退

　　杀虫剂和除草剂是另一组非常普遍的环境毒素,它们对甲状腺功能产生不利影响。接触有机氯杀虫剂、除草剂百草枯、杀菌剂苯菌灵和代森锰锌与女性甲状腺功能减退症的发病率增加有关。使用多种其他杀虫剂,包括有机磷和氨基甲酸酯,与男性甲状腺功能减退有关。杀虫剂和除草剂通过干扰甲状腺激素基因表达、抑制甲状腺对碘的摄取、与甲状腺激素转运蛋白结合、减少细胞对甲状腺激素的摄取、增加甲状腺激素从体内的清除来破坏甲状腺功能。

（三）常见家居用品中的毒素会伤害甲状腺

理想情况下,一个人的家应该是他们的避风港,一个远离外界的安全避难所。然而,不幸的是,现代家庭可能含有过多的毒素,其中一些对甲状腺有重大影响。阻燃剂,在科学文献中称为多溴二苯醚(PBDE),是消费品中发现的一类可能会伤害甲状腺的毒素。它们存在于计算机和电视屏幕、家具、地毯衬垫和合成纺织品等物品中。多溴二苯醚含有溴,一种卤素,因此对甲状腺有危害。阻燃剂通过模仿甲状腺激素的结构来破坏甲状腺功能;它们从甲状腺激素结合蛋白中置换 T4,阻止 T4 在血液中运输。它们还与 T4 竞争甲状腺激素受体结合位点,影响甲状腺素作用,同时还破坏雌激素活性。这种独特的相互作用可能使绝经后妇女特别容易受到多溴二苯醚的甲状腺干扰作用的影响。

塑料在我们的家中无处不在,出现在食品储存容器、水瓶、个人护理产品和儿童玩具等物品中。许多增塑剂,例如双酚 A(BPA)和邻苯二甲酸盐,模仿天然激素的结构,因此对内分泌系统(包括甲状腺功能)产生破坏性影响。双酚 A 存在于食品罐头衬里和塑料瓶中,已被发现可以改变甲状腺结构并作为甲状腺激素受体 T3 的拮抗剂。邻苯二甲酸盐,用于乙烯基地板、黏合剂、塑料以及作为个人护理产品的润肤剂,也会通过抑制甲状腺激素与其受体的结合来破坏甲状腺功能。

最后,破坏甲状腺功能的两种更常见的家庭毒素是抗菌化学物质三氯生,存在于洗手液等产品中,以及用于不粘炊具和防污织物的全氟辛酸(PFOA)。动物研究表明,三氯生和全氟辛酸(PFOA)会降低 T4,最终降低甲状腺功能。

（四）重金属：甲状腺的敌人

重金属在我们的环境中无处不在,不断有研究证明它们对人类健康的有害影响。对甲状腺功能影响最大的重金属是镉、铅、汞和铝。

镉是一种通过采矿和冶炼释放到环境中的重金属,在磷肥、污水污泥、电池、颜料和塑料中也无处不在。已经发现慢性镉暴露会导致多结节性甲状腺肿,减少甲状腺球蛋白的分泌,并引发甲状腺细胞增生,这可能导致甲状腺癌。

由于工业化、采矿和以前在汽油中使用铅,铅(另一种有毒重金属)对环境的污染显著增加。铅也存在于老房子的油漆、廉价的金属首饰和儿童玩具中。职业性铅暴露与甲状腺功能减退和 TSH 升高有关。铅可能通过引起 T4 的脱碘来改变甲状腺功能。

最后,汞和铝暴露与甲状腺激素水平呈负相关。汞接触的常见来源包括牙科汞合金、海鲜和燃煤发电厂的污染。铝的来源包括抗酸剂、除臭剂等身体护理产品、食品添加剂和铝制炊具。汞在甲状腺中积累并减少碘的吸收,从而抑制甲状腺激素的产生。动物研究表明,铝氧化损伤甲状腺,进而影响碘化物摄取和甲状腺激素的产生。铝还会引发免疫反应,导致产生抗体,其中一些可能针对甲状腺。

二、如何减少环境毒素:减少接触毒素和增加解毒的步骤

可以采取 4 个关键步骤来保护自己,指导我们减少接触毒素并提高排毒能力。帮助保护自己免受环境毒素侵害的 4 个步骤如下。

第 1 步:减少接触毒素。

第 2 步:吃营养丰富的饮食。

第 3 步:改善肠道健康。

第 4 步:提高排毒能力。

以下详细解释,如何通过 4 个步骤,逐步摆脱毒素对身体的影响。

(一)减少接触毒素

从清洁产品和个人护理产品到食品储存,对在家中接触到的物品有很多选择权。

1. 化妆品和个人护理产品

涂抹在皮肤上的东西可能比我们摄入的东西更重要。肠道在正常工作时

非常擅长阻止毒素吸收。然而,通过皮肤,毒素很容易进入血液。

我们每天使用的许多常见产品都与过敏、内分泌紊乱和癌症有关,但仍有数百万人继续销售和使用它们。对于儿童、孕妇、老人和免疫系统受损的人来说,谨慎并特别注意我们购买和使用的产品尤其重要。以下是一些应避免的有害成分示例。

（1）肥皂和牙膏中的三氯卡班和三氯生。

（2）除臭剂、止汗剂中的铝。

（3）保湿剂中的邻苯二甲酸盐、对羟基苯甲酸酯和类视色素。

（4）尿布霜中的硼酸和 BHA。

（5）化妆品中的 PEG、重金属、甲醛和硅氧烷。

（6）指甲油中的甲醛、甲苯和邻苯二甲酸二丁酯（DBP）。

（7）化学防晒剂中的氧苯酮、阿伏苯宗、辛酸、奥克立林、高水杨酸盐和辛酸。

2. 家居清洁产品

清洁家居有助于身体健康,但许多传统的家居清洁产品含有致癌物质,会刺激呼吸系统并导致过敏。这一大类包括空气清新剂、浴室清洁剂、洗衣产品、洗洁精、洗碗机清洁剂、地板护理、家具清洁剂和通用清洁产品。

对 2 000 多种家居清洁产品的评估,发现一半没有充分披露其主要成分,75％的成分含有对呼吸系统健康影响令人担忧的成分,25％的成分属于中度至高度关注的成分,因为产品中的成分或杂质与癌症有关。

3. 食物中的毒素

我们的食物中也含有毒素,无论是有意添加还是通过加工和包装污染。

（1）农药：为了避免杀虫剂和除草剂,有机、本地种植的农产品是最安全的选择。

（2）抗生素：有机肉和草饲红肉在营养方面胜过传统肉类,并且不含抗生素和生长激素。

（3）重金属：鱼中汞的含量越来越高,建议避免鲨鱼、箭鱼、方头鱼和鲭鱼等品种,因为它们的汞含量远高于硒。大米（以及用米粉制成的产品）中的砷也是一个问题。

（4）食品添加剂：远离食品添加剂的第一个最佳方法是完全避免加工食品。

（5）双酚 A(BPA)和其他内分泌干扰化学品。以下是避免 BPA 和其他内分泌干扰物的 9 个技巧：

① 使用不锈钢、玻璃水瓶和食物储存；

② 使用羊皮纸、蜂蜡或再生铝箔代替保鲜膜；

③ 避免罐头食品,因为它们通常含有双酚 A；

④ 在家吃新鲜食材,因为研究表明,这些人的 BPA 水平较低；

⑤ 不要把塑料制品的碗盘,放进洗碗机、冰箱和微波炉,因为冷热温度会释放更多邻苯二甲酸盐；

⑥ 不要喝罐装饮料,因为铝罐通常内衬 BPA；

⑦ 避免接触收据,其中通常包含 BPA；

⑧ 为孩子选择木制或布制玩具而不是塑料玩具；

⑨ 与您的牙医讨论通常含有 BPA 的密封剂和复合材料。

4. 饮用水

美国已确定公共供水中的 316 种污染物,其中 202 种不受管制。确保获得干净的水是我们可以采取的减少毒素暴露的重要步骤之一。

婴儿、年轻人、孕妇、老年人和免疫系统受损的人受到污染水的影响尤为严重。一些值得关注的毒素如下：

① 病原体(细菌、寄生虫、病毒)；

② 重金属(铜和铅)；

③ 硝酸盐(来自化肥和烟雾)；

④ 氡(放射性气体)。

5. 室内空气

室内空气污染的一个主要来源是室内受潮,真菌会在 24～48 小时内生长。细菌、放线菌、内毒素和微生物挥发性有机化合物也值得关注。空气过滤器和空气净化器、消毒剂是改善室内空气质量的 2 种方法。

（二）吃营养丰富的饮食

1. 精制食品

加工精制的食品,加上前所未有的毒素暴露,正在对我们的身体造成伤害。这些深加工食物会扰乱肠道,扰乱内分泌功能,增加炎症,最终导致慢性病,以下食物会破坏我们的健康。

(1)谷物(尤其是精制面粉)。

(2)ω-6 工业种子油(玉米、棉籽、红花、大豆等)。

(3)精制糖(尤其是高果糖玉米糖浆)。

(4)加工大豆(豆浆、大豆蛋白、豆粉等)。

2. 微量营养素

另外,微量营养素非常重要,有助于体内的毒素排出。

(1)维生素 B:B_6、B_{12}、叶酸、烟酸、核黄素、生物素(深绿叶蔬菜、鱼)。

(2)锌(海鲜、牛肉)。

(3)镁(深色绿叶蔬菜、坚果、种子)。

(4)胆碱(肝脏、鸡蛋)。

(5)甘氨酸(骨汤、软骨)。

(6)植物多酚(水果和蔬菜)。

(三)改善肠道健康

肠道是健康的基础。抗生素、富含精制碳水化合物和工业种子油的饮食、慢性压力和慢性感染都直接导致不健康的肠道菌群。肠道对于皮肤,心脏,甲状腺,大脑等器官的健康有益,维持肠道微生物群对整体健康至关重要。在饮食中加入以下内容将有助于促进肠道健康。

(1)益生菌或发酵食品。

(2)在促进有益细菌的生长方面,益生元甚至比益生菌更好。富含可溶性纤维的水果和蔬菜,如红薯、抱子甘蓝和鳄梨是益生元。

除非绝对必要,否则避免使用抗生素将使肠道微生物群保持健康,但如果必须使用抗生素进行治疗,需要同时调理肠道健康。

(四)提高排毒能力

排毒情况大部分在肝脏,通过 3 个阶段肝脏可以分解排出毒素。第一阶段开始处理毒素,通常会产生自由基和其他更有害的物质。在第二阶段,毒素被进一步分解成水溶性化合物。第三阶段将处理后的毒素从细胞中排出并排出体外。

3个排毒阶段涉及复杂的生化反应网络,由数十种辅助因子、酶等辅助。虽然过程复杂,但有多种方法可以提高和促进排毒能力。

1. 支持甲基化

甲基化是第二阶段的结合反应之一。甲基化需要维生素B、锌、镁、胆碱、甘氨酸、甜菜碱和蛋氨酸,以及某些水果和蔬菜中发现的甲基化适应原才能正常发挥作用。

谷胱甘肽是解毒循环中的主要分子和重要的抗氧化剂。许多营养丰富的食物都提供谷胱甘肽前体,但特别是来自生乳制品的乳清或乳清蛋白是一个很好的来源。患有自身免疫病的人可能缺乏谷胱甘肽。

2. 补充剂

(1) 二吲哚甲烷(DIM),可促进健康的雌激素代谢和细胞周期活动。

(2) D-葡萄糖酸钙,促进健康的激素排毒。

(3) 奶蓟提取物,支持第二阶段排毒并帮助代谢雌激素。

(4) α-硫辛酸和N-乙酰半胱氨酸,支持第二阶段排毒。

(5) 牛磺酸、甘氨酸和蛋氨酸,它们是支持第二阶段排毒和健康细胞代谢的氨基酸。

3. 排汗

肝脏和肾脏无法正常排毒时可以通过出汗排出,有证据表明,汗液中含有重金属、双酚A。在经常锻炼时出一身汗,或经常蒸桑拿,可以促进排毒。适当的补水对于运动或桑拿使用尤为重要,因为我们会通过尿液排出毒素。

4. 管理压力

慢性压力会提高皮质醇水平,对健康造成可怕的后果,包括免疫系统减弱、激素失衡、情绪障碍和排毒能力下降。

在我们日益繁忙的世界中,找时间放松和放松仍然很重要。结合定期的压力管理练习,如冥想、瑜伽、太极或渐进式放松,可以带来许多好处。

5. 足够的睡眠

睡眠不足会增加炎症并损害免疫系统,从而对身体的排毒能力产生负面影响。研究表明,在睡眠期间,神经毒性废物会从大脑中排出,这表明睡眠在排毒中具有直接作用。我们的昼夜节律也可以帮助调节肝脏解毒。

以下是获得充足睡眠的一些方法：

（1）睡前至少一小时避免屏幕上的人造光；

（2）尽量减少深夜的所有人工光照；

（3）在黑暗、相对凉爽的房间里睡觉；

（4）睡前洗个热水澡；

（5）让电子产品远离卧室。

第五节　压力会导致不孕

压力对女性的影响尤其严重。焦虑症是美国最常见的精神疾病，每年影响美国 4 000 万成年人或 18.1％的人口。但女性比男性更有可能有很大的压力，几乎一半的女性表示在过去 5 年中她们的压力有所增加（相比之下，男性的比例为 39％）。

最糟糕的是，压力对女性和生殖激素来说是独一无二的，压力会影响月经周期以及激素分泌。

一、压力与月经周期

当感到压力时，肾上腺会分泌肾上腺素和皮质醇，让身体做好战斗或逃离环境中真实或感知到的危险（战斗或逃跑反应）的准备。这种激素级联反应是一个自然过程——在严重危险的情况下，这是一个非常有用的过程。但是，当这种情况一遍又一遍地发生时，它会耗尽皮质醇储备，使肾上腺无法正确应对压力。

这种压力反应对健康产生负面影响的方式如下。

（一）压力会影响血糖

压力会提高皮质醇水平并扰乱血糖，进而扰乱排卵和月经。不平衡的血糖会损害激素。改善血糖是平衡激素和治愈经期问题（如痤疮、经前综合征、腹胀、痉挛、月经过多或不规律以及月经不调）的极佳方法之一。

（二）压力会降低孕酮

压力激素皮质醇会阻止孕酮的产生并降低孕酮水平。那是因为身体使用孕酮来制造皮质醇并对压力做出反应——承受的压力越大,身体就会"窃取"更多的孕酮来制造皮质醇。这会延长黄体期,从而扰乱周期,并使经期开始变慢。

（三）压力会延迟排卵

如果在排卵的时间遇到压力,皮质醇水平的增加会延迟甚至阻止排卵。

（四）压力会改变经期时间

排卵后一段时间的压力会使荷尔蒙失去平衡。如果在排卵后感到压力很大,可能会经历点滴出血、痛经等症状。

（五）压力会导致经期消失

强烈的压力会导致无排卵周期,或者根本不排卵。这意味着没有经期,或有少量出血。

（六）压力会导致维生素和矿物质缺乏

压力产生的过量皮质醇会消耗人体必需的维生素、矿物质和微量营养素。维生素 B、镁和 $\omega - 3$ 脂肪酸特别容易受到压力的影响而减少,这些营养素对于舒缓过度劳累的肾上腺系统尤为重要。

（七）压力会扰乱肠道

压力会干扰肠道中好细菌和坏细菌的平衡,对于任何想要平衡荷尔蒙和消除经期问题的女性来说,健康的肠道至关重要。这是因为肠道菌群,特别是称为雌二醇组的细菌群,有助于处理和消除体内多余的激素。

二、如何战胜压力并平衡激素

不要让压力控制你的经期。如果遇到经期问题并且压力在症状中起作用,那么是时候认真对待压力管理了。以下是管理压力和解决经期问题的最佳策略。

（一）专注于支持激素的食物

吃支持激素的食物,这有助于舒缓和保护你的肾上腺,降低皮质醇的产生,并打破压力循环。在月经周期的正确时间吃营养丰富的食物会促进新陈代谢、支持消化、血糖平衡、调节周期、为系统解毒并增加能量。

可以通过多种方式利用食物来对抗压力和平衡激素,建议首先强调健康的脂肪,如鳄梨和橄榄油,以舒缓神经系统,并确保吃大量的纤维和发酵食品帮助支持微生物组。

（二）吃好早餐

一顿营养丰富的早餐会让你一天的血糖稳定,激素平衡。其中减压维生素和矿物质,如镁和维生素B可以很好地缓解压力。

（三）锻炼

锻炼是对抗压力的极佳武器之一,但前提是在每月的正确时间进行正确类型的锻炼。如果在一个月中错误的时间进行高强度锻炼,或者如果强迫自己每天以相同的方式锻炼,就会使激素平衡和经期问题变得更糟。

月经周期的前半段是进行高强度锻炼的理想时间。周期的后半部分更适合较慢、更具恢复性的锻炼。在黄体期,从高强度运动转变为瑜伽、步行和轻松骑自行车等活动。

（四）睡眠

无论处于月经周期的哪个阶段,获得足够的高质量睡眠对于缓解压力都非常重要。研究表明,女性比男性需要更多的睡眠。将睡眠视为健康时期所需的基本需要。

（五）腾出时间享受快乐

每周至少做一次让你感觉良好和放松的事情,桑拿、沐浴或者唱歌等,任何自己喜欢而且有助于放松的事情。

（六）补充剂

抗焦虑药物和选择性5-羟色胺再摄取抑制剂(SSRIs)通常用于缓解压力。这些药物旨在阻止或控制症状,而不是解决根本原因,它们并不适用于所有人,并且有很多不良反应。在服用药物之前,最好先通过食物和天然补品来解决与压力相关的症状,如疲劳、抑郁和焦虑。

1. 缓解压力和焦虑的植物药

（1）肉桂：将其作为茶饮用,或在食物中应用。肉桂是一种极好的血糖调节剂,因为它可以减慢吃完饭后胃排空的速度。

（2）圣罗勒：可以将支持肾上腺的圣罗勒作为滋养、舒缓的茶。圣罗勒实际上是一种适应原,这意味着它可以增强身体对身体和情绪压力的自然反应。

（3）南非醉茄：另一种适应原，如果患有焦虑症，南非醉茄是完美的草药补充剂。它因其降低皮质醇水平和防止压力的能力而受到充分研究和尊重。

2. 微量营养素

以下是对于对抗压力、平衡激素、支持健康的月经周期和提高生育能力绝对必不可少的微量营养素。

（1）镁：这种强大的矿物质可以镇静神经系统并帮助平衡皮质醇。当压力系统处于平衡状态时，孕酮、雌激素、睾酮、FSH 和 LH 水平也会随之变化。镁还有助于控制胰岛素的产生，从而减少对糖的渴望和血糖峰值，并帮助获得一夜好眠。

（2）维生素 B_5：也称为泛酸，这种维生素对肾上腺至关重要，肾上腺是负责泵出皮质醇的器官。研究表明，补充维生素 B_5 有助于刺激肾上腺细胞，从而有助于调节身体的压力反应。

（3）ω-3 脂肪酸：研究表明，ω-3 脂肪酸可减少炎症（这是身体的内部压力源）并有助于改善情绪。

第六节　最佳生育力的食物和营养补充剂

根据疾病控制和预防中心的数据，在美国，15～44 岁的女性中有 12％的生育能力受损。有超过 700 万名女性想怀孕但不能怀孕。辅助生殖技术可以帮助女性怀孕，但许多不孕不育干预措施的费用高得令人望而却步。单轮试管婴儿的费用约为 12 000 美元（如果想要或需要对遗传疾病进行预筛查，费用会更高），并且试管婴儿周期中只有 30％～40％成功。

在女性成为母亲的过程中，有许多不利因素，包括接触环境化学物质、长期接触激素干扰药物、微量营养素缺乏和慢性压力。

令人鼓舞的消息是，女性可以通过食物、运动和生活方式努力优化生育能力。想成为母亲的女性现在可以采取措施来保持和提高她们的生育能力。

一、为什么现在比以往更难怀孕?

(一)暴露于环境化学品

危险化学品无处不在,每天都在。从防晒霜到家具上的油漆,日常生活中的产品都会使生育能力处于危险之中。研究表明,日常家用产品中发现的许多化学物质具有生物累积性和毒性,这意味着一旦它们进入您的身体,它们就会留在那里,从而增加自由基损伤,使我们更容易患上自身免疫病和癌症,更不用说影响生育能力了。

(二)用药史

避孕药、抗生素和其他常见药物,如阿司匹林和布洛芬,都会破坏微生物组平衡,这是生育的一个重要因素。最近的研究表明,长期使用避孕药与克罗恩病的风险增加有关,克罗恩病是一种与微生物组失衡有关的疾病。

(三)食品中的农药

长期以来,研究一直指出农药暴露与不孕症之间存在联系,发表在JAMA《内科医学杂志》(*Internal Medicine*)上的一项研究报告称,在接受不孕症治疗的女性中,食用含有大量农药残留的水果和蔬菜与减少不孕不育的机会有关。

(四)高压力的生活方式

当我们感到压力时,我们的身体就没有多余的精力来孕育和培养一个健康的宝宝。

(五)微量营养素缺乏

女性需要充足水平的关键微量营养素才能怀孕和健康怀孕,但现代生活会严重损害最佳微量营养素的水平。压力、喝咖啡和饮酒等因素消耗身体微量营养素的速度比我们通过食物吸收它们的速度快。

二、最佳生育力的食物策略

将食物视为药物,用特定的支持激素的食物来从营养上支持身体时,就可以"用食物"获得最佳生育能力!以下是一些饮食策略。

(一)强调健康、优质的脂肪来源

单不饱和脂肪和多不饱和脂肪,如鳄梨、坚果、种子和沙丁鱼等食物中的脂肪,有助于减少炎症和稳定血糖,这两个条件对生育能力很重要。

（二）选择复杂的糖类（但不要不吃糖类）

在科学文献中,高血糖或血糖管理不当与排卵性不孕症有关。因此,以生育为中心的饮食应该强调需要时间消化的复杂碳水化合物（这可以使血糖更稳定）。

（三）富含铁的食物

通过食物或补充剂从饮食中摄取足够的铁已被证明可以提高生育能力。高铁食物包括豆类、甜菜、南瓜、菠菜和番茄。

（四）避免苏打水

研究表明,喝苏打水的人会降低生育能力。

（五）避免咖啡

无论咖啡因和（或）咖啡是否会抑制怀孕的机会（这在科学界引起广泛争议,一些研究表明它确实有影响,而其他研究表明它没有影响）,研究确实显示了咖啡与不怀孕之间的联系。

三、备孕期可以选择的食物

如果已经到了要开始尝试受孕的地步,那么整合营养丰富、微量营养素丰富的食物绝对是至关重要的。尽快将这些必需品添加到您的日常饮食中:

（一）鳄梨

哈佛大学公共卫生学院的研究人员发现,鳄梨含有最好的单不饱和脂肪和最少的饱和脂肪,使它们成为促进卵子健康的理想食物。

（二）蜂王浆

一个 2007 年日本的一项研究发现,蜂王浆是类似于植物雌激素可以支持健康子宫。有多项关于蜂王浆对动物生育能力的研究表明,蜂王浆有可能提高怀孕率并支持整体生育能力。

（三）姜黄

姜黄可改善所有器官的循环,包括子宫和卵巢。血液流动得越好,氧气就越多,他们的健康就越好——提高生育能力。因为姜黄增加了流向子宫的血流量,所以它还可以帮助调节经期并支持健康经期的发展。

（四）肉桂

肉桂可以减慢你吃完饭后胃排空的速度，帮助稳定血糖并支持正常排卵。

（五）绿叶蔬菜

镁是优化生育能力的重要营养素，菠菜等深色绿叶蔬菜的镁含量是所有食物中最高的。

（六）蛋黄

鸡蛋是女性的完美蛋白质。吃水煮或半熟的鸡蛋，以保持维生素 D 和 B_6 的含量，这有助于孕酮的产生。

四、最佳生育所需的 5 种微量营养素

保护生育能力的最佳方法之一是服用支持女性激素的补充剂。

（一）维生素 B_6

维生素 B_6 对黄体的发育至关重要，黄体是卵子释放后在卵巢中产生的一组细胞。黄体负责在月经周期的黄体期和怀孕的早期阶段制造孕酮。维生素 B_6 缺乏会影响孕激素，产生负面影响生殖健康。日常生活中，许多不良习惯会让维生素 B_6 过度消耗，包括压力、过度运动、酗酒和服用避孕药等。补充富含 B 族维生素的饮食（包括野生捕捞的鱼、香蕉、菠菜和草饲牛肉等食物）将有助于确保孕激素的健康平衡。

（二）镁

糖和咖啡因的摄入会消耗镁，镁对于皮质醇调节、血糖平衡、甲状腺支持、睡眠至关重要，也是生育激素合成最重要的营养素。镁实际上会产生孕酮、雌激素和睾酮，所以如果进入围绝经期或刚吃药，你的水平会特别低，需要补充。

（三）维生素 D_3

93％的不孕症患者维生素 D_3 不足，那是因为低浓度的维生素 D_3 会导致雌激素占优势，这是导致许多激素问题的主要原因。

（四）益生菌

肠道健康是受孕的关键，因为在肠道菌群种被称为"雌激素体（estrobolome）"产生一种酶，能支持雌激素的代谢。当服用药物、食用乳制品、麸质和含有杀虫剂的食物时，会破坏这种极其重要的益生菌，并损害消除过量雌激素的能力，

而这些雌激素会严重破坏您的生殖能力。

（五）锌

对于许多女性来说，缺锌是一个非常普遍的问题，它会对自然激素平衡产生真正的负面影响。那是因为锌有助于促进睾丸激素的产生，并抑制将睾酮转化为雌激素的酶。

五、针对特定激素症状的补充剂

如果遇到特定的激素相关症状，你需要考虑额外的补充剂。激素的相关症状是一种警告信号，表明身体可能没有怀孕和维持健康怀孕所需的营养。

（1）症状：低孕酮（月经周期不规律、体重增加、激素性痤疮、激素性偏头痛）。

补充：维生素 B_6。

功能：帮助卵巢产生更多的孕酮。

（2）症状：雌激素升高（严重的经前期综合征、乳房肿胀、乳房纤维囊肿、经血过多）。

补充剂：D-葡萄糖二酸钙。

功能：帮助肝脏代谢雌激素。

（3）症状：高皮质醇（持续压力、过度口渴、排尿增加、性欲改变、皮肤老化加速、高血压）。

补充：维生素 B_5。

功能：让你的肾上腺产生正确的皮质醇与 DHEA 的比例。

（4）症状：不规则排卵、多囊卵巢综合征。

补充：肌醇。

功能：提高排卵规律。

（5）症状：失眠、疲劳、腹胀、便秘。

补充：镁。

功能：神奇的微量营养素，对体内 300 多种反应必不可少。

（6）症状：卵子质量差。

补充：辅酶 Q10。

功能：提高卵子品质。

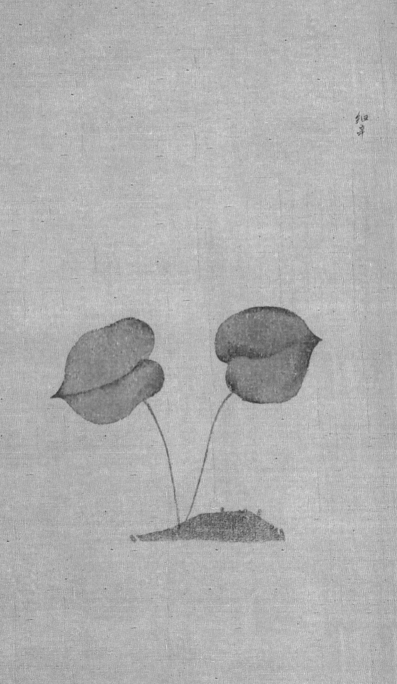

第八章

肾脏和前列腺细胞衰老

第一节　保持肾脏健康的方法

一、肾脏介绍

肾脏可以过滤掉血液中的废物、多余的水和其他毒素。这些废物储存在您的膀胱中,然后通过尿液排出。此外,您的肾脏会调节您体内的 pH、盐分和钾含量。它们还产生调节血压和控制红细胞生成的激素。

肾脏还负责激活维生素 D,帮助身体吸收钙以构建骨骼和调节肌肉功能。保持肾脏健康对您的整体健康和整体健康很重要。通过保持肾脏健康,身体将正确过滤和排出废物并产生激素来帮助您的身体正常运作。

二、肾脏疾病的类型

(一)慢性肾病

最常见的肾脏疾病是慢性肾脏疾病。慢性肾脏病的一个主要原因是高血压。由于肾脏不断过滤身体的血液,因此每分钟会有 20% 的血液流经肾脏,由此就可以看出肾脏对健康的重要性。

高血压对肾脏是危险的,因为它会导致肾小球(肾脏的功能单位)的压力增加。随着时间的推移,这种高压会损害肾脏的过滤装置,使其功能下降。

最终,肾功能会恶化到无法正常工作的地步,就叫做肾功能衰竭。这时候就需要进行血液透析。透析可以过滤掉血液中的液体和废物,但这不是一个长期的解决方案。最终,可能需要进行肾移植。

糖尿病是慢性肾病的另一个危险因素。随着时间的推移，不受控制的血糖水平会损害肾脏的功能单位，也会导致肾功能衰竭。

（二）肾结石

另一个常见的肾脏问题是肾结石。血液中的矿物质和其他物质可能会在肾脏中结晶，形成固体颗粒或结石，如果结石较小，通常会通过尿液排出体外。肾结石可能会非常痛苦，但很少会导致严重的问题。

（三）肾小球肾炎

肾小球肾炎是肾小球发生了炎症，肾小球就是肾脏内执行血液过滤的微观结构。肾小球肾炎可由感染、药物、先天性异常和自身免疫病引起。这种情况可能会自行好转或需要免疫抑制药物。

（四）多囊肾

单个肾囊肿相当普遍，通常无害，但多囊肾病是一种单独的、更严重的疾病。多囊肾病是一种遗传性疾病，会导致许多囊肿在肾脏内部和表面生长，从而干扰肾功能。

（五）尿路感染

尿路感染是泌尿系统任何部位的细菌感染。膀胱和尿道感染最常见。它们通常很容易治疗，并且几乎没有长期后果。但是如果不及时治疗，这些感染会扩散到肾脏并导致肾功能衰竭。

三、肾脏健康的建议

（一）保持活跃和健康

经常锻炼不仅对腰围有益。它可以降低慢性肾病的风险。它还可以降低血压并促进心脏健康，这两者对于预防肾脏损伤都很重要。

步行、跑步、骑自行车，甚至跳舞都有益于健康。找到一项让您忙碌并享受乐趣的活动。坚持下去会更容易，并有很好的结果。

（二）控制血糖

患有糖尿病或导致高血糖的疾病的人可能会出现肾脏损伤。当身体的细胞无法使用血液中的葡萄糖时，肾脏将被迫加倍努力地过滤血液。经过多年的努力，这可能会导致危及生命的损害。

然而,如果能控制血糖,就可以降低受伤的风险。此外,如果损伤被及早发现,您的医生可以采取措施减少或防止额外的损伤。

(三)监测血压

高血压会导致肾脏损害。如果高血压与糖尿病、心脏病或高胆固醇等其他健康问题同时发生,则对身体的影响可能很大。

一个健康的血压值为 120/80 mmHg。高血压前期介于 120/80 mmHg 和 139/89 mmHg 之间。此时,生活方式和饮食的改变可能有助于降低血压。

如果血压值始终高于 140/90 mmHg,则可能患有高血压。应该与您的医生讨论定期监测血压,改变生活方式。

(四)控制体重并保持健康饮食

超重或肥胖的人面临多种可能损害肾脏的健康状况的风险。这些包括糖尿病、心脏病和肾病。

健康饮食可能有助于降低肾脏损伤的风险。多食用天然低钠的新鲜食材,如花椰菜、蓝莓、鱼、全谷物等。

(五)多喝水

水有助于清除肾脏中的钠和毒素。它还可以降低患慢性肾病的风险。目标是每天至少 1.5～2 升。究竟需要多少水在很大程度上取决于健康程度和生活方式。气候、运动、性别、整体健康状况以及您是否怀孕或哺乳等因素在计划每日饮水量时都需要考虑。患有肾结石的人应该多喝一点水,以防止将来结石沉积。

(六)不要吸烟

吸烟会损害身体的血管。这会导致整个身体和肾脏的血流变慢。吸烟还会增加肾脏患癌症的风险。如果停止吸烟,你的风险就会下降。然而,这需要很多年才能恢复到从未吸烟者的风险水平。

(七)注意你服用的非处方药的数量

如果经常服用非处方(OTC)止痛药,则可能会导致肾脏损伤。如果因慢性疼痛、头痛或关节炎而定期服用非甾体抗炎药(NSAID),包括布洛芬和萘普生,可能会损害肾脏。

偶尔服用该药的没有肾脏问题的人可能没有问题。但是,如果每天使用这些药物,则可能会危及肾脏的健康。如果正在应对疼痛,请与您的医生讨论对肾脏安全的治疗。

（八）如果处于高风险中,请检查肾功能

如果有肾损伤或肾病的高风险,定期进行肾功能检查是个好主意。以下人群可能会受益于定期筛查。

（1）60岁以上的人。

（2）出生时低体重。

（3）患有心血管疾病或有家族史的人。

（4）有高血压或有高血压家族史的人。

（5）肥胖的人。

（6）认为自己可能有肾损伤的人。

定期进行肾功能检查是了解肾脏健康状况并检查可能发生的变化的好方法。提前预防损害可以帮助减缓或防止未来的损害。

第二节 保持前列腺健康的方法

一、前列腺疾病

（一）前列腺肥大（良性前列腺增生 BPH）

随着男性年龄的增长,前列腺变大是很常见的。大约一半50岁以上的男性会经历"良性前列腺增生",这意味着前列腺肿胀或增大。这可能会使前列腺从核桃的大小扩大到杏子甚至柠檬的大小。

对于一些男性来说,前列腺肥大不会引起任何症状或困扰。其他人会发现前列腺肥大会引起症状,包括：

（1）尿等待；

（2）尿频；

（3）尿急；

（4）晚上起来上厕所；

（5）小便时疼痛或灼痛；

（6）或射精时疼痛。

前列腺肥大可以通过改变生活方式来治疗，比如睡前少喝酒。一些男性需要药物来帮助治疗这种情况，手术也可以是一种选择，但由于存在不良反应的风险，这种情况不太常见。

（二）前列腺炎

前列腺炎是前列腺的炎症。它不同于前列腺肥大，但有些症状是相似的。前列腺炎会导致前列腺肿胀、触痛或发炎。

前列腺炎的症状可能包括：

（1）尿急，通常在半夜；

（2）小便或射精后疼痛；

（3）尿液中有血；

（4）腰痛；

（5）阴囊后面有沉重感；

（6）尿路堵塞，这意味着您无法在需要时小便。

有不同类型的前列腺炎。细菌性前列腺炎是由细菌感染引起的，可以用抗生素治疗。然后是慢性前列腺炎，或慢性盆腔疼痛综合征，这些可能由受伤、神经损伤或压力等因素引起。

（三）前列腺癌

1. 致病因素

随着年龄的增长，男性患前列腺癌的风险会增加。当您未满 75 岁时，患前列腺癌的概率为 1/7。到了 85 岁，则增加到 1/5。澳大利亚前列腺癌基金会建议所有 50 岁以上的男性与他们的全科医生讨论前列腺癌的检测。

其他可能增加患前列腺癌风险的因素包括：

（1）家族史：如果您的父亲或兄弟患有前列腺癌；

（2）*BRCA1* 或 *BRCA2* 基因的遗传性基因突变；

（3）患有遗传病林奇综合征。

2. 前列腺癌的症状

在早期阶段，前列腺癌不一定会引起症状。患有前列腺癌的男性可能会出现以下一些症状。

（1）需要经常或突然小便；

（2）发现难以小便；

（3）感觉上完厕所后你的膀胱还没有完全排空；

（4）小便时疼痛、灼痛或不适；

（5）小便或精液中的血液；

（6）或下背部、大腿上部、臀部或胸部疼痛；

（7）腿部或脚部虚弱或麻木的感觉；

（8）不明原因的体重减轻；

（9）感到疲倦、气短或头晕；

（10）心跳加速；

（11）苍白的肤色。

可以看到许多这些症状与其他疾病的症状相似，包括前列腺肥大或前列腺炎，这就是为什么如果注意到任何这些症状或变化，务必去看医生。

二、改善前列腺健康的 5 个建议

一旦男性发现自己面临任何类型的前列腺健康问题，无论是前列腺癌、良性前列腺增生（BPH）引起的前列腺肥大还是前列腺炎，他们都会立即想知道他们能做些什么。虽然最好的计划是通过健康的生活方式来预防前列腺问题，但好消息是，即使男性已经有症状或诊断出问题，实际上也有许多自然方法可以促进前列腺健康。

一个人的生活方式、运动习惯和饮食对他的前列腺健康有巨大影响是有道理的。良好的习惯可以帮助预防和降低前列腺疾病和病症的风险因素，就像它对身体其他部位的作用一样。如果一名男性已经遇到前列腺问题，这些自然变化可以帮助防止这些情况恶化，帮助缓解症状，甚至帮助治愈它们。

对于慢性前列腺炎、慢性盆腔疼痛综合征，这是一种难以治疗且经常引起疼痛的炎症，抗生素等传统治疗方法无效。通常，改变饮食和生活方式并尝试替代和自然疗法是缓解症状的唯一成功方法。

（一）喝茶

绿茶是前列腺健康的首选饮品。绿茶含有强效抗氧化剂。研究表明，绿茶可以帮助预防前列腺癌的形成，还可以减缓侵袭性前列腺癌的生长。研究表明，绿茶还可以使患有 BPH 和前列腺炎的男性受益。

不过，选择不含咖啡因的茶来源很重要。咖啡因会刺激前列腺和膀胱。一项研究发现，与喝最少咖啡因的男性相比，每天摄入 234 毫克或更多咖啡因的男性发生尿失禁的可能性要高 72%。如果因前列腺炎而出现泌尿或疼痛症状，咖啡因会使这些症状恶化。如果患有 BPH 或前列腺炎，请通过减少咖啡、苏打水或能量饮料的摄入量来努力减少咖啡因的摄入量。避免咖啡因会对泌尿系统健康产生重大影响。

（二）运动和减肥

锻炼和减肥是促进前列腺健康的最佳方法。许多研究表明，适度运动可降低 BPH 和泌尿道症状的风险，也有助于治疗前列腺炎。锻炼还有益于心血管健康，并有助于预防其他健康和性问题，例如勃起功能障碍。

如果超重，减肥是改善前列腺健康非常重要的自然改变之一，无论担心的是癌症、BPH 还是前列腺炎。发表在泌尿外科杂志上的一项研究发现，超重的男性，尤其是腹部脂肪含量高的男性，患 BPH 的风险增加。如果想缩小前列腺，减肥可以帮助你缩小前列腺，并有助于缓解烦人和令人沮丧的泌尿系统症状。最重要的是，减肥可以降低患前列腺癌的风险，也有助于缓解前列腺炎。

（三）遵循对前列腺有益的饮食

有许多有益于前列腺的食物可以帮助预防癌症并减缓前列腺细胞和癌细胞的生长。一些有益于前列腺健康的最佳食物包括富含 ω-3 脂肪酸的鱼、蔬菜和富含健康脂肪的食物，如鳄梨、坚果和橄榄。有助于对抗前列腺癌的食物包括亚洲蘑菇、番茄、石榴汁和核桃。

男性前列腺癌发病率较低的地区，都有一些共同点：他们吃鱼和植物性蛋白质来源。他们不吃很多糖或加工食品。前列腺健康的最佳饮食是低糖、低加工食品和饱和脂肪的饮食。地中海饮食是一种值得研究的饮食，因为它也是一种生活方式和健康的饮食方式，可以终身遵循。

（四）服用补充剂

有时,无法通过饮食和一致的治疗量来获得全部。此外,可能知道某些东西对您有好处,但它只是不同意您的意见,或者只是不忍心经常吃它。这就是为什么许多希望对前列腺健康产生重大影响的男性每天服用补充剂的原因。许多不同的天然补品可以帮助管理更好的前列腺健康。

（五）减轻压力

压力会对前列腺健康产生负面影响。事实上,有些男性在受到压力时会在不知不觉中收紧骨盆肌肉。这种慢性收紧会造成盆底肌肉问题,并且可能是慢性前列腺炎的原因之一。压力也会影响患有 BPH 的男性。压力会加重尿急、尿频、尿频和疼痛等症状。

前列腺问题还会增加您的压力和焦虑,这会使病情恶化,因为压力会削弱免疫系统对抗疾病的能力。这就是为什么管理您的压力水平、释放压力并照顾好情绪健康很重要的原因。缓解压力的方法包括治疗、冥想、深呼吸或运动、瑜伽或太极拳等活动。

第三节　尿路感染的自然疗法

尿路感染（UTI）是由细菌引起的,女性的发病率是男性的 10 倍。超过 50％的女性一生中至少会患上一次 UTI。大多数这些感染需要用抗生素治疗。30％～40％的 UTI 会在初次发作后的 6 个月内复发。当 UTI 确实复发时,通常是因为用于抑制细菌的治疗起初似乎有效,但它们并不能产生持久的治愈效果。如果女性感染了不同的细菌,尿路感染也会复发。

一、尿路感染介绍

（一）尿路感染的症状

（1）排尿时疼痛或灼痛。

（2）需要比平时更频繁地小便。

（3）排尿时有紧迫感。

（4）尿液中有血或脓。

（5）下腹部痉挛或疼痛。

（6）发冷或发热（发热可能是婴儿和儿童的唯一症状）。

（7）尿味很重。

（8）性交时疼痛。

（9）恶心、呕吐和不适。

（二）是什么原因造成的？

（1）一个新的性伴侣或多个性伴侣。

（2）更频繁或更激烈的性交。

（3）糖尿病。

（4）怀孕。

（5）大肠埃希菌（Ecoli）。

（6）腐生葡萄球菌。

（7）使用刺激性产品，如刺激性皮肤清洁剂。

（8）使用刺激性避孕药，如隔膜和杀精剂。

（9）使用避孕药。

（10）大量使用抗生素。

（11）泌尿道阻塞（良性肿块或肿瘤）。

（12）尿路感染病史，特别是如果感染间隔少于 6 个月。

二、药物治疗

医生可能会开抗生素或其他药物来治疗 UTI。大多数抗生素的疗程为 7～10 天，但也可以使用较短的疗程。

三、补充和替代疗法

一些补充和替代（CAM）疗法可能对 UTI 有帮助，但它们可能并不适合每个人。天然药物和补充剂可能与处方药相互作用。与专业医生合作，并始终将您正在服用的草药和补品告知医生。

（一）饮食和生活方式

遵循以下这些营养提示可能有助于减轻症状。

（1）多喝水，如花草茶和水。避免加糖果汁和其他加糖饮料。蔓越莓和蓝莓含有抑制细菌与膀胱组织结合的物质。定期饮用不加糖的蔓越莓汁有助于降低患尿路感染的风险。对阿司匹林过敏的人不应大量饮用蔓越莓汁。蔓越莓汁可能与某些药物相互作用。

（2）尽量消除潜在的食物过敏原，包括乳制品、小麦（麸质）、玉米、防腐剂和食品添加剂。您的提供者可能想要测试食物敏感性。如果容易感染 UTI，喝蔓越莓汁或服用蔓越莓丸可能有助于防止复发。

（3）吃富含抗氧化剂的食物，包括水果（如蓝莓、樱桃和番茄）和蔬菜（如南瓜和甜椒）。多吃高纤维食物，包括豆类、燕麦、根茎类蔬菜（如土豆和山药）和车前子种子。

（4）避免精制食物，如白面包、意大利面，尤其是糖。

（5）少吃红肉，多吃瘦肉、冷水鱼、豆腐（如果对大豆不过敏）或豆类以获取蛋白质。

（6）使用健康的食用油，例如橄榄油或椰子油。

（7）减少或消除商业烘焙食品中的反式脂肪酸，如饼干、薄脆饼干、蛋糕、炸薯条、洋葱圈、甜甜圈、加工食品和人造黄油。

（8）避免咖啡和其他兴奋剂、酒精和烟草。

（9）每天喝 6～8 杯纯净水。

（10）每周锻炼 5 天，每天至少锻炼 30 分钟。

（二）通过以下补充剂解决营养缺乏问题

（1）每天服用复合维生素。含有抗氧化维生素 A、B、C、E 以及微量矿物质，如镁、钙、锌和硒。

（2）维生素 C。作为抗氧化剂和免疫支持。

（3）ω-3 脂肪酸，如鱼油。帮助减少炎症和促进整体健康。冷水鱼，如鲑鱼或大比目鱼，是很好的来源。鱼油补充剂可以增加某些血液稀释药物的作用。

（4）益生菌补充剂（含嗜酸乳杆菌）。用于维持胃肠道和免疫健康。有强有力的科学证据支持使用益生菌治疗泌尿系统疾病。冷藏益生菌补充剂以获得最佳效果。免疫系统严重虚弱的人在服用益生菌前应先咨询医生。

（5）葡萄柚籽提取物（*citrus paradisi*）。具有抗菌、抗真菌和抗病毒活性。葡萄柚可能与多种药物相互作用。

（三）草药

草药可能有助于增强和调节身体系统。与任何治疗一样，可以在开始治疗前向您的医生咨询。以下草药可用于短期治疗尿路感染。

（1）绿茶。具有抗氧化、抗癌和免疫作用。使用不含咖啡因的产品。也可以用这种药草的叶子来泡茶。

（2）猫爪草（*uncaria tomentosa*）。用于抗癌、免疫和抗菌或抗真菌活性。猫爪可以与许多不同的药物相互作用。如果患有白血病或自身免疫病，请勿服用猫爪草。

（3）灵芝（*ganoderma lucidum*）。具有抗癌和免疫作用。高剂量的灵芝可能具有稀释血液的作用。如果正在服用血液稀释药物或高血压药物，请咨询您的医生。

（4）奶蓟（水飞蓟）。用于排毒支持。有激素相关癌症病史的人在服用奶蓟之前应谨慎，因为它可能具有类似雌激素的特性。奶蓟草可能与多种药物相互作用。

（四）顺势疗法

专业顺势疗法医师可能会根据他们的知识和临床经验推荐以下一种或多种治疗 UTI 的方法。在开出补救措施之前，顺势疗法师会考虑一个人的体质类型，包括您的身体、情感和智力构成。经验丰富的顺势疗法医师在为特定个体确定最合适的治疗方法时会评估所有这些因素。

（1）乌头：用于 UTI 的早期症状，尤其是排尿极度疼痛，通常被描述为热感。

（2）小檗：用于排尿时出现灼痛或射痛并可能放射至骨盆或背部的 UTI。不排尿时，膀胱会出现疼痛感，随着运动而恶化。疼痛也可能延伸到腿部和腹部。

（3）斑蝥：这是最常见且被认为是治疗 UTI 最有效的顺势疗法。这种补救措施最适用于烦躁不安、有灼热感和尿量减少（尽管有强烈的小便欲望）以及尽管有症状但性欲增加的人。

（4）马钱子（*nux vomica*）：对于经常有小便冲动的人。疼痛被描述为针状。排便的冲动可能伴随着尿急。有些人在排尿和洗热水澡后会感到轻微的暂时缓解。症状可能在摄入酒精、咖啡、药物或暴饮暴食后开始。

（5）白头翁：对于在炎热天气突然发冷后开始的膀胱炎症。这种补救措施最适用于急需小便的人，他们可能情绪激动、渴望得到关注，并且在大笑、咳嗽、打喷嚏或感到惊讶后会滴尿。

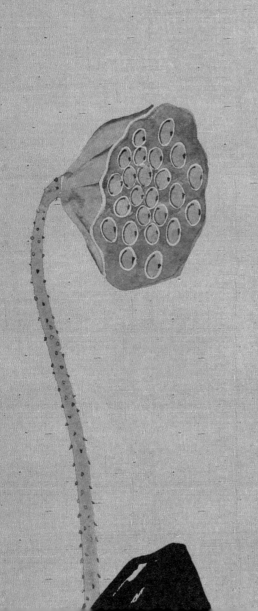

莲
藕

第九章

免疫和肺脏细胞衰老

第一节　什么是免疫功能低下？

一、免疫力的重要性

免疫功能低下指的是免疫系统不活跃和表现不佳。免疫系统的主要功能是保护身体免受感染和癌症的发展。免疫系统的支持和增强是实现抗病和降低感冒、流感和癌症易感性的最重要的一步。支持免疫系统包括促进健康的生活方式、压力管理、锻炼、饮食以及营养补充剂和草药的适当使用。

（一）如何判断免疫功能低下？

如果你对以下任何一个问题回答"是"，这表明你的免疫系统需要支持。

（1）你容易感冒吗？

（2）你一年感冒 2 次以上吗？

（3）你正在遭受慢性感染吗？

（4）你经常出现口腔疱疹还是生殖器疱疹？

（5）你的淋巴结有时会疼痛和肿胀吗？

（6）你现在患过癌症还是曾经患过癌症？

反复或慢性感染，甚至非常轻微的感冒，只有在免疫系统减弱时才会发生。在这种情况下，会形成一个恶性循环，使得感染很难被控制：免疫系统的降低会导致感染，感染会对免疫系统造成损害，从而进一步降低抵抗力。增强免疫系统可以很快控制感染。

（二）什么导致免疫功能低下？

免疫系统的健康受到一个人的情绪状态、压力水平、生活方式、饮食习惯和营养状况的极大影响。营养缺乏是免疫系统衰退的最常见原因。绝大多数临床和实验研究表明,任何单一营养缺乏都会严重损害免疫系统。

（三）糖是降低免疫功能的主要原因之一

糖是对我们免疫系统最有害的食物成分之一。在一项研究中,摄入 100 克糖类,如葡萄糖、果糖、蔗糖、蜂蜜和巴氏杀菌橙汁,都会显著降低白细胞（中性粒细胞）吞噬和消灭细菌的能力。相比之下,摄入 100 克淀粉没有影响。这些影响在摄入后不到 30 分钟内开始,持续了 5 个多小时。通常,摄入后 2 小时,中性粒细胞活性至少降低 50％。由于中性粒细胞占循环白细胞总数的 60％～70％,其活性受损会导致免疫力下降。

（四）情绪会影响免疫功能

我们的情绪和态度对我们免疫系统的功能有着巨大的影响。当我们开心和乐观时,我们的免疫系统功能会更好；相反,当我们沮丧时,我们的免疫系统往往会沮丧。当一个人处于更大的压力下或抑郁时,他们需要有意识地努力增强他们的免疫系统——包括服用补充剂。不仅仅是主要的生活压力会导致免疫功能下降,而且消极情绪抑制免疫功能,相反积极情绪增强免疫功能。在我的临床实践中,每当患者免疫功能低下时,我都会问他们最喜欢的喜剧演员是谁,然后给他们开处方,让他们看一部以那个喜剧演员为特色的电影或电视节目。所以,如果你想拥有健康的免疫系统,需要经常开怀大笑。

二、维生素 C 缺乏的 15 个症状

维生素 C 是一种必需的营养物质,必须定期摄入以防出现维生素 C 缺乏症。虽然在发达国家,由于新鲜农产品的供应以及某些食品和补充剂中添加了维生素 C,缺乏症相对较少,但维生素 C 缺乏仍然影响着美国大约 7％的成年人。

导致维生素 C 缺乏的常见原因是饮食不良、酗酒、厌食症、严重精神疾病、吸烟和透析。虽然严重缺乏维生素 C 的症状可能需要几个月的时间才能出现,但也有一些早期迹象需要注意。以下是维生素 C 缺乏的 15 种最常见的体

征和症状。

（一）"鸡皮"样粗糙不平的皮肤

维生素 C 可以合成胶原蛋白，一种富含于皮肤、头发、关节、骨骼和血管等结缔组织的蛋白质。当维生素 C 水平较低时，一种称为毛囊角化病的皮肤状况就会发展。

在这种情况下，由于毛孔内角蛋白的积聚，在上臂、大腿或臀部形成了凹凸不平的"鸡皮"样皮肤。由维生素 C 缺乏引起的毛囊角化病通常在维生素 C 摄入不足 3～5 个月后出现，并在补充维生素 C 后解决然而，有许多其他潜在的原因也会导致毛囊角化病，所以不能因为仅仅出现毛囊角化病就诊断为维生素 C 缺乏。

（二）螺旋状体毛

维生素 C 缺乏症也会导致头发呈弯曲或盘绕状生长，这是由于头发在生长时，其中的蛋白质结构出现的缺陷。螺旋状头发是维生素 C 缺乏的标志之一，但可能不会被经常发些，因为这些受损的头发更容易会随时脱落。头发异常通常在用足够量的维生素 C 治疗后一个月内改善。

（三）鲜红的毛囊

皮肤表面的毛囊含有许多细小的血管，为皮肤提供血液和营养。当身体缺乏维生素 C 时，这些小血管变得脆弱而容易断裂，导致毛囊周围出现小的鲜红色斑点。这种毛囊周围出血被认为是严重维生素 C 缺乏症的良好证据。维生素 C 补充剂通常在两周内解决此症状。

（四）带有红色斑点或线条的匙形指甲

匙形指甲的特点是其凹形，往往薄而脆，它们通常与缺铁性贫血有关，但也与维生素 C 缺乏有关。指甲床上的红色斑点或垂直纹，也可在维生素 C 缺乏时出现。因为血管容易破裂而导致，虽然指甲和脚指甲的变化可能有助于确定维生素 C 缺乏的可能性，但请注意，这不被认为是诊断性的。

（五）干燥、易受伤的皮肤

健康皮肤含有大量的维生素 C，特别是在表皮。维生素 C 通过保护皮肤免受阳光所造成的氧化损伤，以及暴露在香烟烟雾或臭氧等污染物中，来保持皮肤健康。它还能促进胶原蛋白的产生，使皮肤看起来丰满年轻。

　　较高的维生素 C 摄入量与更好的皮肤质量有关，而较低的摄入量则会增加 10％ 的皮肤干燥、皱纹的风险。虽然干燥、受损的皮肤可能与维生素 C 缺乏有关，但它也可能是由许多其他因素引起。

（六）易瘀伤

　　当皮肤下的血管破裂，导致血液渗漏到周围区域时，就会出现瘀伤。易瘀伤是维生素 C 缺乏的常见表现，因为胶原蛋白分泌不良会导致血管脆弱破裂。

　　与维生素 C 缺乏症有关的瘀伤可能覆盖身体的大面积，或仅仅在皮肤下出现小的紫色斑点。易瘀伤通常是维生素 C 缺乏症的早期的症状之一，这时候需要进一步明确维生素 C 水平。

（七）伤口愈合慢

　　由于维生素 C 缺乏减缓了胶原蛋白的形成，导致伤口愈合得更慢。研究表明，患有慢性、不能愈合的小腿溃疡的人比没有慢性腿部溃疡的人更容易缺乏维生素 C。在严重缺乏维生素 C 的情况下，旧伤口甚至可能裂开，增加感染的风险。缓慢的伤口愈合通常要到维生素 C 缺乏很久后才能看到。

（八）关节疼痛肿胀

　　由于关节含有大量富含胶原的结缔组织，它们也可能受到维生素 C 缺乏的影响。据报道，有许多与维生素 C 缺乏有关的关节疼痛病例，通常严重到导致跛行或行走困难。关节内出血也可能发生在缺乏维生素 C 的人身上，可以引起肿胀和疼痛。然而，这 2 种症状都可以用维生素 C 补充剂来治疗，并且通常在 1 周内解决。

（九）影响骨骼健康

　　维生素 C 缺乏也会影响骨骼健康。事实上，低摄入量与骨折和骨质疏松的风险增加有关。研究发现维生素 C 在骨骼形成中起着至关重要的作用，因此缺乏维生素 C 可以增加骨丢失率。儿童骨骼可能特别受到维生素 C 缺乏的影响，因为它们仍在生长和发育。

（十）牙龈出血和牙齿脱落

　　红肿出血的牙龈是维生素 C 缺乏的另一个常见症状。如果没有足够的维生素 C，牙龈组织就会变得虚弱和发炎，血管更容易流血。在维生素 C 缺乏的晚期,牙龈甚至会出现紫色和溃疡。最终,牙齿会因为不健康的牙龈和牙齿内部问题而脱落。

（十一）免疫力低

研究表明,维生素 C 在不同类型的免疫细胞内积累,以帮助它们抵抗感染和消灭致病病原体。维生素 C 缺乏与免疫力低下和较高的感染风险有关,包括肺炎等严重疾病。事实上,许多人患有坏血病,这是一种由维生素 C 缺乏引起的疾病,由于他们的免疫系统功能不佳,最终死于感染。

（十二）持续性缺铁性贫血

维生素 C 和缺铁性贫血常同时发生。缺铁性贫血包括皮肤苍白、疲劳、运动时呼吸困难、皮肤和头发干燥、头痛和匙状指甲。低水平的维生素 C 可能是导致缺铁性贫血的原因之一。维生素 C 缺乏也会增加出血的风险,这会导致贫血。如果缺铁性贫血持续了很长一段时间,没有明显的原因,就需要检查你的维生素 C 水平。

（十三）疲劳和心情不好

维生素 C 缺乏的 2 个早期迹象是疲劳、心情不好。这些症状甚至可以在完全缺乏之前出现。虽然疲劳和易怒可能是最早出现的症状,但通常在摄入足够的维生素 C 几天后或高剂量补充后 24 小时内就能缓解。

（十四）不明原因的体重增加

维生素 C 可能通过调节脂肪细胞的脂肪释放、减少应激激素和减少炎症来帮助预防肥胖。研究发现维生素 C 摄入量低和身体脂肪过剩之间存在一致的联系,但目前尚不清楚这是不是因果关系。虽然过多的身体脂肪还不足以表明维生素 C 缺乏,但在排除其他因素之后,它非常值得检查。

（十五）慢性炎症和氧化应激

维生素 C 是人体非常重要的水溶性抗氧化剂之一。它通过中和自由基来帮助防止细胞损伤,自由基会导致体内的氧化应激和炎症。氧化应激和炎症与许多慢性疾病有关,包括心脏病和糖尿病,因此降低氧化应激和炎症水平可能对这些疾病是有益的。

维生素 C 摄入量低与炎症和氧化应激水平升高以及心脏病风险增加有关。一项研究发现,血液中维生素 C 含量最低的成年人在 15 年内发生心力衰竭的可能性比血液中含量最高的成年人高出近 40%，尽管他们并没有缺乏维生素 C。

第二节　维生素 C 的健康作用

维生素 C 是一种必需的维生素，这意味着它不能由身体产生。它在身体中有许多作用，并与令人印象深刻的健康益处联系在一起。它是水溶性的，存在于许多水果和蔬菜，包括橘子、草莓、猕猴桃、甜椒、西兰花、甘蓝和菠菜。

建议每日摄入维生素 C 的量女性为 75 毫克，男性为 90 毫克。虽然通常建议你从食物中摄取维生素 C，但是很多人为了满足他们的需要而采用营养补充剂。以下是服用维生素 C 补充剂的 7 种经科学证实的好处。

一、强抗氧化剂可减低患慢性疾病的风险

维生素 C 是一种很强的抗氧剂它可以增强你身体的抵抗力。抗氧化剂是增强免疫系统的营养物质。抗氧化剂可以保护细胞免受被称为自由基的有害分子的侵害。当自由基累积时，它们会促进氧化应激状态，而氧化应激与许多慢性疾病有关。

研究表明，摄入更多的维生素 C 可以使你的血液抗氧化水平提高 30%，这有助于身体的自然防御对抗炎症。

二、可能有助于对抗高血压

大约 1/3 的美国成年人患有高血压.高血压使你处于心脏病的危险之中，心脏病是全球最主要的死亡原因。研究表明，维生素 C 可以帮助那些有高血压和健康人群降低血压。

一项动物研究发现，服用维生素 C 补充剂有助于扩张从血管，这有助于降低血压水平。此外，对 29 项人类研究的分析发现，在健康成年人中，服用维生素 C 补充剂平均可使收缩压（高压）降低 3.84 毫米汞柱，舒张压（低压）降低 1.48 毫米汞柱。

在有高血压的成年人中,维生素 C 补充剂平均可使收缩压降低 4.85 毫米汞柱,舒张压降低 1.67 毫米汞柱。虽然这些结果是有希望的,但目前尚不清楚对血压的影响是不是长期的。此外,高血压患者不应仅依靠维生素 C 进行治疗。

三、防治心脏病的危险因素,潜在降低心脏病风险

心脏病是全球第一大死因。许多因素增加了心脏病的风险,包括高血压,高水平的"坏的"低密度脂蛋白胆固醇,低水平的"好的"高密度脂蛋白胆固醇和甘油三酯水平。维生素 C 可能有助于减少这些危险因素,这可能减少心脏病的风险。

例如,一项由 293 172 名参与者组成的 9 项研究的分析发现,10 年间,每天服用至少 700 毫克维生素 C 的人患心脏病的风险比那些没有服用维生素 C 补充剂的人低 25%。有趣的是,另一项对 15 项研究的分析发现,仅从食物中摄取维生素 C,而不是补充剂,也会降低患心脏病的风险。

另一项对 13 项研究的分析着眼于每天摄入至少 500 毫克维生素 C 对心脏病危险因素的影响,如血液胆固醇和甘油三酯水平。分析发现,补充维生素 C 可显著降低"坏的"低密度脂蛋白胆固醇约 7.9 mg/dl,血甘油三酯降低 20.1 mg/dl。

简而言之,每天服用或至少摄入 500 毫克维生素 C 可能会降低患心脏病的风险。然而,如果你已经吃了富含维生素 C 的饮食,那么补充剂可能不能提供额外的心脏健康好处。

四、降低血尿酸水平,预防痛风发作。

痛风是一种关节炎,大约影响 4% 的美国成年人。这是难以置信的痛苦,会导致关节炎症,特别是那些手指、脚趾关节。有痛风的人会经历过关节肿胀和突发性剧烈的疼痛发作。

当血液中尿酸过多时,就会出现痛风症状。尿酸是人体产生的废物,在较高的水平,它可能结晶和沉积在关节。

有趣的是,一些研究表明维生素 C 可以帮助降低血液中的尿酸,从而防止

痛风发作。例如,一项对 1 387 名男性进行的研究发现,摄入维生素 C 最多的人的血尿酸水平明显低于摄入最少的人。

另一项研究跟踪了超过 20 年的 46 994 名健康男性,以了解维生素 C 摄入是否与发展中的痛风有关。有趣的是,服用维生素 C 补充剂的人患痛风的风险降低了 44%。此外,一项对 13 项临床研究的分析发现,与安慰剂相比,30 天以上服用维生素 C 可显著降低血尿酸。

虽然维生素 C 摄入量与尿酸水平之间似乎有很强的联系,但还需要对维生素 C 对痛风的影响进行更多的研究。

五、通过改善铁的吸收,帮助防止缺铁

铁是一种重要的营养物质,在体内具有多种功能。它对于制造红细胞和将氧气输送到全身是必不可少的。

有趣的是,维生素 C 补充剂可以帮助提高对铁从饮食上。维生素 C 有助于将吸收不良的铁(如植物来源的铁)转化为更容易吸收的形式。这对于无肉饮食的人尤其有用,因为肉类是铁的主要来源。

事实上,只需摄入 100 毫克维生素 C,可使铁的吸收量提高 67%。因此,维生素 C 可能有助于降低容易出现缺铁性贫血的风险。在一项研究中,65 名轻度缺铁性贫血儿童被给予维生素 C 补充。研究人员发现,仅补充剂就有助于控制他们的贫血。

如果你体内缺铁,多吃富含维生素 C 的食物或服用维生素 C 补充剂可能有助于改善你的血液铁水平。

六、帮助白细胞增强免疫力

人们服用维生素 C 补充剂的主要原因之一是增强他们的免疫力。维生素 C 参与免疫系统的许多功能。

首先,维生素 C 有助于促进白细胞(即淋巴细胞和吞噬细胞)的产生,这有助于保护身体免受感染。

其次,维生素 C 帮助这些白细胞更有效地发挥作用,同时保护它们免受潜在有害分子(如自由基)的伤害。

第三,维生素C是皮肤防御系统的重要组成部分。它可以被很快地输送到皮肤,在那里它可以起到抗氧化作用,并帮助加强皮肤屏障。

研究还表明,服用维生素C可缩短伤口愈合时间。更重要的是,维生素C水平偏低与健康状况不佳有关。例如,患有肺炎的人的维生素C水平往往较低,而维生素C补充剂已被证明缩短肺炎的康复时间。

七、保护你的记忆能力

痴呆是一个广义的术语,用来描述思维和记忆不良的症状。它影响着全世界超过3 500万人,通常发生在老年人中。

研究表明,大脑、脊柱和神经附近的氧化应激和炎症会增加患痴呆症的风险。维生素C是一种强抗氧化剂。低水平的维生素与思维和记忆能力受损有关。

多项研究显示,痴呆症患者血液中维生素C含量可能较低。此外,从食物或补充剂中摄取大量维生素C已被证明具有保护记忆的作用。

如果你从饮食中得不到足够的维生素C,维生素C补充剂可以帮助你治疗痴呆等疾病。然而,需要更多的基于人类的研究来了解维生素C补充剂对神经系统健康的影响。

第三节　维生素C含量高的食物

维生素C是一种水溶性维生素,存在于许多食物中,尤其是水果和蔬菜中。它是众所周知的一个强大的抗氧化剂,并有积极的影响皮肤健康和免疫功能。它也是胶原蛋白合成,结缔组织形成,骨骼、牙齿和血管壁形成的重要物质。

人体无法生产或储存维生素C,因此,必须定期食用足够数量的维生素C。维生素C的每日最低需要量(DV)为90毫克。一旦缺乏会导致牙龈出血,经常瘀伤和感染,伤口愈合不良,贫血和坏血病。以下是维生素C含量较高的16种食物。

一、樱桃

只要半杯(49克)红樱桃就可以提供822毫克维生素C,相当于DV的913%。动物研究表明,樱桃提取物可能具有抗癌作用,有助于防止紫外线对皮肤损伤,甚至减少不良饮食引起的DNA损伤。

二、玫瑰果

玫瑰果里面含有丰富的维生素C。大约6个玫瑰果提供119毫克维生素C,相当于DV的132%。胶原蛋白的合成需要维生素C,随着衰老,体内胶原蛋白就会减少,皮肤就会衰老出现皱纹,从而需要更多的维生素C合成胶原蛋白。研究发现,维生素C可以减少阳光对皮肤的伤害,减少皱纹,干燥和变色,改善皮肤的整体外观。维生素C还能帮助伤口愈合和炎症性皮肤病,如皮炎。

三、辣椒

一只青椒含有109毫克维生素C,相当于DV的121%。相比之下,一只红辣椒可提供65毫克,相当于DV的72%。此外,辣椒富含辣椒素,辣椒素是辣椒辣味的来源。辣椒素还可以减轻疼痛和炎症。也有证据表明,大约一汤匙(10克)红辣椒粉可能有助于增加脂肪燃烧。

四、番石榴

这种粉红色肉质的热带水果原产于墨西哥和南美洲。一个番石榴含有126毫克维生素C,相当于DV的140%。它富含抗氧化剂番茄红素。一项为期6周的研究涉及45名健康的年轻人,发现每天吃400克去皮番石榴(约7个这种水果)可以显著降低他们的血压和总胆固醇水平。

五、甜椒

甜椒的维生素C含量随着它们的成熟而增加。仅半杯(75克)的黄色甜椒就能提供137毫克的维生素C,相当于DV的152%,是青椒中含量的2倍。

摄入足够的维生素C对你的眼睛健康是很重要的,并且可能有助于防止白内障的发展。一项针对300多名女性的研究发现,与摄入量最低的女性相比,维生素C摄入量较高的女性患白内障的风险低33%。

六、黑醋栗

半杯黑醋栗(56克)含有101毫克维生素C,相当于DV的112%。其中含有抗氧化类黄酮,即花青素,使醋栗有深色的颜色。研究表明,富含抗氧化剂的饮食如维生素C和花青素可减少与慢性疾病有关的氧化损伤,包括心脏病、癌症和神经退行性疾病。

七、百里香

1克新鲜百里香的维生素C含量是橘子的3倍,1盎司(约30克)新鲜百里香提供45毫克维生素C,相当于DV的50%。即使只是在你的饮食中洒上1～2汤匙(3～6克)新鲜百里香,也能增加3.5～7毫克维生素C,这可以增强你的免疫力,帮助你抵抗感染。

百里香是治疗咽喉疼痛和呼吸道疾病的一种常用药物,但它也富含维生素C,有助于改善免疫健康,制造抗体,消灭病毒和细菌,清除被感染的细胞。

八、欧芹

8克新鲜欧芹含有10毫克维生素C,占推荐DV的11%。与其他绿叶蔬菜一样,欧芹也是重要的植物性的非血红蛋白铁的来源。

维生素C增加非血红素铁的吸收。这有助于预防和治疗缺铁性贫血。一项为期2个月的研究给那些吃素食的人提供了500毫克的维生素C,每天2次。在研究结束时,他们的铁含量增加了17%,血红蛋白增加了8%,铁的储存形式铁蛋白增加了12%。

九、芥菜

一杯切碎的芥菜提供195毫克维生素C,相当于DV的217%。尽管烹饪过程中的热量会降低食物中的维生素C含量,但一杯煮熟的芥菜仍然提供117

毫克维生素 C,是 DV 的 130%。与许多深色的绿叶蔬菜一样,芥菜也富含维生素 A、钾、钙、锰、纤维和叶酸。

十、甘蓝

甘蓝是十字花科植物。一杯切碎的生甘蓝提供 80 毫克维生素 C,相当于 DV 的 89%。它还提供大量的维生素 K 和类胡萝卜素、叶黄素和玉米黄质。一杯煮熟的甘蓝可提供 53 毫克,或 59% 的 DV 的维生素 C。

一项研究发现,烹调这种蔬菜虽然减少了维生素 C 的含量,但煮沸、煎炸或蒸熟的绿叶蔬菜有助于释放更多的抗氧化剂,这些有效的抗氧化剂可能有助于减少慢性炎症性疾病。

十一、猕猴桃

一个猕猴桃含有 71 毫克维生素 C,占 DV 的 79%。研究表明,富含维生素 C 的猕猴桃可能有助于减少氧化应激,降低胆固醇和提高免疫力。

一项针对 30 名 20～51 岁健康人群的研究发现,连续 28 天每天吃 2～3 个猕猴桃,血小板黏度降低 18%,甘油三酯降低 15%。这可能会降低血栓和卒中的风险。

另一项对 14 名体内维生素 C 缺乏的男性的研究结果发现,连续 4 周每天吃 2 只猕猴桃能提高 20% 的白细胞活性。血维生素 C 水平在食用 1 周后逐步恢复正常,比之前上升了 304%。

十二、西兰花

西兰花是十字花科蔬菜。半杯煮熟的西兰花提供 51 毫克维生素 C,相当于 DV 的 57%。大量观察研究表明,摄入大量富含维生素 C 的十字花科蔬菜与降低氧化应激、提高免疫力以及降低患癌症和心脏病的风险之间可能存在关联。

一项随机研究给 27 名烟瘾严重的年轻人提供 250 克蒸西兰花,其中含有 146 毫克维生素 C。10 天后,炎症标志物 C 反应蛋白水平下降了 48%。

十三、柠檬

柠檬是为了防止坏血病在18世纪送给航海的水手的。一个完整的生柠檬，包括它的皮，提供83毫克维生素C，或92％的DV。柠檬汁中的维生素C也起到抗氧化剂的作用。

当水果和蔬菜被切割时，酶多酚氧化酶暴露在氧气中。这会引发氧化，使食物变成褐色。将柠檬汁涂在暴露的表面会起到抗氧化的作用，防止褐变过程。

十四、荔枝

一个荔枝提供了将近7毫克的维生素C，相当于DV的7.5％，而一杯就能提供151％。荔枝也含有ω-3和ω-6脂肪酸有益于你的大脑、心脏和血管。

没有专门针对荔枝的研究。尽管如此，这种水果提供了大量的维生素C，它可以合成胶原蛋白和促进血管健康。196 000人的一项观察研究发现，维生素C摄入量最高的人群患卒中的风险降低了42％。每天多吃一份水果或蔬菜，风险就会减少17％。

十五、草莓

一杯草莓（152克）提供89毫克维生素C，或99％的DV。草莓含有丰富的维生素C、锰、黄酮、叶酸和其他有益的抗氧化剂。研究表明，草莓具有较高的抗氧化能力，可帮助预防癌症、血管疾病、痴呆症和糖尿病。

对27名代谢综合征患者中有一项研究发现，每天吃冷冻干草莓相当于3杯新鲜的草莓可以减少心脏病的危险因素。在8周的研究结束时，他们的"坏"低密度脂蛋白胆固醇水平下降了11％，而血管炎症标志VCAM的水平下降了18％。

十六、橙子

一个中等大小的橘子提供70毫克维生素C，相当于DV的78％。其他柑橘类水果也能帮助你满足你的维生素C需求。例如，半个葡萄柚含有44毫克维生素 C 或 73% 的 DV。

第四节　抗病毒增强免疫的草药

自古以来,草药就被用来治疗各种疾病,包括病毒感染。由于它们含有有效的植物化合物,许多草药有助于对抗病毒,并受到自然医学从业者的青睐。同时,一些草药经过了科学验证,这里有 15 种具有强大抗病毒活性的草药。

一、牛至

牛至是薄荷家族中一种受欢迎的草本植物,以其令人印象深刻的药效而闻名。它的植物化合物——香芹醇,具有抗病毒的作用。在一项试管研究中,从牛至油中分离的香芹醇在 15 分钟内降低了小鼠诺如病毒(Mnv)的活性。

Mnv 具有高度传染性,也是人类病毒感染性腹泻的主要原因,它与人类诺如病毒非常相似,因为众所周知,人类诺如病毒很难在实验室环境中生长。牛至油对单纯疱疹病毒 1 型(HSV‐1)、轮状病毒(引起婴幼儿腹泻的常见原因)、呼吸道合胞病毒(RSV)均有抗病毒活性。

二、鼠尾草

作为薄荷家族的一员,鼠尾草是一种芳香的草本植物,在传统医学中一直用于治疗病毒感染。鼠尾草抗病毒特性的主要由化合物 safficinolide 和 sageone 引起,这些化合物存在于植物的叶和茎中。

研究表明,这种草药可以对抗人类免疫缺陷病毒 1 型(HIV‐1),在一项研究中,鼠尾草提取物通过阻止病毒进入靶细胞。鼠尾草也被证明可以对抗 HSV‐1 和印地安纳囊状病毒,这种病毒会感染像马、牛和猪这样的农场动物。

三、罗勒

罗勒,可以对抗某些病毒感染。例如,一项研究发现,甜罗勒提取物,包括芹菜素和熊果酸,对疱疹病毒、乙型肝炎和肠病毒。圣罗勒也被称为 *tulsi*,已经被证明可以提高免疫力,这可能有助于对抗病毒感染。

在一项为期 4 周的研究中,24 名健康成年人补充 300 毫克圣罗勒提取物,显著提高辅助 T 细胞和自然杀伤细胞的水平,这两种细胞都是免疫细胞,有助于保护你的身体免受病毒感染。

四、茴香

茴香是一种能抵抗某些病毒的甘草味植物。一项研究表明,茴香提取物对引起牛呼吸道感染的疱疹病毒和副流感 3 型(PI - 3)有很强的抗病毒作用。

此外,茴香精油的主要成分反式茴香醇对疱疹病毒有很强的抗病毒作用。根据动物研究,茴香也能增强你的免疫系统,这也可能有助于对抗病毒感染。

五、大蒜

大蒜是一种流行的自然疗法,治疗范围广泛,包括病毒感染。在一项由人类乳头状瘤病毒(HPV)引起的 23 例成人疣的研究中,每天 2 次在疣区应用大蒜提取物,1~2 周后全部消除疣。

此外,较早的研究发现大蒜可能对甲型和乙型流感、艾滋病病毒、HSV - 1、病毒性肺炎和鼻病毒具有抗病毒活性,这些病毒可导致普通感冒。动物研究表明,大蒜通过刺激保护性免疫细胞来增强免疫系统的反应,这种免疫细胞可以防止病毒感染。

六、柠檬香油

柠檬香油是一种柠檬植物提取物,通常用于茶还有调味品。它还以其药用价值而闻名。柠檬香油提取物是具有抗病毒活性的有效精油和植物化合物。

试管研究表明,它具有抗禽流感、疱疹病毒、HIV - 1 和肠病毒 71 的抗病毒作用,这些病毒可引起婴儿和儿童的严重感染。

七、薄荷

薄荷已知具有强大的抗病毒能力,用于天然治疗病毒感染。它的叶子和精油含有有效成分,包括薄荷脑和迷迭香酸,它们具有抗病毒和抗炎作用。在研究中,薄荷叶提取物对呼吸道合胞病毒(RSV)有很强的抗病毒活性,能显著降低炎症物质。

八、迷迭香

迷迭香常用于烹饪,其含有多种植物化合物,包括齐墩果酸。在动物研究中齐墩果酸对疱疹病毒、流感病毒、艾滋病病毒有抗病毒活性。另外,迷迭香提取物已经显示出抗疱疹病毒和甲型肝炎的抗病毒作用。

九、紫锥菊

紫锥菊因其令人印象深刻的促进健康的特性而成为中草药中常用的成分之一。植物的许多部分,包括花、叶和根,都被用于天然的健康措施。事实上,紫锥菊,被美洲原住民用来治疗各种各样的疾病,包括病毒感染。

有几项研究表明某些品种紫锥菊,包括[医]帕利达、长春花 E,在抗疱疹和流感等病毒感染方面尤其有效。值得注意的是,紫癜也被认为具有增强免疫的作用,这使得它在治疗病毒感染方面特别有用。

十、接骨木

接骨木是一种植物,用于天然治疗病毒感染,如流感和普通感冒。一项在小鼠体内进行的研究表明,浓缩的接骨木可以抑制流感病毒的复制并刺激免疫系统的应答。更重要的是,在对 180 人进行的 4 项研究中,发现接骨木补充剂能显著减少由病毒感染引起的上呼吸道症状。

十一、甘草

甘草在传统中药和其他自然做法中已经被使用了几个世纪。甘草酸、甘草糖苷配基和光毛素只是其中的一些活性物质。甘草具有强大的抗病毒能力。研究表明甘草提取物对 HIV、RSV、疱疹病毒和引起严重肺炎的严重急性呼吸综合征相关冠状病毒(sars - cov)有效。

十二、黄芪

黄芪（*Astragalus*）是一种在中药中很受欢迎的草本植物。黄芪多糖（APS）具有显著的免疫增强和抗病毒作用。动物研究表明，黄芪可以对抗疱疹病毒、丙型肝炎及禽流感 H9 病毒。此外，体外研究表明黄芪可以保护人星形胶质细胞（中枢神经系统中最丰富的细胞）免受疱疹的感染。

十三、生姜

生姜是很受欢迎的天然药物。姜由于其高浓度的有效植物化合物，已被证明具有令人印象深刻的抗病毒活性。体外研究表明，生姜提取物对禽流感、呼吸道合胞病毒（RSV）和猫杯状病毒（FCV）有抗病毒作用。此外，还发现姜中的特定化合物，如姜酚，可以抑制病毒复制，防止病毒进入宿主细胞。

十四、人参

人参长期用于中药，已被证明是特别有效的抗病毒。在动物和研究中，韩国红参提取物对 RSV、疱疹病毒和甲型肝炎。另外，人参中名为人参皂苷的化合物对乙型肝炎病毒、诺如病毒和柯萨奇病毒有抗病毒作用，这些病毒与几种严重疾病有关。

十五、蒲公英

蒲公英有多种药用性质，具有抗病毒作用。体外研究表明蒲公英可以对抗乙型肝炎、艾滋病和流感。此外，一项体外研究指出，蒲公英提取物可以抑制登革热病毒的复制。这种可能致命的疾病会引起高热、呕吐和肌肉疼痛等症状。

草药自古以来就被用作天然药物。普通厨房草药如罗勒、鼠尾草、牛至，以及鲜为人知的草药，如黄芪和接骨木，对许多导致人类感染的病毒具有强大的抗病毒作用。通过在你最喜欢的食谱中使用这些药草或者把它们做成茶，来预防病毒。如果决定使用这些草药的补充剂提取物，咨询医生，以确保安全使用。

第五节 增强免疫系统的食物

一、免疫力提升需要营养

强大的免疫系统有助于保持一个人的健康。特定的食物能增强免疫系统吗？免疫系统由器官、细胞、组织和蛋白质组成，它们一起协同作用，对抗病原体，这些病原体是病毒、细菌和引起感染或疾病的异物。

当免疫系统与病原体接触时，它会引发免疫反应。免疫系统释放抗体，这些抗体附着在病原体上的抗原上并杀死它们。在饮食中加入特定的食物可以增强一个人的免疫反应，下列食物可能有助于增强免疫系统。

（一）蓝莓

蓝莓具有抗氧化作用，可以增强免疫系统。蓝莓含有一种叫做花青素的类黄酮，它有抗氧剂可以帮助增强一个人的免疫系统的属性。一个 2016 年研究注意到类黄酮在呼吸道免疫防御系统中起着至关重要的作用。研究人员发现，吃富含类黄酮的食物的人患上呼吸道感染或普通感冒的可能性比不吃的人小。

（二）姜黄

姜黄是许多人在烹饪时使用的黄色香料。它也存在于一些营养补充剂中。食用姜黄可以改善一个人的免疫反应。姜黄素是姜黄中的一种化合物，根据 2017 年的一个研究结果，证明姜黄素具有抗氧化和抗炎作用。

（三）深海鱼类

鲑鱼、金枪鱼、沙丁鱼和其他深海鱼含有丰富的 $\omega-3$ 脂肪酸。根据 2014 年的一个报告，长期摄入 $\omega-3$ 脂肪酸可以改善类风湿关节炎（Ra）。RA 是一种慢性自身免疫病，当免疫系统错误地攻击身体的健康部分时就会发生。

（四）西兰花

西兰花是另一种维生素 C 来源。它还含有强大的抗氧化剂，如硫黄素。因此，经常吃蔬菜来支持免疫系统的健康是一个很好的选择。

（五）菠菜

菠菜能增强免疫系统，因为它含有许多必需的营养物质和抗氧化剂，包括：黄酮类、类胡萝卜素、维生素 C、维生素 E，维生素 C 和维生素 E 可以帮助支持免疫系统。研究还发现黄酮类化合物可能有助于预防正常人的普通感冒。

（六）生姜

人们使用姜在各种各样的菜肴和甜点中，以及在茶中。根据一项综述，生姜具有抗炎和抗氧化作用，并且有可能对健康有好处。然而，需要更多的研究来证实它是否能有效地预防疾病。

（七）大蒜

大蒜可能有助于预防感冒。大蒜是预防感冒和其他疾病的常见家庭用药。有研究观察服用含有大蒜素的大蒜补充剂能降低患感冒的风险，发现服用安慰剂的受试者的感冒次数是服用大蒜补充剂的人的两倍多。大蒜的免疫增强特性似乎来自高浓度的含硫化合物，如大蒜素。然而，研究人员得出结论认为，有必要进行更多的研究，以确定大蒜是否有助于预防感冒。

（八）绿茶

绿茶和红茶都富含类黄酮，一种抗氧化剂表没食子儿茶素没食子酸酯（EGCG）。EGCG 已被证明能增强免疫功能。红茶经过的发酵过程破坏了许多 EGCG。另一方面，绿茶是蒸的而不是发酵的，所以 EGCG 得以保存。绿茶也是氨基酸的良好来源1-茶氨酸。茶氨酸可能有助于在你的 T 细胞中产生抗菌化合物。

（九）葵花籽

葵花籽富含营养，包括磷、镁和维生素 B_6。它们还富含维生素 E，这是一种强有力的抗氧化剂。维生素 E 在调节和维持免疫系统功能方面很重要。其他富含维生素 E 的食物包括鳄梨和深色绿叶蔬菜。

（十）杏仁

说到预防和战胜感冒，维生素 E 往往会排在维生素 C 之后。然而，维生素 E 是健康免疫系统的关键。这是一个脂溶性维生素这意味着它需要脂肪的存在才能被正确吸收。杏仁等坚果富含维生素 E，也含有健康脂肪。半杯约 46 克整粒带壳杏仁，提供了几乎 100% 的推荐每日维生素 E 量。

（十一）橙子或猕猴桃（kiwis）

橙子和猕猴桃是维生素 C 的极好来源，维生素 C 是许多人在感冒时使用的维生素。维生素 C 可以改善人体免疫系统的功能，因此可能减少感冒持续时间，并减轻感冒症状。

（十二）红椒

对于试图避免水果中的糖的人来说，红椒是维生素 C 的一种很好的替代来源。红甜椒的维生素 C 含量是柑橘的两倍。它们也是 β 胡萝卜素的丰富来源。除了增强你的免疫系统，维生素 C 还有助于保持健康的皮肤。β 胡萝卜素有助于保持眼睛和皮肤健康。

二、大蒜如何对抗感冒和流感

大蒜几个世纪以来，它既是一种食品原料，也是一种药物。事实上，吃大蒜可以提供广泛的健康益处。这包括降低心脏病风险、改善心理健康和增强免疫功能。这篇文章解释了大蒜如何对普通感冒和流感，有什么特别的保护作用。

（一）大蒜能促进免疫功能

大蒜含有帮助免疫系统对抗细菌的化合物。整个大蒜含有一种叫做大蒜素的化合物。当大蒜被碾碎或咀嚼时，这种化合物就会变成大蒜素，这是大蒜中的主要活性成分。大蒜素含有硫，使大蒜具有独特的气味和味道。

然而，大蒜素是不稳定的，它迅速转化为其他含硫化合物。这些化合物已被证明能促进身体中某些类型的白细胞在遇到病毒时的抗病能力，例如对抗引起普通感冒或流感的病毒。

（二）大蒜能预防感冒和流感

大蒜已成为预防感冒和流感的良药。研究表明，大蒜可以降低患病的风险，也减少了你生病的时间，它还可以减轻症状的严重性。

一项研究给 146 名健康志愿者服用大蒜补充剂或安慰剂，为期 3 个月。大蒜组患感冒的风险降低了 63%，感冒时间也缩短了 70%。另一项研究发现，与安慰剂组相比，每天吃 2.56 克大蒜提取物的受试者感冒时间平均缩短了 61%。他们的感冒也不那么严重。如果你经常患感冒或流感，吃大蒜可以帮助减轻症状或完全预防疾病。

（三）怎样最大化的发挥大蒜的作用？

大蒜的加工或制备方式确实会改变它的健康益处。将大蒜中的蒜氨酸转化为大蒜素的酶只能在一定条件下起作用，如果加热这个酶就会失活。

一项研究发现，微波或者在烤箱里 45 分钟可以使蒜氨酸酶失活，另一项研究也发现了类似的结果。然而，有人指出，将大蒜切碎，让它在烹饪前，暴露在空气中 10 分钟，有助于防止大蒜失去药用价值。研究人员还指出，烹饪造成的健康损失可以通过增加大蒜使用量来弥补。以下是几种最大限度地利用大蒜有益健康的方法。

（1）在你吃大蒜之前，先把它碾碎或切成薄片。这增加了大蒜素的含量。

（2）在你加热大蒜之前，切碎它暴露在空气中 10 分钟。

（3）多吃大蒜，如果可以的话，每餐多吃一个蒜瓣。

（四）大蒜补充剂

增加大蒜摄入量的另一个简单方法是服用补充剂。但是，要小心，因为大蒜补充剂没有规范的标准。这意味着大蒜素的含量和质量会有所不同，健康的好处也会有所不同。

1. 蒜粉

大蒜粉是用新鲜大蒜切成的。大蒜粉在低温下加工，然后放入胶囊中以防止胃酸。这有助于酶蒜氨酸酶在恶劣的胃环境中生存，从而将蒜氨酸转化为有益的大蒜素。但是目前还不清楚大蒜粉补充剂能产生多少大蒜素。这在很大程度上取决于品牌和工艺。

2. 陈年大蒜提取物

将生大蒜切成片，用 15%～20% 的乙醇保存超过 1.5 年，就会变成陈年的大蒜提取物。这种补充剂不含大蒜素，但它确实保留了大蒜的医疗特性。许多研究显示使用陈年大蒜提取物可以抗感冒和流感。

3. 大蒜油

大蒜油也是一种有效的补充剂，它是通过将生大蒜制作成油状。可以直接把它添加到膳食中，也可以把它放入胶囊中。然而，值得注意的是，动物研究表明，大蒜油在较高剂量和一定条件下对大鼠具有毒性。自制的大蒜油也与几种肉毒杆菌感染有关，所以如果要自制大蒜油，一定要使用适当的保存方法。

（五）每天需要多少大蒜

生蒜的最低有效剂量是每天2~3个蒜瓣，可以分2~3次吃。你也可以服用陈年大蒜补充剂。在这种情况下，正常剂量为每天600~1 200毫克。高摄入量的大蒜补充剂可能是有不良反应的，所以不要超过剂量的建议。

第六节　齿漏：口腔健康是慢性病的原因

牙龈疾病是常见且令人不快的，但根据越来越多的证据，它也可能在一系列看似无关的其他健康问题中发挥作用。

牙菌斑——一种含有细菌的黏性物质，会在牙齿上堆积。如果不刷掉，细菌会刺激牙龈。然后牙龈可能会肿胀、疼痛或感染；这被称为牙龈炎。

一般来说，可以通过保持良好的口腔健康制度来治疗或预防牙龈疾病。但是，如果任其发展，则会导致牙周炎，从而削弱牙齿的支撑结构。

牙龈疾病，也称为牙周病，很普遍。牙周病背后的机制相对较好理解，较新的研究表明，这种健康问题可能在许多其他疾病的发展中发挥作用，包括阿尔茨海默病、癌症和呼吸系统疾病。

一、牙龈和大脑

尽管在空间上牙龈靠近大脑，但人们通常不会将牙齿不适与神经系统疾病联系起来。然而，一些研究发现牙周病与牙齿脱落和认知功能之间存在联系。研究人员对597名男性的认知表现进行了长达32年的研究，得出结论："随着更多牙齿脱落，老年男性认知能力下降的风险也会增加。牙周病和龋齿是牙齿脱落的主要原因，也与认知能力下降有关。"

牙周炎病例中常见的一种细菌——牙龈卟啉单胞菌，可以在阿尔茨海默病患者的大脑中找到。牙龈卟啉单胞菌感染会促进大脑中β-淀粉样蛋白的产生，这种变化是阿尔茨海默病的主要病理变化。

二、癌症风险增加

牙龈疾病和癌症从表面上看似乎没有太多共同之处。2008 年一项研究调查了 48 375 名男性的牙齿脱落和癌症。得出结论,确实存在牙龈疾病和癌症之间的联系;牙周病与整体癌症风险的小幅但显著增加有关。

涉及 68 000 多名成年人的研究发现,牙龈疾病与总体癌症风险之间存在密切关联;牙龈疾病和胰腺癌之间的联系也很重要。

为什么会这样? 发表在《自然》杂志上的文章在某种程度上做出了解释。研究人员发现,一种通常与牙龈疾病相关的细菌——齿状密螺旋体,产生的酶通常出现在胃肠系统的某些肿瘤中。这种被称为 T. denticola 糜蛋白酶有助于细菌入侵牙龈疾病中的组织。研究人员发现,它还激活了其他促进癌细胞进入健康组织的酶。

三、勃起功能障碍

40 岁以上的 50％男性会出现勃起功能障碍。这是一种复杂的疾病,可能由心理和生理因素造成。

一些众所周知的风险因素包括吸烟、饮酒和高血压。根据一些科学家的说法,牙周病也可能会增加勃起功能障碍的风险。

例如,2016 年发表的一篇文献综述的作者确定了勃起功能障碍与慢性牙周炎之间的关联。由于勃起功能障碍和牙龈疾病具有共同的危险因素,包括吸烟和糖尿病,因此很难确定牙龈疾病是不是勃起功能障碍的独立危险因素。

炎症可能是罪魁祸首。身体某一部位的炎症,在这种情况下是口腔,可以通过血液中的化学信使传播并影响其他部位。

勃起功能障碍通常是由于血管出现故障,特别是血管壁上的平滑肌失去了放松的能力。这被称为内皮功能障碍可信来源,它可以防止阴茎血管舒张,从而防止勃起。所谓的促炎状态可能会促进内皮功能障碍,因此会增加勃起功能障碍的风险。

四、牙龈和肺

口腔中的细菌也可能被吸入肺部。一旦进入肺部，细菌就会引发直接导致炎症的感染。牙龈疾病可能增加肺癌风险的一些潜在方式。例如，从口腔吸入细菌，如牙龈卟啉单胞菌，可能会导致感染。

同样，牙龈疾病过程中产生的酶可能会进入肺部。一旦到达那里，它们就可以帮助病原体扎根并在肺组织中定植。这些变化会引发炎症；从长远来看，炎症会导致细胞发生变化提高的肺部癌症发展。

五、糖尿病

糖尿病会影响身体处理糖分的能力。它可以通过控制饮食和药物治疗来控制。然而，如果不及时治疗，它会导致许多问题，包括眼睛、肾脏、神经和血管过早退化，以及口腔中的一些问题。

（1）唾液减少，这会使口腔感觉非常干燥。

（2）由于缺乏唾液，更多的蛀牙。需要唾液来保护牙齿免受蛀牙。

（3）由于血管变厚，牙龈发炎和流血，从而削弱了牙龈组织对感染的抵抗力。

（4）由于糖尿病，唇疱疹或口腔伤口可能需要更长时间才能愈合。

（5）口腔更容易感染，因为高血糖水平可能有助于细菌生长并为感染奠定基础。

问问自己哪个先出现？如果口腔健康状况不佳，则更有可能患上糖尿病。牙龈疾病是一种感染，感染会导致血糖升高。如果患有牙龈疾病并且不进行治疗，血糖可能会升高并增加患糖尿病的风险。

六、心血管问题

口腔中含有数百种不同的细菌。如果口腔健康，它就有能力抵抗导致疾病的有害细菌。但是，当患有牙龈疾病、感染或口腔中的其他问题时，就失去了抵抗这些细菌的能力。

许多研究表明牙龈疾病（牙周病）和心血管疾病之间存在关联。口腔中的细菌会引起与心脏病、动脉阻塞甚至卒中有关的感染和炎症。

七、骨质疏松症

骨质疏松症会导致骨骼变得更脆弱和更脆弱，这也可能导致牙齿中的骨质流失。最终可能会失去牙齿，因为当它们变弱时就会折断。此外，一些治疗骨质疏松症的药物会导致颌骨出现问题。

八、自身免疫病

口腔是细菌活动的温床，其中许多细菌会影响您的整体健康。我们的口腔中有 500 种不同类型的细菌，其中一些会导致牙周病。红斑狼疮等自身免疫病与多种口腔健康问题有关。红斑狼疮只是个开始；由于口腔卫生不良，这种疾病可能会升高。与值得信赖的牙医进行良好的定期牙科护理可以帮助发现和缓解狼疮等慢性疾病可能出现的任何问题。慢性疾病和口腔健康有共同的风险因素，一般健康问题可能会导致或恶化口腔健康状况。

第七节　使肺脏健康的食物

保持肺部健康对于最佳健康状态至关重要。然而，常见的因素，包括接触香烟烟雾和环境毒素，以及吃炎症性饮食，都会对这对重要器官造成损害。此外，哮喘、慢性阻塞性肺病（COPD）和肺纤维化等常见疾病会显著影响生活质量。

然而，研究表明，生活方式的改变，包括遵循营养丰富的饮食，可以帮助保护你的肺部，甚至减少肺部损伤和疾病症状。此外，已确定特定营养素和食物对肺功能特别有益。

一、甜菜根

甜菜根植物鲜艳的根和绿色含有优化肺功能的化合物。甜菜根绿富含硝酸盐，已被证明有益于肺功能。硝酸盐有助于放松血管、降低血压和优化氧气摄取。

甜菜根补充剂已被证明可以改善肺部疾病患者的身体机能和肺功能,包括 COPD 和肺动脉高压,这是一种导致肺部高血压的疾病。

此外,甜菜叶富含镁、钾、维生素 C 和类胡萝卜素抗氧化剂,所有这些都对肺部健康至关重要。

二、辣椒

辣椒是维生素 C 丰富的来源之一,维生素 C 是一种水溶性营养素,可在您的身体中充当强大的抗氧化剂。摄取足够的维生素 C 对吸烟者尤其重要。

事实上,由于香烟烟雾对您身体的抗氧化剂储备有破坏性影响,因此建议吸烟者每天额外摄入 35 毫克维生素 C。

然而,许多研究表明,吸烟者可能会从更高剂量的维生素 C 中受益,并且维生素 C 摄入量高的吸烟者比维生素 C 摄入量低的吸烟者具有更好的肺功能。仅食用一个中等大小(119 克)的甜红辣椒即可提供 169% 的维生素 C 推荐摄入量。

三、苹果

研究表明,经常吃苹果可能有助于促进肺功能。苹果摄入量与戒烟者肺功能下降较慢有关。此外,每周食用 5 个或更多苹果与增强肺功能和降低患 COPD 的风险有关。

苹果的摄入量也与哮喘和肺癌的风险降低有关。这可能是由于苹果中含有高浓度的抗氧化剂,包括类黄酮和维生素 C。

四、南瓜

南瓜颜色鲜艳的果肉含有多种促进肺部健康的植物化合物。它们尤其富含类胡萝卜素,包括 β 胡萝卜素、叶黄素和玉米黄质,所有这些都具有强大的抗氧化和抗炎特性。

研究表明,老年人和年轻人的血液中类胡萝卜素水平越高,肺功能越好。吸烟的人可能会从食用更多富含类胡萝卜素的食物(如南瓜)中获益。有证据表明,吸烟者的类胡萝卜素抗氧化剂浓度可能比不吸烟者低 25％,这会损害肺部健康。

五、姜黄

由于其强大的抗氧化和抗炎作用,姜黄经常被用来促进整体健康。姜黄素是姜黄中的主要活性成分,可能对支持肺功能特别有益。

一项针对 2 478 人的研究发现,姜黄素的摄入与肺功能的改善有关。此外,姜黄素摄入量最高的吸烟者的肺功能显著高于姜黄素摄入量低的吸烟者。事实上,与不摄入姜黄素的吸烟者相比,吸烟者摄入大量姜黄素与肺功能增加 9.2％相关。

六、番茄及番茄制品

番茄和番茄制品是番茄红素丰富的膳食来源之一,番茄红素是一种与改善肺部健康有关的类胡萝卜素抗氧化剂。食用番茄制品已被证明可以减少哮喘患者的气道炎症并改善 COPD 患者的肺功能。

2019 年对 105 名哮喘患者进行的一项研究表明,富含番茄的饮食与哮喘控制不佳的患病率较低有关。此外,番茄摄入量还与戒烟者肺功能下降速度较慢有关。

七、蓝莓

蓝莓富含营养,食用它们与许多健康益处有关,包括保护和保持肺功能。蓝莓富含花青素,包括锦葵素、花青素、芍药苷、飞燕草素和矮牵牛素。

花青素是一种强大的色素,已被证明可以保护肺组织免受氧化损伤。一项针对 839 名退伍军人的研究发现,蓝莓摄入量与肺功能下降速度快慢有关,与低摄入或不摄入蓝莓相比,每周食用 2 份或更多蓝莓可使肺功能下降速度降低多达 38％。

八、绿茶

绿茶是一种对健康有显著影响的饮料。表没食子儿茶素没食子酸酯

(EGCG)是一种浓缩在绿茶中的儿茶素。它具有抗氧化和抗炎特性,并已被证明可以抑制组织的纤维化或疤痕形成。

肺纤维化是一种疾病,其特征在于肺组织的进行性、损害肺功能的瘢痕形成。一些研究表明,EGCG 可能有助于治疗这种疾病。2020 年一项针对 2 名肺纤维化患者的小型研究发现,与对照组相比,EGCG 提取物治疗 2 周可减少纤维化标志物。

九、毛豆

毛豆含有称为异黄酮的化合物。富含异黄酮的饮食与降低多种疾病的风险有关,包括慢性阻塞性肺疾病(COPD)。

一项针对 618 名日本成年人的研究发现,与健康对照组相比,COPD 患者膳食异黄酮的摄入量要低得多。更重要的是,异黄酮的摄入量与更好的肺功能和减少呼吸急促有显著相关性。

十、橄榄油

食用橄榄油可能有助于预防哮喘等呼吸道疾病。橄榄油是抗炎抗氧化剂的浓缩来源,包括多酚和维生素 E,这是其强大的健康益处的原因。

例如,一项纳入 871 人的研究发现,橄榄油摄入量高的人患哮喘的风险较低。此外,富含橄榄油的地中海饮食已被证明有益于吸烟者以及 COPD 和哮喘患者的肺功能。

十一、牡蛎

牡蛎富含对肺部健康至关重要的营养素,包括锌、硒、维生素 B 和铜。研究表明,血液中硒和铜含量较高的人与这些营养素含量较低的人相比,肺功能更强。此外,牡蛎是维生素 B 和锌的极好来源,这些营养素对吸烟者尤其重要。

吸烟会消耗某些维生素 B,包括集中在牡蛎中的维生素 B_{12}。更重要的是,研究表明,较高的锌摄入量可能有助于保护吸烟者免于发展为 COPD。

十二、酸奶

酸奶富含钙、钾、磷和硒。根据研究,这些营养素可能有助于增强肺功能并预防 COPD 风险。

一项针对日本成年人的研究发现,钙、磷、钾和硒摄入量较高与肺功能指标增加有关,钙摄入量高的人患 COPD 的风险降低了 35%。

十三、巴西坚果

巴西坚果是可以食用的丰富的硒来源之一。一颗巴西坚果可能含有超过 150% 的这种重要营养素的推荐摄入量,但含量因生长条件而异。

研究表明,高硒摄入量可能有助于预防肺癌,改善哮喘患者的呼吸功能,并增强抗氧化防御和免疫功能,这可能有助于改善肺部健康。由于巴西坚果富含硒,因此建议每天摄入一到两颗坚果。

十四、大麦

大麦是一种营养丰富的全谷物,纤维含量高。富含全谷物的高纤维饮食已被证明对肺功能有保护作用,并可能降低肺部相关疾病的死亡风险。在全谷物中发现的抗氧化剂,如类黄酮和维生素 E,也能促进肺部健康并防止细胞损伤。

十五、凤尾鱼

凤尾鱼是一种小鱼,富含抗炎的 ω-3 脂肪,以及其他促进肺部健康的营养素,如硒、钙和铁。吃富含 ω-3 的鱼(如凤尾鱼)可能对患有慢性阻塞性肺病等炎症性肺病的人特别有益。2020 年的一项研究发现,摄入更多 ω-3 脂肪与减少 COPD 症状和改善肺功能有关。更重要的是,食用富含 ω-3 的饮食可能有助于减轻哮喘患者的症状。

十六、扁豆

扁豆富含多种有助于支持肺功能的营养素,包括镁、铁、铜和钾。地中海饮食与促进肺部健康有关,含有丰富的扁豆等豆类。

　　研究表明,遵循地中海饮食模式可以保护吸烟者的肺功能。此外,吃富含纤维的扁豆可能有助于预防肺癌和COPD。

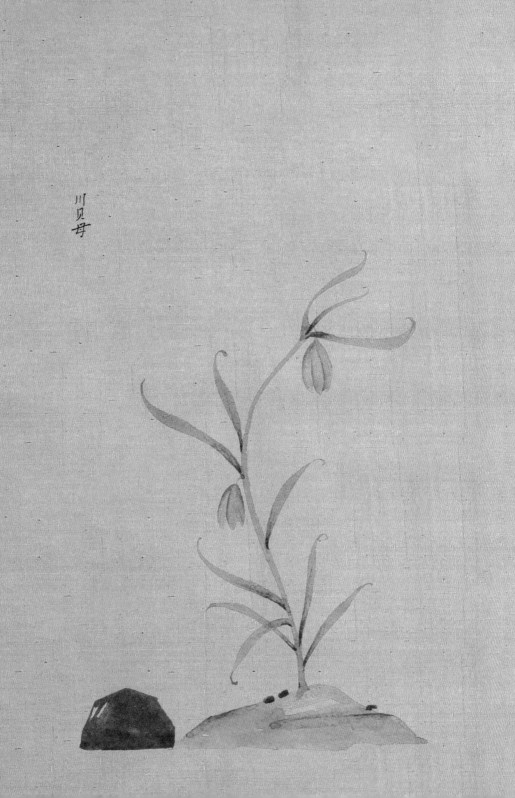

川貝母

第十章

骨骼关节衰老

第一节　骨质疏松如何预防

一、骨质疏松症概述

据统计,50 岁以上的女性中,每 2 人中就有 1 人,男性中每 4 人中就有 1 人会在一生中发生与骨质疏松症相关的骨折。

骨骼强度和密度取决于骨骼中保持的钙和其他支持矿物质的含量。影响维持骨矿化能力的因素有很多。身体不断分解并重建骨骼。在 30 岁之前,制造的骨骼比分解的要多,因此骨密度通常会增加。在 30 多岁之后,身体会继续制造新骨骼,但速度会变慢,因此丢失的骨骼可能会超过制造的骨骼。如果将许多生活方式和预先确定的风险因素添加到这个等式中,可能会在任何年龄进入骨骼衰弱状态。那么,发生骨质疏松症的主要危险因素是什么?

（一）不受控制的骨质疏松症风险因素

（1）性别。女性患骨质疏松症的可能性是男性的 4 倍。

（2）年龄。出于多种原因,女性患骨质疏松症的可能性是男性的 4 倍。一个经常被忽视的统计事实是年龄。因为女性的寿命通常比男性长,所以年龄越大,骨质流失越严重。

（3）更年期。雌激素和降钙素之间存在非常强大的激素关系,降钙素是负责调节血钙水平的激素。这是与女性更年期骨质流失最直接的关系。绝经前雌激素,特别是雌二醇或 E_2,可以刺激降钙素水平,从而平衡血钙水平。女性月经周期停止后,体内主要循环的雌激素变成雌酮 E_1,比雌二醇弱 10 倍。因此,女性的雌激素水平不仅会随着更年期而下降,而且还会变成较弱的雌激素。这些因素的组合会降低降钙素的水平,并实际上降低骨矿化和密度。值得注意的是,已明确证明孕酮激素也能刺激降钙素。

（4）家族史和遗传学。有些人在遗传上更有可能具有较低水平的循环雌激素。

（二）可以控制的关键骨骼健康因素

（1）负重练习。

（2）饮食。

（3）咖啡因和苏打水的消耗量。

（4）维生素疗法。

（5）个人激素注意事项。

（6）使用导致骨质流失的药物的天然替代品。

（7）压力荷尔蒙的慢性升高。

（三）钙的食物来源

钙的重要非乳制品来源包括：

（1）植物种子；

（2）杏仁；

（3）鲑鱼；

（4）无花果干；

（5）豆腐；

（6）白豆；

（7）葵花籽；

（8）西兰花；

（9）芝麻籽；

（10）红薯；

（11）橙子；

（12）南瓜；

（13）麦片；

（14）大豆；

（15）萝卜。

与肠道炎症相关的疾病，如克罗恩病，已被证明会损害钙的吸收。类风湿性关节炎（RA）的核心炎症本身就是骨质疏松症的危险因素。数据显示，骨骼中的活动性炎症和全身炎症都会导致骨质疏松症和骨质疏松性骨折的风险增加。

食用高炎症饮食会导致钙吸收不良。

二、骨质疏松的维生素疗法

（一）钙

骨骼由无机和有机基质组成。无机基质约占骨骼干重的 75%，主要是钙羟基磷灰石晶体。微晶羟基磷灰石（MCHC），是一种全骨营养，可提供高吸收性和优质的钙源。这种钙源还提供其他必需矿物质，如镁、钾、锌、铜、锰、硅和铁，以支持骨骼健康和强度。钙在酸性环境中更容易被吸收。某些形式的钙，如碳酸钙（TUMS），对骨骼健康不太有益。

（二）镁

镁与钙合作，通过增加骨密度和防止骨质流失来实现最佳骨骼健康。镁存在于许多膳食来源中，如蔬菜、坚果、种子、干豆和全谷物。富含精制碳水化合物、白面包和糖的饮食通常会导致镁缺乏症，因此需要增加镁的摄入量来优化垃圾食品食用者。

（三）维生素 K

其对维持骨骼健康很重要。维生素 K 存在于绿叶蔬菜中，如西兰花、抱子甘蓝、羽衣甘蓝、生菜和菠菜。维生素 K 可以稀释血液，除非在医生的监督下，否则患者应避免服用血液稀释药物。

（四）ω-3 脂肪酸

必需脂肪酸似乎可以增加身体吸收的钙量，减少尿液中钙的流失量，提高骨骼强度，并促进骨骼生长。富含必需脂肪酸的食物，可以帮助增加饮食中必需脂肪酸的含量并降低炎症。鱼油也是一种血液稀释剂，因此如果正在服用稀释血液的药物，应谨慎使用。

（五）维生素 D

观察维生素 D 的血液水平是支持骨骼健康非常有价值的工具。血液中 25 羟基维生素 D_3 水平低于 10 ng/mL 被认为是严重缺乏症。低于 30 ng/mL 为临床缺陷。30～60 ng/mL 之间被认为是次优的。60～80 ng/mL 之间被认为是骨密度的最佳值。维生素 D_3 补充剂可用于优化水平。可以使皮肤变粉红色的阳光照射会在您的真皮中释放约 10 000 IU 的维生素 D_3。SPF 高于 15 的防晒霜将阻止 100% 的维生素 D 吸收。

（六）柠檬酸锶

作为一种碱土金属元素，锶在肠道中的吸收、在骨骼中的吸收以及通过肾脏从体内排出方面与钙相似。锶治疗用于为身体提供更多的锶，并且由于其与钙的分子相似性，增加了骨骼稳定性的好处。对用锶处理的骨骼进行了 3 年的研究，发现 10 年后该元素仍然存在于骨骼中。

第二节　关节炎的功能医学方法

一、关节的结构

健康的关节旨在提供具有稳定性和灵活性的无痛运动。有几个重要的关节结构。

（1）滑膜是围绕关节的膜。它分泌一种称为滑液的液体，可以润滑关节并为软骨提供营养支持。

（2）软骨是一种覆盖骨骼末端的特殊组织。它含有高比例的水（85%），因此最大限度地减少了骨骼在骨骼上移动时发生的摩擦。高含水量是通过称为蛋白聚糖的特殊蛋白质分子实现的。蛋白聚糖具有结合水的特殊能力，是软骨的主要组成部分之一。随着年龄的增长，我们的软骨失去了结合水的能力。它变得不那么滑、更硬、更脆。

（3）胶原蛋白是全身结缔组织的主要蛋白质。它是肌肉、韧带和肌腱以及软骨的重要结构成分。胶原网的组合形成了一个抗压的光滑软骨垫。

二、功能医学如何看待关节炎?

功能医学的策略总是以整体和系统的方法找到疾病的根本原因。通过将身体系统作为一个整体来观察,我们可以在您的血液水平严重失衡之前发现存在疾病的迹象。这种治疗疾病的方法对于关节炎等慢性疾病非常有用,因为早期发现对于康复和预防至关重要。

功能医学结合了胃肠道、肌肉骨骼、内分泌、神经和心理疗法,以支持全身的愈合能力。关节炎的功能医学方法是基于这样一种理念,即我们的肠道占我们免疫系统的 70%～80%。纠正漏肠和改善消化是治疗骨关节炎和类风湿关节炎的功能医学方法的重中之重。这是因为大多数关节炎是由全身慢性炎症引起的。虽然每个类别都有点不同,但它们都有完全相同的功能药物治疗,专注于肠道和饮食。增加抗氧化剂、肠道恢复和抗炎食物是抵御这种炎症和平衡免疫系统的方法。

类风湿关节炎(RA)影响着世界上超过 1.5% 的居民。遗传和环境因素在这种疾病的开始和发展中起作用。在疾病出现之前,患者会进入精神病状态。哪些因素会导致 RA? 遗传学在 RA 的发展中起着重要作用。RA 的遗传力估计范围为 53%～65%。有接近 60 个基因与 RA 易感性相关。这些基因至少部分是跨种族共享的。

三、关节炎的功能医学方法

有各种类型的关节炎。一般来说,类风湿关节炎、自身免疫性类风湿关节炎和骨关节炎与关节磨损和撕裂有关,是导致残疾的常见原因。发现所有关节炎中最基本的问题是炎症,我们通常称之为"炎症性关节炎"。关节炎可能由多种因素引起,功能医学旨在更深入地研究炎症的原因,因此被证明是逆转它开始的过程的更好选择:在身体、肠道、口腔或食物中被消耗,并从压力上反应。

关节炎的功能性医学治疗计划将包括营养疗法、补充剂,以及其他替代疗法以增强细胞功能,尤其是免疫系统功能。炎症对于身体来说是必要的,它允许免疫系统完成它的工作并清除坏细菌。自身免疫和代谢综合征的问题不在于有炎症,而是有一些东西使身体混淆以攻击自身细胞并导致慢性炎症。功能医学寻找了免疫系统混乱的起源,一旦我们解决这个问题并对其进行治疗,人体就能够重新调整自然免疫反应。

（一）纠正漏肠

肠道是身体的重要组成部分,占我们免疫系统的 70%~80%。由于食物过敏,类风湿性关节炎患者的肠道通透性增加。一些食物也已知会释放组胺和其他导致肠漏的过敏化合物。增加肠道通透性会吸引充当抗原的细菌和其他食物分子。由此产生的免疫复合物会触发免疫系统,通过触发炎症介质来破坏身体,从而保护身体免受环境中的有害影响。这些释放的炎症介质会使关节炎病情恶化。

通过食用不过敏的食物来纠正肠漏和改善消化是治疗关节炎及其症状的功能性医学方法的重中之重。益生菌和益生元的消耗也显示出其在纠正肠漏和由此引起的炎症方面的有益作用。

（二）消除抗炎或过敏食物

避免炎症和平衡免疫系统的极佳方法之一是消除引起过敏的食物。一些膳食食物可以通过它们形成炎症性前列腺素、血栓素和白三烯,这些作为过敏和炎症的重要介质,从而引发炎症反应,加重关节炎的症状。改变这些类型的食物可以证明在减少炎症、过敏、关节炎和其他健康状况方面非常有效。可加重类风湿性关节炎症状的最常见食物可能包括小麦、玉米和乳制品（如牛奶等）、茄子、牛肉、番茄、辣椒、马铃薯、烟草以及食品添加剂,最好需要慢性食物过敏/食物不耐受检测。

（三）物理治疗

物理治疗可能无法治愈,但可以帮助改善患者的舒适度并保护关节炎患者的关节和肌肉功能。物理治疗包括定期伸展和加强肌肉的通过区间的,运动的锻炼持牌理疗师的监督下。适当的物理管理,如对该区域施加热量,可以帮助放松肌肉,缓解僵硬和疼痛,并增加运动范围。

（四）减肥以减轻关节压力

过重的体重会给您的关节增加压力负荷,使炎症引起的疼痛难以忍受。在这种情况下,通过饮食调整和体育锻炼来减轻多余的体重可以帮助减轻关节炎膝关节的压力,从而保护膝盖的软组织,包括韧带和肌腱免受损伤。

（五）肝胆排毒

环境污染、工业废物和其他来源产生的毒素在暴露于此类毒素时会伤害我们的身体及其组织。肝胆排毒的目的是通过肾脏、肠道、肺、淋巴系统和皮肤等排泄系统从肝脏中的血液中去除和消除毒素,可以在促进健康方面发挥重要作用。消除毒素,然后为您的身体提供健康的营养,有助于保护您免受疾病的侵害,并恢复您保持最佳健康状态的能力。一些有害毒素及其加重疾病的作用如下。

（1）汞:是一种重金属,发现存在于海鲜中,能够改变或破坏各种身体组织的细胞。很少量的汞是必不可少的,但超过身体需要量的汞会对细胞造成损害,从而导致您自己的免疫系统攻击您的细胞和器官

（2）真菌毒素:是由丝状真菌产生的有毒（有毒）次级代谢产物,通过各种植物性产品进入我们的食物链。这些是挥发性有机化合物,可加重类风湿关节炎等自身免疫病。

（六）远离感染

有各种病毒和细菌普氏菌或奇异变形杆菌、爱泼斯坦-巴尔病毒会引起感染并引起炎症。因此,服用抗生素并治疗此类感染至关重要。人们也可以使用草药来自然地治疗这些感染。

（七）通过膳食补充剂支持免疫系统

由于免疫系统在关节炎引起的炎症中发挥着重要作用,因此补充和维持健康的免疫系统可能有助于减少整个身体的炎症,无论是通过调节免疫系统还是通过解毒。维生素 D、$\omega-3$ 鱼油和谷胱甘肽等补充剂已被证明有助于调节免疫系统。

1. $\omega-3$ 脂肪酸

各种研究表明,食用富含 $\omega-3$ 脂肪酸的食物可以减少对非甾体抗炎药的长期需求,因为它们可以抑制白细胞分泌的炎症化合物的产生。研究还表明,补充这些脂肪酸可以改善各种症状,如晨僵和关节压痛。

2. N-乙酰半胱氨酸

它是最常见的补充剂,用作类风湿性关节炎患者的辅助治疗。N-乙酰半

胱氨酸可以减少几种氧化应激因子和炎症细胞因子,食用N-乙酰半胱氨酸补充剂会产生镇痛作用。

3. 类黄酮

富含类黄酮的水果和蔬菜可以作为"生物反应调节剂"。类黄酮似乎具有抗炎、抗过敏、抗病毒和抗癌特性,可以改变身体对外来化合物(如过敏原、病毒和致癌物)的反应。黄酮类化合物可以通过抑制促进炎症的化合物(如组胺)的释放和合成来帮助防止胶原蛋白结构的破坏。

4. 硒

硒在参与我们身体的各种酶促反应中起着重要作用。它是一种有效的抗氧化剂,是自由基清除酶谷胱甘肽过氧化物酶中的矿物质辅助因子,有助于减少炎症性前列腺素和白三烯的产生。硒的最佳来源是鱼和谷物。

5. 锌

锌存在于全谷物、坚果和种子中,具有抗氧化作用,可以减少炎症介质并防止细胞受损。

6. 维生素C

发现维生素C是一种重要的抗氧化剂,在类风湿关节炎患者中的含量减少。补充维生素C通过增加SOD活性和降低组胺水平提供一些抗炎作用。富含维生素C的食物包括西兰花、抱子甘蓝、卷心菜、柑橘类水果、番茄和浆果。

7. 姜黄素

姜黄素是姜黄或姜黄中的一种活性成分,可增强人体自身的抗炎机制。姜黄素是一种强大的抗氧化剂,与维生素C、维生素E和超氧化物歧化酶相比,在预防自由基损伤方面具有更大的作用。

8. 氨基葡萄糖

含有氨基葡萄糖补充剂的化合物是治疗骨关节炎非常常用的产品之一。尽管证据并不完全一致,但大多数研究表明硫酸氨基葡萄糖可以改善与骨关节炎相关的疼痛症状,并减缓膝关节骨关节炎患者的疾病进展。硫酸软骨素似乎也可以减轻骨关节炎症状,并且通常与氨基葡萄糖结合使用。

第三节 如何减轻关节炎药物的不良反应

一、关节炎药物的不良反应是什么?

所有药物,包括在没有处方的情况下购买的药物,都有可能产生不良反应。关节炎药物也不例外。不可能列出关节炎药物的所有不良反应,因为不同的药物会引起不同的不良反应,而且不同的人对药物的反应也不同。根据关节炎基金会的说法,用于治疗关节炎的不同类别药物的一些更常见的不良反应如下。

(1)非甾体抗炎药(NSAIDs)。水肿(脚肿)、胃灼热、胃部不适和胃溃疡,可能会增加血栓、心脏病发作和卒中的风险。

(2)皮质类固醇。白内障、血糖和血糖水平升高、食欲增加和骨质流失。

(3)改善疾病的抗风湿药(DMARDs)。胃部不适和增加对疾病的易感性。其他不良反应因药物而异。

(4)生物制剂。注射部位反应,包括红肿;输液反应(呼吸困难、恶心、呕吐、脉搏快速或微弱)和严重感染的风险增加。其他不良反应因药物而异。

在开药时,您和您的医生必须权衡可能的风险与期望和期望获得的益处。应该与医生讨论减少药物不良反应的方法,例如调整药物的剂量或时间,随餐服用或服用另一种药物来抵消负面影响。

二、管理非甾体抗炎药不良反应的方法

与 RA 相关的疼痛也会让你在精神上、身体上和情感上消耗殆尽。正在服用的处方药可能会耗尽您身体中的重要营养素,使您更容易出现进一步的健康问题,这于事无补。有多种营养补充剂和草药补充剂可以帮助减轻疼痛和减少用药需求。当然,需要为此与医生合作,但您应该了解有哪些选择。需要了解您可能因服用药物而流失的关键营养素以及如何弥补这些流失。

NSAID(非甾体抗炎药):我们大多数人通常认为它相对无害,这一类别包括从简单的阿司匹林到更复杂的 COX - 2 抑制剂的所有药物。使用选择性

COX－2抑制剂的基本原理源于非选择性 NSAID 和阿司匹林对胃肠道（GI）的负面影响。但是，某些非甾体抗炎药表现出的 COX－2 选择性抑制会增加先前患有心血管疾病的患者发生心血管事件的风险。此外，NSAID 会消耗体内的叶酸、维生素 C、铁、钾和钠。这种消耗可能导致一系列症状，例如，心血管疾病、肌肉和关节疼痛、月经不调、贫血、疲劳、头痛、脱发等。

可以考虑补充丢失的营养物质，包括维生素 C、钾、钠、铁和叶酸。根据特定症状，就正确的剂量和频率咨询专家。

三、管理皮质类固醇的不良反应

皮质类固醇（可的松等药物）用于缓解身体发炎部位。它们可以减轻肿胀、发红、瘙痒和过敏反应。它们通常用作治疗一系列不同疾病的一部分，例如严重的过敏或皮肤问题、哮喘或关节炎。皮质类固醇也可用于您的医生确定的其他情况。

身体自然会产生某些类似可的松的激素，这些激素对于保持身体健康至关重要。如果您的身体不能产生足够的能量，医生可能会开这种药来帮助弥补差距。

皮质类固醇是非常强的药物。除了它们在治疗疾病方面的有益作用外，它们还有可能非常严重的不良反应。如果肾上腺没有产生足够的可的松样激素，服用这种药物不太可能引起问题，除非大量服用。如果正在服用该药来治疗其他医疗问题，请务必与您的医生咨询该药物的风险和益处。

它们通过抑制免疫系统起作用。许多患有类风湿关节炎（身体攻击自身关节的病症）的人都被处方皮质类固醇。然而，这种缓解是暂时的，并且存在严重的不良反应。因此，即使是医生也谨慎使用它们。皮质类固醇会消耗钙、叶酸、镁、钾、硒、维生素 C、维生素 D 和锌。

当失去这些营养素时，可能会面临肌肉痉挛、失眠、易怒、抑郁、心血管疾病、高血压、骨质疏松症、肌肉无力等症状。

有助于恢复失去的营养的膳食补充剂包括叶酸、钾、钠、硒、维生素 C 和 D_3、镁和锌。需要就剂量和频率咨询健康专家。

四、管理镇痛药的不良反应

镇痛药通过破坏和掩盖疼痛信号起作用,但不能消除潜在的炎症。它们也有很多不良反应。它们消耗的营养素包括身体的主要抗氧化剂谷胱甘肽、维生素 B_9 和叶酸。

有助于控制这些不良反应的补充剂有：谷胱甘肽和叶酸。

第四节　骨关节炎的治疗

一、骨关节炎

骨关节炎(osteoarthritis,OA)是以关节软骨破坏为主要特点的难治性慢性退行性病变,目前在全球大约1.9亿人患有OA,而65岁以上人群,68％女性患有OA,58％男性患OA,在我国OA患者至少在5 000万以上,此类疾病不但严重影响生活质量并且带来严重的社会问题和巨大的经济负担。通常发生于负重关节和过度劳累的关节,如膝、髋、脊柱和手关节,手关节好发部位是DIP,PIP或第一拇指底部,MCP则较少发生。

骨关节炎发病机制一般有 3 种：

（1）软骨破坏；

（2）滑膜炎症；

（3）软骨下骨重塑。

二、骨关节炎一般病理变化的原因

（1）创伤、代谢、遗传等多种因素。

（2）软骨受损、软骨细胞代谢异常。

（3）颗粒和降解产物进入滑膜衬里细胞。

（4）软骨基质溶解。

（5）滑膜的炎症和渗出。

(6) 蛋白聚糖降解。

(7) 新合成的基质异常产生炎症因子(IL－1 和 TNF－a)等。

(8) 新合成的软骨被降解和破坏抑制Ⅱ型胶原和蛋白聚糖合成。

(9) 软骨破坏、骨质裸露、骨关节炎晚期改变。

三、类风湿关节炎和骨关节炎的区别

表 10－1　类风湿关节炎和骨关节炎的区别

项　目	类风湿关节炎	骨关节炎
发病年龄	30～50 岁	多为 50 岁左右
诱发因素	感染、自身免疫、遗传和环境因素	内分泌、创伤、肥胖、衰老代谢障碍和遗传因素
起　病	缓慢、偶有急性发作	缓慢
皮下结节	常见类风湿结节	Hebebrden、Bouchard 结节
受累关节	以近指、掌指、腕等小关节为主	以远指关节、膝、髋和颈、为主
晨　僵	大于 1 小时	很少超过 30 分
类风湿因子	阳性	阴性
X 线表现	软组织肿胀、关节间隙变窄关节囊性变、骨破坏性改变	骨赘形成,关节间隙变窄软骨下骨质硬化

四、骨关节炎的治疗

（一）非药物治疗

患者健康教育尤为关键,在专业健康管理师的指导下,制定自身治疗计划,减重以及有氧锻炼计划是必不可少的。定期开展物理治疗,肌力强化练习,在行走中有效利用辅助器械以及支具,包括肌贴保护关节和能量储存。

（二）药物治疗

(1) 口服对乙酰氨基酚。

(2) COX－2 特异性抑制剂。

（3）非选择性 NSAID 加上米索前列醇或一种质子泵抑制剂。

（4）其他止痛剂。

（5）改善病情药物及软骨保护剂。

（6）关节内注射。

（7）糖皮质激素。

（8）透明质酸。

（9）局部外用药以及中药熏蒸。

（三）局部用药

1. 关节腔内注射透明质酸

主要作用为保持和润滑、恢复滑膜及软骨的生理屏障作用；抑制炎症过程、减少关节腔内的渗出、缓解关节疼痛。

施沛特：常用，2 mL，每周 1 次，5 次为一个疗程。

欣维可：2 mL，每周一次，3 次为一个疗程。

2. 糖皮质激素

糖皮质激素只适用于伴有滑膜炎、出现关节腔积液时，做关节腔局部注射，不主张全身应用。

（四）全身用药

1. 对乙酰氨基酚

是被公认最为安全的一种止痛药物，如无不良反应可长期应用，但如与抗凝剂合用时，应监测凝血酶原时间。

2. 非甾体抗炎药（NSAIDs）

常用药物为双氯酚酸钠、舒林酸等，但消炎痛（吲哚美辛）、阿司匹林和保泰松等应避免使用。COX-2 抑制剂包括瑞力芬、莫比可和西乐葆等。

3. 结构改善和抗炎作用

（1）氨基葡聚糖（维固力、葡立）。

（2）硫酸软骨素。

（3）透明质酸——玻璃酸钠（欣维可）。

（4）双醋瑞因——安必丁。

（5）多西环素及 S-腺苷蛋氨酸。

（6）鹿瓜多肽的局部注射。

（五）外科治疗

（1）关节镜灌洗和去除软骨碎片。

（2）截骨术。

（3）关节置换。

（六）OA 治疗新进展

（1）靶向治疗。

（2）基因治疗。

（3）软骨移植。

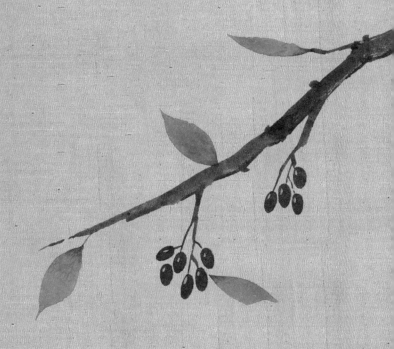

枸
杞

第十一章

先进的抗衰老技术

第一节　肝　胆　排　毒

一、肝脏的功能

肝脏是身体中最大的腺体,执行 500 多种重要功能。这些包括从血液中去除废物和外来物质,调节血糖水平,分泌各种消化酶以及创造必需的营养素。以下是它的一些最重要的功能。

(1)肝脏过滤体内所有的血液并分解有毒物质,如酒精和药物。

(2)白蛋白生产:白蛋白是一种蛋白质,可以防止血液中的液体泄漏到周围组织中。它还运输激素、维生素和酶。

(3)胆汁生产:胆汁是一种液体,对小肠中脂肪的消化和吸收至关重要。

(4)过滤血液:胃和肠的所有血液都要通过肝脏,肝脏可以去除毒素、副产物和其他有害物质。

(5)调节氨基酸:蛋白质的产生依赖于氨基酸,肝脏确保血液中的氨基酸水平保持健康。

(6)调节血液凝固:血液凝固凝血剂是使用维生素 K 产生的,维生素 K 只能在胆汁的帮助下被吸收,胆汁是一种肝脏产生的消化液。

(7)抵抗感染:作为过滤过程的一部分,肝脏还会清除血液中的细菌。

(8)储存维生素和矿物质:肝脏储存大量的维生素 A、D、E、K 和 B_{12},以及铁和铜。

(9)处理葡萄糖:肝脏从血液中去除多余的葡萄糖(糖)并将其储存为糖

原。根据需要,它可以将糖原转化回葡萄糖。

肝脏与胃、胰腺、胆囊和消化系统的其他部分不断沟通,负责储存和转化我们所吃食物中的营养,供身体利用。通过其在脂肪、蛋白质和碳水化合物代谢中的作用,您的肝脏可以确保血糖水平稳定,以防止血糖失衡和其他代谢问题。它可以过滤掉你吃的食物和环境暴露中的毒素,并充当血液净化器,清除血液中的这些毒素,只利用必要的营养。所以,如果肝脏功能不佳,排毒能力将受到很大影响。

当肝脏毒素超载时,它会产生一连串的全身性慢性炎症,这会进一步影响肝脏清除这些毒素的能力。它成为毒素积聚和炎症之间的恶性循环,只有通过限制您的毒素暴露和支持肝脏的天然排毒能力才能打破这种循环。

二、肝脏解毒功能下降的原因

(1) 过量的环境毒素。

(2) 工业溶剂/润滑剂(PCB)。

(3) 塑料(BPA)。

(4) 增塑剂(邻苯二甲酸盐)。

(5) 防腐剂。

(6) 农药。

(7) 植物雌激素。

(8) 挥发性有机化合物。

(9) 重金属(铝、砷、镉、铅、汞)。

(10) 酒精和毒品。

(11) 过度使用药物,如抗生素。

(12) 空气和水污染。

(13) 胃肠道生态失调导致的过度内源性毒性。

(14) 体内脂肪过多(即脂质过氧化增加)。

三、可能需要肝脏清洁或排毒的迹象

回想一下你生命中感觉最健康的那段时光。与你现在的状态比较如何?

如果感觉自己的生命力明显下降,则可能表明肝脏需要一些支持,或者饮食和生活方式需要全面检修。以下是肝脏需要一点支持的一些迹象。

（1）你经常想吃糖。

（2）你总是很累。

（3）你经常便秘。

（4）你有季节性过敏。

（5）你吃得健康,但感觉不健康。

（6）你的皮肤过敏。

（7）你的皮肤很痒。

（8）你有关节痛。

（9）你超重了。

（10）你对化学品、气味或药物敏感。

（11）你有难闻的体味。

（12）你感到压力或焦虑。

（13）你对减肥有抵抗力。

（14）你经常情绪波动。

（15）你有口臭。

（16）你经常感到胀气和腹胀。

四、什么是肝脏排毒?

为了清除体内堆积在组织、脂肪、关节和大脑中的毒素,身体必须通过肾脏和肝脏的复杂过滤系统将它们排出体外。肝脏排毒旨在支持和促进这一过程。

但是,肝脏如何安全地排毒? 关于肝脏排毒清洁和饮食的新闻越来越多,但如何安全地进行排毒是关键。此外,这不是需要的排毒饮食或清洁,而是一种饮食重置,可增强和支持身体自身的自然排毒过程。

当谈到自然排毒过程时,一个人的排毒能力差异很大,这取决于从整体健康到营养状况的许多因素。支持身体的自然个体过程可以帮助它调节激素和体液平衡,为细胞提供能量以促进更高功能的新陈代谢,并改善整体大脑功能。

（一）排毒的好处

（1）增强肝功能。

（2）有助于减肥。

（3）改善消化。

（4）减少炎症。

（5）改善皮肤。

（6）增强能量。

（7）恢复活力。

（二）消除身体上的压力源

排毒是一个副交感神经过程。这意味着当身体处于"休息和消化"模式时，它的效果最佳。如果你的身体压力过大，它会进入"战斗或逃跑"模式，你的排毒过程就会停止。虽然身体压力使您的身体进入这种"战斗或逃跑"模式，但其他压力源也可以这样做。

（三）消除食物过敏、食物不耐受

解毒的第一步可以通过从饮食中去除过敏食物来减轻免疫系统负荷来完成。常见食物过敏，包括含有玉米、大豆、小麦/麸质、鸡蛋、乳制品、贝类和花生等食物，以及咖啡因、糖、酒精和红肉。在功能医学中，消除过敏食物通常用作治疗免疫和胃肠道问题的第一线，因为它可以帮助减少毒性负荷并降低对食物的任何免疫反应。

（四）消除环境中的毒素

排毒的一部分还包括避免环境中的毒素。希望尽量减少身体的"毒桶"，使毒素不会溢出并影响排毒器官。这里有一些在日常生活中避免毒素的方法，这样就可以减轻身体的毒素负担。

以下是清除家中毒素的理想方法。

（1）使用植物性或标签上标有"无毒"的绿色清洁产品。

（2）用天然精油代替蜡烛和空气清新剂。

（3）在家中放一些植物以创造更清洁的空气。

（4）使用天然卫生的护肤品。

（5）净化用于烹饪、清洁和饮用的水。

（6）摆脱任何特氟龙炊具。

（7）尽可能避免使用微波炉,因为它可以显著减少食物中的抗氧化剂。

（8）把你的鞋子放在外面,因为它们可以把毒素带入室内。

（9）尽可能减少塑料。

（10）使用除湿机,因为水分会导致真菌滋生。

（11）考虑使用空气净化器来减少空气中的毒素。

（五）毒素检测

重金属测试,看看是否需要任何特殊的补充剂或排毒计划来清除体内这些特定的毒素。由于重金属会导致抑郁、焦虑、慢性疲劳、失眠和(或)消化问题,因此进行检查很重要。

五、有益肝脏的 13 种的食物

（一）杏仁

杏仁、葵花籽、花生、小麦胚芽、鲑鱼和鳄梨都是维生素 E 的重要来源,维生素 E 是一种有效的抗氧化剂,研究表明可以对抗与脂肪肝疾病相关的氧化应激。

（二）朝鲜蓟

胆汁有助于运输毒素,以便将它们从体内排出,因此胆汁流动受损会导致毒素积聚和肝损伤。朝鲜蓟含有酚类衍生物,几个世纪以来一直被用于刺激胆汁流动和保护肝脏。

（三）浆果

深色浆果,如蓝莓、黑莓和覆盆子,不仅富含纤维,它们含有称为花青素的植物化学物质,具有强大的抗氧化特性,已被证明可以清除自由基并促进正常的炎症过程。

（四）甜菜

这些红宝石色的根含有一种叫做甜菜素的色素,由于其强大的抗氧化特性,有助于促进正常的炎症过程并支持肝脏中的细胞修复。它们还含有有助于肝细胞排除毒素的甜菜碱和果胶,这是一种有助于结合和清除毒素的纤维。

（五）西兰花嫩芽

十字花科蔬菜,如西兰花芽、西兰花、卷心菜、花椰菜、抱子甘蓝和豆瓣菜含有称为硫代葡萄糖苷的含硫植物化学物质,可预防慢性病并帮助身体清除毒素。一项研究发现,用西兰花芽制成的饮料会激活酶,这些酶有助于从血液中吸收污染物并通过尿液将其排出,另一项研究发现,食用西兰花可以减缓小鼠脂肪肝的进展。

（六）柑橘类水果

柠檬、橘子和橙子含有一种叫做 D-柠檬烯的化合物,已被证明有助于减缓高脂肪饮食对肝脏造成的氧化损伤。喝柠檬水是保持水分的好方法,也促进毒素排出体外。

（七）蒲公英根

蒲公英以其清洁特性而闻名,一项研究发现,其根和叶都有助于清除体内导致氧化应激的活性氧。通过饮蒲公英根茶获得好处,这是一种很好的无咖啡因的咖啡替代品。蒲公英（以及芥菜和芝麻菜等其他苦味蔬菜）也很棒,因为它们有助于刺激胆汁分泌并促进健康的消化。

（八）发酵食品

酸菜、泡菜、乳酸发酵泡菜、酸奶和其他发酵食品都含有有益的益生菌,可促进健康的消化和肠道内壁的完整性,从而有助于防止毒素进入血液。根据功能医学专家弗兰克·里普曼(Frank. Lipman)医学博士的说法,它们还可以帮助清除体内的重金属。

（九）增加谷胱甘肽的食物

谷胱甘肽是一种集中在肝脏中的抗氧化剂,有助于结合毒素并通过尿液或胆汁将它们带出体外。谷胱甘肽可以直接从一些食物中获得,包括生菠菜、鳄梨和芦笋,也可以由身体从氨基酸谷氨酰胺、甘氨酸和半胱氨酸中合成。含有谷胱甘肽成分的食物包括骨汤、乳清蛋白和含硫食物,如西兰花和大蒜。

（十）绿茶

除了促进体内健康的炎症水平外,绿茶中的植物化学物质有助于触发第一阶段和第二阶段的肝脏解毒。在第一阶段,毒素通过酶变成水溶性,在第二阶段,毒素被分解与中和它们并允许它们通过胆汁或尿液排出的保护性化学物质结合。

（十一）绿叶蔬菜

深色绿叶蔬菜,如蒲公英蔬菜,芝麻菜,菠菜和羽衣甘蓝含有植物叶绿素,这有助于消除化学品,农药和重金属从血液中的金属。早期的研究表明,叶绿素减少黄曲霉毒素所造成的肝损伤的风险。

（十二）扁豆

多吃富含纤维的食物,这些食物可以吸收肠道中的毒素,有助于促进规律性排便。如果您有便秘,那么肠道中的毒素会被重新吸收到体内。可以尝试豆类（尤其是扁豆）、覆盆子、根茎类蔬菜、苹果、梨、鳄梨和杏仁等食物。

（十三）三文鱼

在饮食中摄取更多 $\omega-3$ 脂肪酸可以促进许多器官的健康,肝脏健康就是其中之一。最近的一项研究评论发现,摄入 $\omega-3$ 可以降低肝脏脂肪水平和促进较高的高密度脂蛋白（"好"胆固醇）水平。这些健康脂肪的其他良好来源包括沙丁鱼、核桃和亚麻籽。

六、有针对性地使用护肝补品

尚未对自称为肝脏排毒、肝脏清洁的特定产品进行安全性或有效性评估。也就是说,有一些单独的营养素有望通过保护肝脏免受化学物质或毒素的伤害、刺激胆汁生成等来支持肝脏健康。以下补充剂通常都是安全的,但在服用一种或多种补充剂之前,仍应咨询医疗保健专业人员,以确保它们不会干扰您当前的药物治疗。

（一）奶蓟

最著名的肝脏健康草药补充剂是水飞蓟,也称为水飞蓟素（宾）,它是开花的水飞蓟植物种子的提取物。它具有抗氧化和抗炎特性,研究表明它有助于刺激肝细胞的再生并保护它们免受酒精和对乙酰氨基酚等物质引起的伤害。它也被证明可以提高谷胱甘肽水平。寻找标准化为含有 $70\%\sim80\%$

水飞蓟素(宾)的奶蓟补充剂,并遵循制造商标签上的建议使用说明(或咨询医生)。

（二）姜黄

在动物研究中,姜黄提取物通过减少氧化应激防止肝损伤,促进谷胱甘肽的生产。其他研究表明,它刺激肝脏产生胆汁。寻找一种标准化为含有95％姜黄素的姜黄补充剂,并在制造商的标签上提供建议的使用说明(或咨询医生)。

（三）小球藻

藻类,特别是小球藻,是一种强大的螯合剂,这意味着它可以结合并去除重金属和其他可能对肝脏造成负担的毒素。实验室研究表明,小球藻可以吸收测试溶液中40％的重金属,而动物研究表明,小球藻有助于清除体内的汞等毒素。小球藻还含有多种具有抗氧化特性的营养素,包括维生素C、叶绿素、β胡萝卜素、叶黄素和番茄红素。

（四）活性炭

与小球藻一样,活性炭可以帮助结合并清除循环系统中的毒素。然而,它也可以结合体内的矿物质和维生素,并排出体外,所以应该在两餐之间服用。尚未进行研究以确定活性炭的长期安全性,因此当确实需要一些额外支持时,请将其视为一种短期的、有针对性的策略。如果在早上服用其他补品,请考虑在午餐和晚餐之间服用一片活性炭。

七、安排每天的排汗训练

出汗有助于减轻肝脏的排毒负担。根据功能医学妇科医生温迪·特鲁博(Wendie Trubow)医学博士的说法,排毒取决于两个关键因素：避免额外接触毒素和清除体内存在的毒素。排除体内毒素是通过两个主要途径完成的。一是通过改善肝功能,二是通过出汗。"皮肤是我们主要的排毒器官,出汗是排出体内毒素的最佳方式。"此外,运动可以促进身体产生谷胱甘肽,从而帮助排毒。如果还没有锻炼,那么从步行之类的活动开始,然后每天进行最多30分钟的有氧运动。力量训练也有帮助。除了锻炼之外,还可以通过远红外线桑拿、蒸汽浴或泻盐浴来排汗。

八、排毒反应

在排毒开始时,可能会感到身体有一些不良反应,因为身体试图一次从体内排出大部分毒素,这些毒素刺激身体就会产生排毒反应。在进行排毒期间,这些可能会持续一天或几天。但是,它们应该会在之后消退,让您感觉比排毒前更好。不良反应包括但不限于:

(1)头痛;

(2)疲劳和易醒;

(3)尿频;

(4)稀便和消化不良;

(5)多梦;

(6)恶心。

九、肝脏排毒成功的 5 个迹象

怎么知道自己身体已经经历了一个自然的肝脏解毒过程? 有 5 个可能表明成功的迹象。

(1)你有更多的能量。清除体内自然堆积的毒素一定会让您感觉精力充沛。当去除许多可能让您感到压力的食物——如加工食品、添加糖、盐和咖啡因,慢慢取代它们并重新引入可以支持健康能量水平的更健康的食物时,你的身体会充满活力。

(2)你的皮肤更干净了。体内的毒素,特别是当与压力相结合时,会导致皮肤问题。如皮肤粗糙、痤疮、干燥或皮肤斑。帮助身体排出多余的毒素,如自由基和重金属,可以让享受更清洁的肌肤。

(3)你享受更好地消化。消化系统有自己的排毒系统,可以保护肠道免受有害毒素的侵害。可能会更规律地排便,并且在排毒后,任何腹胀或恶心都会逐渐消失。

(4)你的炎症减轻了。关节和肌肉疼痛是全身炎症的常见迹象。毒素在组织中积聚会加剧这种情况,因此排毒可能会帮助减轻炎症。

(5)你的心情有所改善。当你身体感觉更好时,精神状态也会得到改善。

排毒通常可以帮助人们睡得更好,这也可以清除大脑中的毒素并支持更健康的心情。排除毒素让你在身心上都感到更轻松、更快乐。

第二节　肽

肽是蛋白质的组成部分。许多健康和化妆品产品都含有用于多种用途的不同肽,例如它们具有潜在的抗衰老、抗炎或增肌特性。

最近的研究表明,某些类型的肽可能在减缓衰老过程、减少炎症和破坏微生物方面发挥有益作用。

人们可能会将肽与蛋白质混淆。蛋白质和肽都由氨基酸组成,但肽所含的氨基酸比蛋白质少得多。

一、什么是肽?

肽是氨基酸的短链,通常包含 2～50 个氨基酸。氨基酸也是蛋白质的组成部分,但蛋白质含有更多氨基酸。

肽可能比蛋白质更容易被人体吸收,因为它们比蛋白质更小,更容易分解。它们可以更容易地穿透皮肤和肠道,从而帮助它们更快地进入血液。

科学家们最感兴趣的是生物活性肽,或者那些对身体有有益影响并可能对人类健康产生积极影响的肽。

不同的生物活性肽具有不同的特性。它们对身体的影响取决于氨基酸序列。

二、用途和好处

（一）生物活性肽的作用

（1）降低高血压。

（2）杀死微生物。

（3）减少炎症。

（4）防止血栓的形成。

（5）提高免疫功能。

（6）作为抗氧化剂。

（二）人们经常使用肽可以达到以下效果

1. 延缓衰老过程

肽可以改善皮肤健康并减缓衰老过程。含有肽的补充剂可以治疗皮肤皱纹。其他研究表明，这些补充剂还可以改善皮肤弹性和水分。

肽可能会刺激黑色素的产生，黑色素是一种皮肤色素，可以改善皮肤对阳光伤害的保护。肽可以减少皱纹，帮助皮肤紧致，并增加血液流动。

2. 改善伤口愈合

生物活性肽还可以减少炎症并充当抗氧化剂，从而提高身体的愈合能力。目前正在进行抗菌肽的研究，这也可能改善伤口愈合。某些抗菌肽的含量非常高或非常低可能会导致皮肤病，例如牛皮癣、酒渣鼻和湿疹。

3. 增强力量和肌肉质量

肽补充剂可以增加肌肉质量和力量。在这项研究中，参与者将补充剂的使用与阻力训练相结合。肌酸肽还可以提高力量并有助于增强肌肉。

三、肽是抗衰老的先进方法

抗衰老是一个经常不被完全理解的概念。它不是指通过某种魔法药水专注于永生的科幻小说场景，也不是仅由显示增加寿命冰冷的统计数据。根据美国南加州抗衰老中心的朱迪·戈德斯通（Judi Goldstone）博士发表的特别报告："抗衰老、再生医学的目的不仅仅是延长个人的总寿命，而是在长寿的同时，生命富有积极的健康活力。"

抗衰老既关乎衰老的质量，也关乎延缓衰老的目标。生物活性肽由于对细胞的调控作用，可以改变以下引起衰老的原因，从而达到抗衰老的目的。

（1）激素变化，包括过量的胰岛素。

（2）慢性内部炎症。

（3）自由基的伤害。

（4）身体排除毒素的能力下降。

（5）氧化应激。

（6）DNA 丧失复制和修复其细胞和基因突变的能力。

（7）免疫系统减弱。

（8）细胞功能下降。

四、肽在疾病中的应用

（一）肽的应用广泛

人体有超过 7 000 种已知肽。每种肽都会激活体内的特定功能。因此,可以有许多不同类型的肽疗法。美国 FDA 已经批准了一些目前正在使用的用于医疗目的的肽。胰岛素和内啡肽就是例子。欧洲医生多年来一直在使用肽。

人体内肽的产生会随着年龄的增长而下降。因此,补充特定的肽可用于保持健康和提高性能。它们在医学上的用途主要是治疗疾病。然而,肽疗法现已进入预防医学领域。肽影响多种途径,这些途径可以针对人体的修复、预防和增强。该疗法涉及许多具有特定作用的不同药物,可用于治疗和预防许多疾病。

（二）肽治疗身体的特定疾病并提供广泛的益处

它们可以引导好基因开启,引导坏基因关闭。由于肽在增强免疫系统方面非常有用,因此它们对治疗许多疾病非常有帮助,例如莱姆病、关节炎、炎症性肠病、狼疮、复发性癌症、硬皮病、艾滋病毒、慢性 EBV、真菌病、慢性病疼痛和纤维肌痛。

肽疗法可以预防很多疾病。其中一些包括但不限于:

（1）增强免疫系统和治疗自身免疫病;

（2）帮助减肥,体重管理;

（3）身体损伤的愈合,包括组织修复、关节、肌腱和韧带;

（4）肌肉增长;

（5）骨质疏松症;

（6）慢性炎症和炎症性疾病;

（7）改善性欲、性障碍和勃起功能障碍;

（8）增强生长激素的产生——肽能促进身体自然生长激素的产生;

（9）提高精神清晰度和注意力；

（10）失眠；

（11）帮助缓解焦虑、抑郁和压力障碍；

（12）提高能量；

（13）修复神经损伤——神经病；

（14）平衡激素；

（15）慢性退行性疾病；

（16）治疗某些癌症，包括皮肤癌。

第三节　血 液 净 化

现代人生活忙碌，饮食西化，速食主义的人愈来愈多，工作更是常常应酬加班，所以往往忽略均衡的饮食摄取，适度及规律的运动更是难以达到，如果加上环境荷尔蒙的影响，久而久之我们的身体便会开始产生代谢综合征，慢性发炎指数也会渐渐上升，血液内的血脂肪与自由基也会开始慢慢增加。

高血脂及饮食与生活习惯息息相关，目前国人的十大死因中的脑卒中或心脏病与高血脂更是有直接的相关，但是高血脂平常不会有特殊症状，少数人会有肩颈酸痛、僵硬或是失眠等状况，但这些问题却不是高血脂特定的症状，所以往往都是在体检或合并其他疾病时才会发现血脂肪过高，甚至临床上常常发现瘦的人也会有血脂肪过高的问题。一般诊断高血脂之后，调整生活形态是第一步，如果做不到或是效果不好，一般建议开始服用药物治疗。但是很多人对药物顺从性很低，少数人服药后血脂肪依然很高，甚至有些人不想吃药却想马上达到疗效，这时可以靠血液净化来达成这个目标！

我们知道透析是将身上的血液引流出来，经过人工肾脏的过滤器来达到清除多余的水分及小分子毒素；血液净化的原理则是利用两支过滤器，先分离血球及血浆，再将血浆中的大分子过滤而加以排除，用这种方法移除体内过多的胆固醇、甘油三酯或是体内多余的免疫复合体（自身免疫病患者体内的抗体浓度大都偏高），这种方式快速有效，疗程一结束血脂肪的数值都会有显著的改善。

但也因为短时间将体内的血脂肪排出，体内会很渴望高油脂的食物，对这些高油脂食物的食欲也比平时高，因此血净后的 2 周更需注意高油脂食物的摄取，因为此时体内吸收脂肪的效益更高，如果没有好好控制，血脂肪会加倍吸收，如此血液中的脂肪浓度便会很快回复到之前的基础，所以即使做了血液净化，仍须好好遵守饮食的控制。

一般人净化完的物质大多呈现黄橘色，有人甚至像炼乳般的浓稠，将这些大分子油脂过滤出体外可以降低我们的心血管疾病的风险，对健康有益；同时也能促进体内新陈代谢率上升，如果配合清淡饮食，这期间的体重下降有时候会很明显。所以，血液净化，也是高血脂患者的另一个选择。

心血管堵塞是严重威胁人类健康的一种疾病，严重影响着工作、生活及健康，所以出现心血管填塞一定要采取有效措施来及时治疗。那么心血管堵塞是怎么回事？什么方法治疗心血管堵塞最好呢？心血管堵塞是冠心病的俗称，是指冠状动脉粥样硬化及冠状动脉功能性改变（如痉挛）导致心肌相对或绝对缺血。本病多发于 40 岁以后，男性多于女性，在欧美国家极为常见，美国每年约 50 万人死于冠心病，占人口死亡的 1/3～1/2。在我国随着人民生活水平的不断提高，冠心病发病率逐年上升，成为继恶性肿瘤之后的第二大疾病的死亡原因。1990 年统计资料显示，在我国城市死因第一位是心血管病，死亡率为 115.40/10 万，而农村地区为 123.68/10 万。在所有心血管病致死原因中城市地区冠心病占比例最大。造成心血管堵塞最常见的原因就是高血脂，因此治疗心血管堵塞最主要的就是降低血脂，降低血液黏稠度。

一、血液净化介绍

血液净化使用最精密仪器以血液离析再生法（hmapheresis），分离不同血液成分，保留健康成分，去除不健康毒性废物（如血脂、心肝肾代谢产物、小分子毒素、氧化物等），同时更换以抗衰老营养成分补充，唤醒细胞，对抗身体衰老过程,让身体活力再生。

二、血液净化的健康目的

(1) 排除废物,延缓老化。

(2) 预防卒中,血管硬化。

(3) 减少感染,增强免疫力。

(4) 血黏度,胆固醇降低。

三、血液净化激的健康作用

(1) 促进血液循环:减少卒中及凝血概率。

(2) 自体换血更新:更新免疫物质。

(3) 促进新陈代谢:排除血液废物及脂肪。

(4) 改善循环:改善睡眠及降低酸痛。

(5) 促进免疫细胞增殖因子旺盛。

(6) 去除部分自由基及大量胆固醇。

(7) 增进体内含氧量及补充抗老化成分。

四、血液净化的适应证

(1) 高脂血症(高胆固醇血症、高甘油三酯血症、三高症、肥胖净血者)。

(2) 冠心症、心绞痛或缺血心脏净血者。

(3) 心肌梗死过后净血者。

(4) 冠状绕道手术。

(5) 卒中(卒中前兆)。

(6) 跛行(末梢循环疾病)。

(7) 高血压(动脉硬化疾病)。

(8) 糖尿病患者/新陈代谢综合征。

(9) 血管炎/神经炎患者。

(10) 清除自由基,防癌抗老化。

第四节　干　细　胞

几个世纪以来，人类一直在寻找"青春之泉"。最近，人们对使用干细胞对抗衰老的影响产生了极大的兴趣。干细胞能否成为"青春之源"或其中的一部分？干细胞已被证明在许多领域提供显著益处，包括关节炎、神经病变和帮助治愈急性损伤。

以我们目前对干细胞的了解，延迟衰老和改善健康和寿命在技术上是可行的。干细胞在延缓衰老过程中可以发挥关键作用。干细胞与抗衰老基因相结合，可以防止衰老的影响。

随着我们的年龄增长，我们的细胞会生病和死亡。当一个细胞死亡时，它会产生一连串的事件，导致炎症和疾病，从而缩短人类的寿命。

许多环境因素加速了衰老，如压力、污染、生活方式、伤害、疾病和接触毒素。最近发表的一项研究回顾了延迟和逆转细胞衰老是可行的证据。表观遗传学(对基因表达的非遗传影响)的变化推动了衰老，而逆转这些变化可以延长寿命。基因表达的表观遗传控制是通过对 DNA 的化学修饰发生的。通过选择积极的生活方式和减少有害的环境因素，可以延缓衰老。

人体干细胞随着年龄增长和生活方式的影响，增加了细胞损伤，并加速了自然衰老过程。干细胞与抗衰老基因相结合，有可能减轻细胞衰老的过程。将"年轻的"干细胞引入人体，可以使现有的细胞恢复活力，让身体更优雅地衰老，甚至逆转衰老过程的一些影响。

一、什么是干细胞？

干细胞是身体的原材料，所有其他具有特殊功能的细胞都是由它产生的。间充质干细胞是成人干细胞，具有自我更新、免疫调节、抗炎、信号传导和分化的特性。间充质干细胞(MSCs)，自我更新能力的特点是他们能够分裂和发展成存在于特定组织或器官的多种专门细胞类型。

间充质干细胞(MSCs)可以来自各种组织，包括脂肪组织(脂肪)、骨髓、脐带组织、血液、肝、牙髓和皮肤。

间充质干细胞因其自我更新、分化、抗炎和免疫调节特性而被广泛用于治疗各种疾病。体外(在实验室环境中进行)和体内(在活体中进行)的研究支持了对间充质干细胞疗法在临床应用中的机制、安全性和有效性的理解。

根据一项研究,干细胞的两个决定性特征是永久的自我更新和分化为专门的成人细胞类型的能力。

二、干细胞移植对衰老的好处

(1)有活力和恢复活力的感觉。

(2)提高身体活动的能力。

(3)增强和改善头发的质量。

(4)性欲增强。

(5)疼痛减少。

(6)增加力量、平衡和整体流动性。

(7)增强免疫力。

(8)生活质量的全面改善。

(9)免疫系统调节。

三、干细胞疗法如何在细胞水平上减少炎症的发生

间充质干细胞能影响白细胞的进程。巨噬细胞是一种大型白细胞,是我们免疫系统的一个组成部分。巨噬细胞是一种血细胞,它能清除血液中的传染源和死亡细胞,这些传染源和死亡细胞能产生炎症(M1)和减少炎症(M2)。

M1巨噬细胞与加速衰老有关,而M2巨噬细胞与抗衰老有关。间充质干细胞将M1巨噬细胞转变为M2。因此,它们通过显著减少炎症,为人体提供了更多对抗自然衰老过程的工具。

四、干细胞可以维持线粒体健康

脐带组织衍生的间充质干细胞,还通过隧道式纳米管的细胞间通信来维持线粒体健康(细胞的动力源)。该系统能感知患者细胞的线粒体状态,并将

线粒体从干细胞物理性地转移到不健康的细胞。

干细胞能促进抗衰老基因 SIRT-1 的表达 200～300 倍,从而延长生命。还能增加涉及干细胞分化能力、迁移和生产对压力有反应的蛋白质的基因表达,从而提供细胞保护。

五、干细胞如何减缓衰老过程?

通过干细胞疗法,你正在补充干细胞的供应,使身体能够修复和恢复身体的所有器官的活力。干细胞拥有独特的因素,通过帮助我们的身体再生细胞组织来帮助抗衰老,如下。

(1) 皮肤。

(2) 关节。

(3) 骨骼。

(4) 器官。

这种先进的疗法可能能够修复因压力、伤害和环境因素而受损的组织。

六、干细胞对疾病有什么作用?

越来越多的干细胞被用于治疗疾病和损伤,如下。

(1) 骨关节炎。

(2) 急性和慢性运动损伤。

(3) 慢性阻塞性肺疾病(COPD)。

(4) 自身免疫病,如类风湿关节炎和系统性红斑狼疮等。

(5) 周围神经病变。

(6) 血管疾病。

(7) 胃肠道疾病,如克罗恩病和溃疡性结肠炎。

(8) 神经系统疾病,如多发性硬化症、帕金森病、卒中、阿尔茨海默病等。

(9) 泌尿系统疾病,如佩罗尼病和勃起功能障碍。

(10) 心脏病如充血性心力衰竭。

(11) 黄斑变性等眼部疾病。

(12) 呼吸系统问题,如哮喘。

第五节　NK 细 胞

美国医学研究机构发现,人类除外伤以外所有的疾病都与细胞有关,衰老也是一种疾病。而免疫系统的衰老亦是从 30 岁开始明显起来,表现为机体细胞代谢和器官功能逐渐下降,内环境稳定性亦下降,免疫预防能力降低,免疫系统发生明显变化,作为人体健康第一道屏障的 NK 细胞的数量也逐渐减少、功能降低,尤其是 40 岁以后,NK 细胞功能开始骤降。

NK 细胞,作为免疫系统的核心部分,是人体内最有价值的先天性免疫细胞。可以抑制细菌和病毒入侵,清除癌变、病变、衰老细胞,具有预防癌症和延缓机体衰老的奇特功效,已被医学界公认为"人体的第一道屏障"、血液的清道夫。它就是我们血液的巡警,游弋在血液中,分布于全身各器官,一旦发现细菌,病毒和体内病变、癌变、衰老的细胞,便实施免疫攻击,同时活化其他免疫细胞,共同作战,杀伤和清除体内有害细胞,实现青春之梦。

日本学者今井和月(Kazue Imai)等 2000 年报道,通过 11 年的跟踪随访和研究 3 500 多例人群,发现人外周血 NK 细胞活性的高低与肿瘤发生率密切相关,NK 活性率越高,肿瘤发生率越底;反之亦然。2011 年,诺贝尔生理医学奖表彰的就是三名在免疫细胞研究方面做出卓越贡献的科学家。这项生理医学奖的颁发,是对免疫细胞治疗临床应用所取得疗效的肯定。

预防疾病、抗衰老最根本的途径是细胞修复,改善细胞代谢,激活衰老细胞的功能。提升细胞活性及再生能力是抗衰之本。而在细胞中作为最具强有力杀伤功能的 NK 免疫细胞,是先天性免疫系统的核心组成部分,也是对病变细胞和病毒最强有效的免疫细胞,NK 细胞可以抑制细菌和病毒入侵,清除癌变与病变细胞,并具有提高机体免疫力、延缓衰老的功效。

一、NK 细胞介绍

(一) NK 细胞的定义及特点

NK 细胞(natural killer cells),即自然杀伤细胞,形态上属于大颗粒淋巴细胞,来源于骨髓。NK 细胞与人体其他的 150 多种粒细胞都不同,它不需要接受免疫系统的特殊指令,也不需要其他细胞的配合,自己单独就能识别和攻击外来细胞(如癌细胞)和病毒,在医学上被称作是"人体抵抗癌细胞和病毒感染细胞的第一道防线"。

(1)直接提高机体免疫力,构成对外来各种有害生物的预防。

(2)NK 细胞可增强表皮细胞生长,可以使肌肤更光泽靓丽。

(3)唯一可同时杀伤病毒、细菌、肿瘤细胞、寄生虫等病原微生物的细胞。

(二)作用机制

释放穿孔素,细胞因子等杀伤靶细胞。

活化的细胞可发挥调节免疫作用。

(三)应用前景

非特异性抗肿瘤和抗病毒感染。

非特异性清除体内坏死细胞及脂肪等抗衰老。

二、NK 细胞抗衰原理

(一)天然细胞毒性

NK 细胞活化后释放穿孔素(perforin)和颗粒酶 B(granzyme B),穿孔素在靶细胞表面穿孔,使颗粒酶 B 进入靶细胞发挥直接的广谱性杀伤作用。

(二)NK 细胞介导的靶细胞凋亡

NK 细胞表达可以诱导细胞凋亡的蛋白(FasL)和肿瘤坏死因子相关凋亡诱导配体(TRAIL),可使靶细胞进入程序性凋亡状态。

(三)抗体依赖性细胞介导的细胞毒作用(ADCC)

特异性抗体通过其 Fc 段结合到 NK 细胞表面的 Fc 受体上,把 NK 细胞导向靶细胞,赋予 NK 细胞特异性,是多种抗癌单克隆抗体的重要作用机理。

(四)NK 细胞产生的细胞因子

活化的 NK 细胞分泌 IFN‑γ、TNF‑α、GM‑CSF 等多种细胞因子,或直接作用于靶细胞,或通过进一步激活其他种类的免疫细胞来攻击靶细胞。

三、NK 细胞抗衰老功效

(1)直接清除人体衰老细胞,建立强大的免疫屏障。

（2）补充有活力的新细胞,减缓器官衰老进程。

（3）在完善机体的同时,激活人体本身的其他免疫细胞功能。

（4）抗击病毒细胞,预防及减少心血管系统疾病,内分泌系统疾病,肝脏肾脏系统疾病,神经系统疾病。

（5）作为骨髓中的一种先天性免疫细胞,可以利用自身分泌的"穿孔素颗粒酶"及肿瘤坏死因子直接摧毁癌变细胞,对各种癌变细胞具有广谱杀灭功效。

（6）改善与免疫力性相关的慢性疾病,如痛风、乙肝、白癜风等疾病。

（7）增强记忆力,活跃大脑思维。

（8）减少疲惫,提高精力体力。

（9）减少神经性心理焦虑,改善睡眠,缓和心境。

（10）NK 细胞对于男性特殊功能。

① 提高免疫功能;

② 提高精子活性及质量;

③ 提高大脑思维及反应力;

④ 改善海绵体供血,增强性功能;

⑤ 改善视觉功能。

（11）NK 细胞对于女性特殊功能。

① 修复受损的皮肤及组织,恢复皮肤弹性;

② 清除体内衰老细胞,调节机体抗氧化能力;

③ 促进和改善雌性激素水平,延缓更年期及改善症状;

④ 改善妇科疾病,治疗月经不调。

第六节　国学与健康

一、什么是国学?

近几十年,国内出现国学热,为什么会出现国学热? 实际上,每个国家的文化都可以称之为自己国家的国学,中国有中国的国学,欧洲国家有欧洲国家的国学。之所以我们现在出现国学热,是因为国家的富强、经济的发展、民族自信心的提升,对自己民族及文化的认同感在提升。

回想历史,我们被西方列强欺辱的时代,对于我们的文化,更多处在反思和批判之中。那时候我们引进西方的"德先生""赛先生",("德先生"是指"民主democracy","赛先生"是指"科学science"),在国家孱弱之时,我们更多地在向西方文化学习。那么西方文化与我们中国的传统文化究竟有什么不同呢?首先,不同文化都根植于对生命宇宙的认知,在探索生命与宇宙的过程中沉淀下来的理论、知识、技能、文艺、民族特性、价值观等。西方文化更多是向外在物质方向探寻,中国传统文化更多是向内在心性去探寻。西方文化对世界与生命的认知是不断还原、分析到最小物质,中国文化则是探寻心性的本真、圆满与世界的整体认知。一个是物质方向,另一个是心性方向。西方文化科学发展迅速,中国文化在心性认知有更深厚的沉淀与经验。

那中国传统文化的核心是什么?中国传统文化主要以"儒、释、道"为核心,三家各有侧重。儒家文化谈"修身、齐家、治国、平天下""自天子以至于庶人,一是皆以修身为本"。道家谈"坐忘之道""天地与我同根,万物与我一体"。释家谈"生老病死是苦、轮回是苦",若"照见五蕴皆空",则"渡一切苦厄"。所以,中国传统文化本身是以修养身心为核心的学问。

二、国学与健康

那么我们的传统文化、我们的国学对身心有帮助吗?他为什么能够帮助到我们的身心健康?

首先,要肯定的是,国学对身心健康是有直接帮助和益处的!我们身体生病是医院可以检查出来的结果,而生病的深层次原因有很多,不仅限于临床生理上的病因,很多病因和我们日常生活起居习惯、饮食习惯、情绪状态、两性关系、先天体质等有密切关系,其中尤其以"饮食习惯、情绪状态、两性关系"较为突出,这也是我们儒家文化中讲到的"饮食男女,人之大欲存焉",我们不仅身体上生病和情欲、饮食有关,我们心理上的苦恼绝大多数也来自情欲、钱财。感情、情绪上的抑郁、焦虑、不安,夫妻生活的不和谐,所有这些问题,都会让我们身体"气机"混乱,从而影响生理正常功能,甚至于"气结为瘤"。

传统文化告诉我们，"恬淡虚无，真气从之""精神内守、病安从来"。心若能静定下来，则生理上的气机自然发动运行，让我们身体健康、充盈。

我们国学文化对身心健康的益处，其实根本在于一个字——"定"。如何帮助您、让您的身心"静定"下来。这个"定"不仅在人生顺境中要定，在人生逆境中也要定，无时无刻能让身心安定下来，那么，对自己的身体健康就有把握，也是能得到健康、安定的人生。当然"定"有不同境界程度，也有不同的修养方法，但"定"的境界，是生命可以实际感受到的真实，他需要身心的实际体验，并非只是文学比喻修辞。生命在"静定"的状态中，是最佳的休息与自我修复方式。"归根曰静、静曰复命"，一旦生命放松下来、休息下来，生命本身的气机和生命力便运转起来。

儒家规范人伦秩序、以"礼"调节人际关系，处理好人际关系，心理愉悦、恬静，同时修养身心静定的功夫程序，则如《大学》所讲："知止而后有定、定而后能静、静而后能安、安而后能虑、虑而后能得。""得"明德，身心健康光明。

道家融合医学、武学，直接从调节身体气机开始，让身体安定下来，心随之安定。比如太极拳，陈式太极拳、杨式太极拳等有固定招式，静动太极拳等没有固定招式，重点都在于身体形体运动配合心法"守窍""导引"，让气机通顺充盈，让身心安定。

佛法是"戒定慧"之学，其在身心修养上面，有很多具体的方法。比如，达摩祖师在南北朝时期来到中国传播禅宗国学健康法门，以《楞伽经》印心，同时传授《易经经》《洗髓经》调理身体，这些修炼身体的功法，也就是印度瑜伽，在身体调理方面就有显著效果。

国学在人文、医学、武术、静定等种种方面，为我们提供了丰富的经验宝库，值得我们在提高自身生命健康的过程中深入学习运用。

当然，我们对于中国传统文化的保护、挖掘、和传承显然还任重而道远，无论是"德"先生、"赛"先生还是"儒、释、道"，更或是中国传统医学以及欧美的自然医学，只要能为人类的福祉做贡献的，我们统统可以整合起来，打开胸怀和格局，创造人类健康的灿烂未来。

参考文献

[1] Srivastava AK, Mehdi MZ. Insulino mimetic and anti diabetic effects of vanadium compounds[J]. Diabet Med, 2005, 22(1): 2 - 13.

[2] Adrogué HJ, Madias NE. The impact of sodium and potassium on hypertension risk[J]. Semin Nephrol, 2014, 34(3): 257 - 72.

[3] Wintergerst ES, Maggini S, Hornig DH. Contribution of selected vitamins and trace elements to immune function[J]. Ann Nutr Metab, 2007, 51(4): 301 - 23.

[4] Hiraoka M, Kagawa Y. Genetic polymorphisms and folate status[J]. Congenit Anom (Kyoto), 2017, 57(5): 142 - 149.

[5] Andrès E, Loukili NH, Noel E, et al. Vitamin B12 (cobalamin) deficiency in elderly patients[J]. CMAJ, 2004, 171(3): 251 - 9.

[6] Hampl JS, Taylor CA, Johnston CS. Vitamin C deficiency and depletion in the United States: the Third National Health and Nutrition Examination Survey, 1988 to 1994[J]. Am J Public Health, 2004, 94(5): 870 - 5.

[7] Mayland CR, Bennett MI, Allan K. Vitamin C deficiency in cancer patients[J]. Palliat Med, 2005, 19(1): 17 - 20.

[8] Paillaud E, Merlier I, Dupeyron C, et al. Oral candidiasis and nutritional deficiencies in elderly hospitalised patients[J]. Br J Nutr, 2004, 92 (5): 861 - 7.

[9] Levin NA, Greer KE. Scurvy in an unrepentant carnivore[J]. Cutis, 2000, 66(1): 39 - 44.

[10] Misra M, Pacaud D, Petryk A, et al. Vitamin D deficiency in children

and its management: review of current knowledge and recommendations [J]. Pediatrics, 2008, 122(2): 398 - 417.

[11] Calvo MS, Whiting SJ, Barton CN. Vitamin D fortification in the United States and Canada: current status and data needs[J]. Am J Clin Nutr, 2004, 80(6 Suppl): 1710S - 6S.

[12] Holick MF. Vitamin D: importance in the prevention of cancers, type 1 diabetes, heart disease, and osteoporosis[J]. Am J Clin Nutr, 2004, 79(3): 362 - 71.

[13] Brown RO, Dickerson RN. Drug-nutrient interactions[J]. Am J Manag Care, 1999, 5(3): 345 - 52; quiz 353 - 5.

[14] Giovannucci E, Liu Y, Stampfer MJ, et al. A prospective study of calcium intake and incident and fatal prostate cancer[J]. Cancer Epidemiol Biomarkers Prev, 2006, 15(2): 203 - 10.

[15] Zittermann A, Schleithoff SS, Koerfer R. Putting cardiovascular disease and vitamin D insufficiency into perspective[J]. Br J Nutr, 2005, 94(4): 483 - 92.

[16] Heaney RP. Barriers to optimizing vitamin D3 intake for the elderly[J]. J Nutr, 2006, 136(4): 1123 - 5.

[17] Holick MF, Binkley NC, Bischoff-Ferrari HA, et al. Evaluation, treatment, and prevention of vitamin D deficiency: an Endocrine Society clinical practice guideline[J]. J Clin Endocrinol Metab, 2011, 96(7): 1911 - 30.

[18] Clark SF. Iron deficiency anemia[J]. Nutr Clin Pract, 2008, 23(2): 128 - 41.

[19] Di Renzo GC, Spano F, Giardina I, et al. Iron deficiency anemia in pregnancy[J]. Womens Health (Lond Engl), 2015, 11: 891 - 900.

[20] Lanou AJ, Berkow SE, Barnard ND. Calcium, dairy products, and bone health in children and young adults: a reevaluation of the evidence[J]. Pediatrics, 2005, 115(3): 736 - 43.

[21] Feskanich D, Willett WC, Stampfer MJ, et al. Milk, dietary calcium, and bone fractures in women: a 12-year prospective study[J]. Am J Public Health, 1997, 87(6): 992 - 7.

[22] Bischoff-Ferrari HA, Dawson-Hughes B, Baron JA, et al. Milk intake and risk of hip fracture in men and women: a meta analysis of prospective cohort studies[J]. J Bone Miner Res, 2011, 26(4): 833 - 9.

[23] Pham PC, Pham PA, Pham SV, et al. Hypomagnesemia: a clinical perspective[J]. Int J Nephrol Renovasc Dis, 2014: 219 - 230.

[24] Assadi F. Hypomagnesemia: an evidence based approach to clinical cases [J]. Iran J Kidney Dis, 2010, 4(1): 13 - 9.

[25] King DE, Mainous AG, Geesey ME, et al. Dietary magnesium and C reactive protein levels[J]. J Am Coll Nutr, 2005, 24(3): 166 - 71.

[26] Huerta MG, Roemmich JN, Kington ML, et al. Magnesium deficiency is associated with insulin resistance in obese children[J]. Diabetes Care, 2005, 28(5): 1175 - 81.

[27] Pham PC, Pham PM, Pham SV, et al. Hypomagnesemia in patients with type 2 diabetes[J]. Clin J Am Soc Nephrol, 2007, 2(2): 366 - 73.

[28] Gommers LM, Hoenderop JG, Bindels RJ, et al. Hypomagnesemia in Type 2 Diabetes: A Vicious Circle[J] Diabetes, 2016, 65(1): 3 - 13.

[29] Bjelakovic G, Nikolova D, Gluud C. Antioxidant supplements and mortality[J]. Curr Opin Clin Nutr Metab Care, 2014, 17(1): 40 - 4.

[30] Prasad C, Imrhan V, Juma S, et al. Bioactive Plant Metabolites in the Management of Non Communicable Metabolic Diseases: Looking at Opportunities beyond the Horizon [J]. Metabolites, 2015, 5 (4): 733 - 65.

[31] Michels KB, Wolk A. A prospective study of variety of healthy foods and mortality in women[J]. Int J Epidemiol, 2002, 31(4): 847 - 54.

[32] Kris Etherton PM, Hecker KD, Bonanome A, et al. Bioactive compounds in foods: their role in the prevention of cardiovascular disease

and cancer[J]. Am J Med, 2002, 113 Suppl 9B: 71S – 88S.

[33] Le LT, Sabaté J. Beyond meatless, the health effects of vegan diets: findings from the Adventist cohorts[J]. Nutrients, 2014, 6(6): 2131 – 47.

[34] Bergheim I, Parlesak A, Dierks C, et al. Nutritional deficiencies in German middle class male alcohol consumers: relation to dietary intake and severity of liver disease[J]. Eur J Clin Nutr, 2003, 57(3): 431 – 8.

[35] Gueguen S, Pirollet P, Leroy P, et al. Changes in serum retinol, alpha tocopherol, vitamin C, carotenoids, xinc and selenium after micronutrient supplementation during alcohol rehabilitation [J]. J Am Coll Nutr, 2003, 22(4): 303 – 10.

[36] Stolzenberg Solomon RZ, Chang SC, Leitzmann MF, et al. Folate intake, alcohol use, and postmenopausal breast cancer risk in the Prostate, Lung, Colorectal, and Ovarian Cancer Screening Trial[J]. Am J Clin Nutr, 2006, 83(4): 895 – 904.

[37] Akikusa JD, Garrick D, Nash MC. Scurvy: forgotten but not gone[J]. J Paediatr Child Health, 2003, 39(1): 75 – 7.

[38] Davey GK, Spencer EA, Appleby PN, et al. EPIC Oxford: lifestyle characteristics and nutrient intakes in a cohort of 33 883 meat eaters and 31 546 non meat eaters in the UK[J]. Public Health Nutr, 2003, 6(3): 259 – 69.

[39] Thane CW, Bates CJ. Dietary intakes and nutrient status of vegetarian preschool children from a British national survey[J]. J Hum Nutr Diet, 2000, 13(3): 149 – 162.

[40] Alexander H, Lockwood LP, Harris MA, et al. Risk factors for cardiovascular disease and diabetes in two groups of Hispanic Americans with differing dietary habits[J]. J Am Coll Nutr, 1999, 18(2): 127 – 36.

[41] Koebnick C, Heins UA, Hoffmann I, et al. Folate status during pregnancy in women is improved by long term high vegetable intake compared

with the average western diet[J]. J Nutr, 2001, 131(3): 733 – 9.

[42] Fuchs J, Podda M, Packer L, et al. Morbidity risk in HFE associated hereditary hemochromatosis C282Y heterozygotes [J]. Toxicology, 2002, 180(2): 169 – 81.

[43] Beutler E. The HFE Cys282Tyr mutation as a necessary but not sufficient cause of clinical hereditary hemochromatosis [J]. Blood, 2003, 101(9): 3347 – 50.

[44] Fleming DJ, Tucker KL, Jacques PF, et al. Dietary factors associated with the risk of high iron stores in the elderly Framingham Heart Study cohort[J]. Am J Clin Nutr, 2002, 76(6): 1375 – 84.

[45] Ma J, Hampl JS, Betts NM. Antioxidant intakes and smoking status: data from the continuing survey of food intakes by individuals 1994~1996[J]. Am J Clin Nutr, 2000, 71(3): 774 – 80.

[46] Dietrich M, Block G, Norkus EP, et al. Smoking and exposure to environmental tobacco smoke decrease some plasma antioxidants and increase gamma tocopherol in vivo after adjustment for dietary antioxidant intakes[J]. Am J Clin Nutr, 2003, 77(1): 160 – 6.

[47] Fairfield KM, Fletcher RH. Vitamins for chronic disease prevention in adults: scientific review[J]. JAMA, 2002, 287(23): 3116 – 26.

[48] Liu T, Howard RM, Mancini AJ, et al. Kwashiorkor in the United States: fad diets, perceived and true milk allergy, and nutritional ignorance[J]. Arch Dermatol, 2001, 137(5): 630 – 6.

[49] Greene Finestone LS, Campbell MK, Evers SE, et al. Adolescents' low carbohydrate density diets are related to poorer dietary intakes[J]. J Am Diet Assoc, 2005, 105(11): 1783 – 8.

[50] Turner McGrievy GM, Barnard ND, Scialli AR, et al. Effects of a low fat vegan diet and a Step II diet on macro and micronutrient intakes in overweight postmenopausal women [J]. Nutrition, 2004, 20 (9): 738 – 46.

[51] Fletcher RH, Fairfield KM. Vitamins for chronic disease prevention in adults: clinical applications[J]. JAMA, 2002, 287(23): 3127 - 9.

[52] Seymons K, De Moor A, De Raeve H, et al. Dermatologic signs of biotin deficiency leading to the diagnosis of multiple carboxylase deficiency[J]. Pediatr Dermatol, 2004, 21(3): 231 - 5.

[53] Grillo E, da Silva RJ, Barbato JH. Pyridoxine dependent seizures responding to extremely low dose pyridoxine [J]. Dev Med Child Neurol, 2001, 43(6): 413 - 5.

[54] Lewis DP, Van Dyke DC, Stumbo PJ, et al. Drug and environmental factors associated with adverse pregnancy outcomes. Part I: Antiepileptic drugs, contraceptives, smoking, and folate [J]. Ann Pharmacother, 1998, 32(7 - 8): 802 - 17.

[55] Tümer L, Serdaroğlu A, Hasanoğlu A, et al. Plasma homocysteine and lipoprotein (a) levels as risk factors for atherosclerotic vascular disease in epileptic children taking anticonvulsants[J]. Acta Paediatr, 2002, 91(9): 923 - 6.

[56] Huemer M, Ausserer B, Graninger G, et al. Hyperhomocysteinemia in children treated with antiepileptic drugs is normalized by folic acid supplementation[J]. Epilepsia, 2005, 46(10): 1677 - 83.

[57] Apeland T, Mansoor MA, Pentieva K, et al. The effect of B vitamins on hyperhomocysteinemia in patients on antiepileptic drugs[J]. Epilepsy Res, 2002, 51(3): 237 - 47.

[58] Endresen GK, Husby G. Folate supplementation during methotrexate treatment of patients with rheumatoid arthritis. An update and proposals for guidelines[J]. Scand J Rheumatol, 2001, 30(3): 129 - 34.

[59] Wolters M, Ströhle A, Hahn A. Cobalamin: a critical vitamin in the elderly[J]. Prev Med, 2004, 39(6): 1256 - 66.

[60] Bailey CJ, Turner RC. Metformin[J]. N Engl J Med, 1996, 334(9): 574 - 9.

[61] Bauman WA, Shaw S, Jayatilleke E, et al. Increased intake of calcium reverses vitamin B12 malabsorption induced by metformin[J]. Diabetes Care, 2000, 23(9): 1227 - 31.

[62] Sica DA. Antihypertensive therapy and its effects on potassium homeostasis[J]. J Clin Hypertens (Greenwich), 2006, 8: 67 - 73.

[63] Lajer H, Daugaard G. Cisplatin and hypomagnesemia[J]. Cancer Treat Rev, 1999, 25(1): 47 - 58.

[64] Maalouf NM, Heller HJ, Odvina CV, et al. Bisphosphonate induced hypocalcemia: report of 3 cases and review of literature[J]. Endocr Pract, 2006, 12(1): 48 - 53.

[65] Lupoli R, Lembo E, Saldalamacchia G, et al. Bariatric surgery and long term nutritional issues[J]. World J Diabetes, 2017, 8(11): 464 - 474.

[66] Aslam A, Misbah SA, Talbot K, et al. Vitamin E deficiency induced neurological disease in common variable immunodeficiency: two cases and a review of the literature of vitamin E deficiency[J]. Clin Immunol, 2004, 112(1): 24 - 9.

[67] Jacobs DR, Steffen LM. Nutrients, foods, and dietary patterns as exposures in research: a framework for food synergy[J]. Am J Clin Nutr, 2003, 78(3 Suppl): 508S - 513S.

[68] Halliwell B, Rafter J, Jenner A. Health promotion by flavonoids, tocopherols, tocotrienols, and other phenols: direct or indirect effects? Antioxidant or not[J]? Am J Clin Nutr, 2005, 81(1 Suppl): 268S - 276S.

[69] Schaffer S, Müller WE, Eckert GP. Tocotrienols: constitutional effects in aging and disease[J]. J Nutr, 2005, 135(2): 151 - 4.

[70] Vu HT, Robman L, McCarty CA, et al. Does dietary lutein and zeaxanthin increase the risk of age related macular degeneration? The Melbourne Visual Impairment Project[J]. Br J Ophthalmol, 2006, 90(3): 389 - 90.

感　言

　　此书付梓出版之际，感慨万端，思之成书不易。回首写作历程，挑灯夜著，拔丁抽楔，此间有困惑、有踌躇，唯用恒强之信念和大爱之心，方能历磨难而不减，经困苦而不退，誓将所学以及健康延年之所见，展于世人，以期用吾辈之奋发图强，为人类健康事业贡献自己的绵薄之力。

　　所以要在此感谢生平挚友：叶秀芬女士、黄权辉先生、李明亚先生、程广峰先生、李双阳先生、周俊澔先生以及史国清先生一众，或出谋划策，或题词赠画，或奔走前后、相伴左右。古人云："相知无远近，万里尚为邻"，正因为有这二三知己在我们执笔成书过程中倾情无私的支持和鼓励，才有此书的最终出版。君子贵人贱己，先人而后己，再次致谢以上至交的慷慨相助！

健康从抗衰老开始

黄权辉